阿部好文・福本陽平
編著

診療科目別
正しい診療録の書き方

朝倉書店

編集者

阿 部 好 文　医療法人社団白寿会 田名病院理事長
福 本 陽 平　宇部興産中央病院院長

執筆者

（執筆順）

日野原 重明　聖路加国際病院理事長
阿 部 好 文　医療法人社団白寿会 田名病院理事長
宮 本 尚 彦　川崎市立川崎病院産科部長
福 本 陽 平　宇部興産中央病院院長
古 谷 伸 之　東京慈恵会医科大学総合診療部講師
上 野 滋　東海大学医学部外科学系小児外科学教授
馬 場 清　財団法人倉敷中央病院副院長
宮 岡 等　北里大学医学部精神科教授
高 橋 恵　北里大学医学部精神科講師
吉 邨 善 孝　北里大学医学部精神科講師
箕 輪 良 行　聖マリアンナ医科大学救急医学教授
霞 堂 直 史　東海大学医学部付属大磯病院診療部地域医療科担当課長
藤 崎 和 彦　岐阜大学医学部医学教育開発研究センターバーチャルスキル部門教授
酒 巻 哲 夫　群馬大学医学部附属病院医療情報部教授
武 田 裕 子　三重大学医学部地域治療学講座教授

●刊行にあたって

今や我が国の医学や医療は大きな変革期を迎えている．医療現場では，医療者側の努力にもかかわらず医療事故の発生が後を絶たないことから，医療の安全管理は緊急の課題となっているし，インフォームド・コンセントなどの医の倫理問題や，医療をめぐる情報開示の勢いも強まっている．このような社会のニーズに対して，卒業後の臨床研修の充実を目的として，２年間の臨床研修が法的に必修化され，まさに本年度から本格な実施に移される．

一方，卒業前の医学教育では，科学の進歩に伴って増え続ける教育内容に対応して統合型カリキュラムへの編成が進み，知識のみならず技能や態度面の教育が重視されるようになった．さらに，病棟実習に進む前のバリアとして全国規模の共用試験が実施されることになり，これに先立ってこの試験の出題範囲となる医学教育モデル・コア・カリキュラムがすでに公表されている．このように医学や医療をめぐる環境が大きく変化する中で，医療者が行った診療・医療行為の記録である診療録の重要性は，必然的に益々高まってきた．

そこで，医学生からどの診療科の医師にも，手軽に読める診療録の書き方の参考書はないかと思っていたが，意外にそのような本は少なかった．

診療録を書くことの意義については本文中によく書かれているが，医師は診療を行った後は，速やかに診療録にその医療行為を記載することが医師法で規定されている．すなわち，診療録には，医師がどのように患者さんを把握し，何を考えて医療を行ったか，またその結果，患者さんにどのような状態がもたらされたか，という一連の行為が必要にして十分な記録となっていなければならない．しかも，診療を行った後の比較的短い時間内にこれらの要件をまとめ上げることが要求されている．このため，医師の作成した診療録の内容を読めば，担当した医師の技量のみならず，その病院全体の診療の質までが明らかになると言われるほどで，良い診療録に仕上げる能力は臨床医にとって必須である．

医の基本である患者中心の医療を行うには，患者さんのもつ問題点を多面的にとらえ，それぞれに重みづけをして対応を考えなければならない．そこで，患者さんが抱えている数々の問題点を上手に整理し記載してゆく方法を身につければ，あまり苦労することなく良い診療録を書くことができる．本書では，このような問題発見・問題解決を目的とする問題志向型診療録の記載法に準じて，各診療科の専門医による診療録の書き方を収載していることが特徴である．本書は，医学生や研修医から経験のある臨床医にとっても有用な参考書となり，また，他の診療科の専門医が自分の領域以外の診療録の書き方を知ることで，自らの診療の幅が広がることも期待される．本書が読まれることで，患者さんの数々の問題点を上手に記載された診療録が一冊でも増えることを願っている．

また，最近，多くの病院や施設では診療録の管理部門が設けられ，診療情報管理士などの担当者が診療録を監査して記録者へフィードバックすることが行われている．このように，それぞれの病院で診療録の質を向上させる努力が払われているが，本書には診療情報管理士による診療録管理のあり方も述べられている．今後，さらに医療の安全管理や倫理的な整合性までも検証できるような，次世代型の診療録の開発が求められると思われる．

2004 年 5 月

阿部好文・福本陽平

●目　次

0 序　　論

本書は，診療の第一線で働いている医師，ならびに医療上の問題解決のために効果的な診療録作成の基礎を学ぶ医学生や研修医に診療録の基本的モデルを提示し，また病院や地域において一般内科のほか，各専門科の領域で使用する診療録のモデルとする目的で書かれたものである．したがって，この書は医学生が臨床実習に出る際のモデルに，また卒業後の研修医の到達すべき診療録のモデルを示すものである．加えて，日本で臨床の各専門科を地域で標榜している専門医のためにも，このモデルは役立つものと思う．

近い将来実施される診療録開示を踏まえ，また医療事故による訴訟にも対応できる良心的かつ論理的な診療録，そしてそれが電子チャートに移行される場合にも適用できる診療録のモデルが緊急に求められている．

今まで，日本には診療録に関するテキストはかなり多く出版されてきた．私は1973年に『POS－医療と医学教育革新のための新しいシステム－』という本を医学書院から出版した．当時多くの医師が医科大学付属病院で先輩(チューターまたはオーベンと呼ばれていた)から抵抗なく受け継いできた診療録の形式を，他の病院に勤務しても，また開業しても，そのまま簡便化した形で使用するか，ときには診療のメモのような外来診療録で満足していたのが大半ではなかったかと思う．

もしその患者の容態が悪化して入院しなくてはならなくなったときでも，大病院への紹介状は極めて貧しいものが多かった．一方，大病院に入院した患者を他の病院または他の専門医に依頼する場合も，その依頼状としての診療録は杜撰(ずさん)なものが多かったのである．

これは医学生時代あるいは医師研修時代に，能力のある指導者によって，患者の問題解決がどのようにされ，今どうあり，将来はどんな成果が期待されるかをきちんと記録するという訓練がなされていなかったためである．言い換えると，良い診療録作成がよい習慣となって行われなかったがために，日本の医師全般の診療録作成能力は低いままにおかれていたのである．

0-1　診療録に関する日米の格差

そこで，米国の診療録作成の背景にある状況について簡単に述べてみたい．

日米の臨床医学を比較して，最も差が顕著なものは次に掲げるごとくである．

① 米国では高等学校(3年間)を終えて一般教養大学(4年)を卒業後，4年課程の医学校に入学する．日本では高等学校(3年課程)卒業後，6年課程の医学部に

入学する．米国では医学校に入学するまでの一般教養課程が4年間あり，人間として成熟しているが，日本では医学教育では教養課程が軽視されている．

②米国では，教養（リベラルアーツ）大学において4年間の基礎教育があるが，日本では医学校入学後にまずなされる教養科目の学習時間は専門医学の学習時間に食い込まれて，医療人としての基礎的・文化的教養に欠けるきらいがある．

③米国の医学校では臨床医学研修の内容が豊かであるが，日本の医学校の多くは国家試験の準備に重点が置かれ，病歴づくり，診察術，その所見の記載などの記録づくりの訓練がひどく欠けている場合が多い．

④米国では卒業後研修はもともと必須とされ，医学生の診療録づくりを卒業後1～2年のレジデントが評価し，指導する．卒業後2～3年のレジデントの診療録は attending physician と呼ばれる臨床や教育の経験のある指導医によって指導される．指導医は，自分が回診した入院患者の診察所見やコメントは自ら診療録に書き入れるかあるいはコンピュータに入力するので，医学生やレジデントは短いが要領よく正確にまとめられたそれらの診療録をモデルとして，その書き方や治療上のプランニングの様式を個々の症例について学ぶことができる．日本ではそのようなシニアの医師による診療録への直接記入または入力はない．

⑤米国の医学生は，入学して2年後には全国共通の国家試験に準じた第1回の基礎医学の試験があり，それに合格しないと進級できない．4学年の課程修了時（医学校卒業時）には，臨床医学の試験がある．さらに卒業後研修の1～2年間に，第3回目の患者のマネジメントについての検定試験がある．これらをすべて合格した者が初めて独立して診療行為が行える．しかし，独立して開業する場合には，その州によってなされる開業資格試験を受けて合格しなければならない．

日本は1968（昭和43）年以後，卒業後2年以上の研修は法律上は必須とはされておらず，毎年医学校卒業直後に行われる厚生労働省による医師国家試験に合格した者は，研修を受けなくても独立して診療でき，開業もできた．医学校卒業後医学士となった者の約2割（1400人）は，卒業後研修を受けていなかった．しかし，卒業後2年以上の研修を必須にするという法律が2001（平成13）年の国会で成立し，ようやく2004（平成16）年からいずれかの教育病院での研修が義務化されることとなった．これまでこの研修を受けずに医療を行ってきた医師は，診療録の作成は医学生の時代にわずかしか経験しておらず，主治医として診療録を正しく書く訓練は一生受けないままであるという状態であった．

⑥米国では診療録の審査をする，以前は病歴管理士，今では診療録情報管理士（Medical Record Administrator）と呼ばれる大学レベルの専門課程があるが，日本ではそのような課程は現在のところまことに少なく，日本病院会が1972（昭和47）年以来，30年間にわたり5708人に実施した講習や通信教育で診療情報管理士を認定してきたのであった．

また，国公立をはじめ民間の私立の教育病院でも，このような診療情報管理士の採用人員は極めて少なく，定員が2～3人というところが多い．これは米国の病院の定員の1/10以下にすぎない．したがって，医師の作成した記録が，上級医のほか，診療情報管理士のような専門家によってチェックされないのが現状である.

米国では診療録には，医師とともにナースやそれ以外のコメディカルスタッフが同じ記録用紙に記録することが多いが，日本では医師の診療録と看護記録とは別に扱われ，前者は最低 5 年間の保存期間を法律で定められているが，看護記録にはそのような規定がないのが現実である.

⑦ それ以外に日米の病院管理上の大きな違いは，米国では急性期病院は平均 4〜6 日の在院期間であるが，日本では最低 11 日（聖路加国際病院），大学病院やその他の教育病院には 3〜4 週間ということである.

米国では入院期間を短くするのにクリニカル・パス（またはクリティカル・パス，またはケアマップ）を各科で作成している．そのため記録の能率化や医療事故の発生予防にこのような診療録が有効に機能しているが，日本では，近年になってようやく各病院に準備されつつあるのが現状である.

0-2　よい診療録の効用

以上，診療録作成のための医学教育や卒業後研修において，日本では米国に比してかなりの立ち遅れがあることを述べた．医学生時代や研修医時代に診療録作成のための臨床能力の充実化が図られないことが，医師の生涯を通しての臨床能力の向上や進歩を阻んでいたのが日本の現実である.

米国の開業医が，患者を他医に紹介したり，患者が旅行したり，外国に移り住むときに，その人に渡す健康歴や診療経過は，非常に充実したものである．日本でも卒業前卒業後の診療録作成における指導に意を致し，臨床能力の向上によい影響を与えることがもっと医学教育の場や病院管理者に認識され，医師の生涯を通しての臨床能力が向上し，患者へのサービスがよくなることを期待して止まない.

以上の意味において，本書のごとき教育的マニュアルが刊行されることの意義が大きいことをここで強調したいと思う.

1 診療録とは

1-1　名称について

一般には「カルテ」という言葉が日常的に使用されている．もっともこの「カルテ」という言葉はドイツ語由来の医学用語のように考えられているが，ドイツ語では単にカードという意味であり，診療録を意味する単語ではない．日本のみで通用している和製独語である．また「カルテ」という言葉からは他人への開示は前提としない医師個人の備忘録のような古い概念が想起される．したがって電子「カルテ」といったように今後も使われていく言葉ではあろうが，「カルテ」の本質は変わっていることを理解したうえで使用することが望まれる．

一方，最近は「カルテ」に代わって「診療録」という言葉がよく使われるようになった．これは医師法で「医師は，診療をしたときは，遅滞なく診療に関する事項を**診療録**に記載しなければならない.」と規定されているからだと思われる．しかし医師法で規定されている診療録の記載事項は ① 住所，氏名，性別年齢，② 病名および主要症状，③ 処方および処置，④ 診療の年月日の 4 項目のみであり，「診療録」も本来の役割からみると的確な用語とはいえない．

本来は医師個人の診療の記録ではなく，チーム医療を基礎においた医療行為の記録であるべきなので，そのことを明確にするためには「医療記録(medical record)」あるいは「医療情報録(medical information)」と呼ぶべきだという意見もある．しかし現時点では「診療記録」は医師が記載した診療の記録である診療録以外に手術記録，検査記録，看護記録，レントゲン写真などの画像，その他の診療に関する記録が含まれるものとして，「診療録」と一応，区別されている．

またチャート，ヘルス・レコード，病歴といった言葉が使用されることもある．チャート(chart)は診療録，カルテと同様な意味で使われており，米国でも以前はこの言葉で呼ばれていた．今でもチャート・カンファレンス(患者は診察せず，診療記録のみで論議するカンファレンス)などというように使用される．ヘルス・レコード(health record)は 1976 年の世界病歴学会でそれまでのメディカル・レコード(medical record)に代えて使用することが決まった呼び方で，診療する側の記録から，患者が中心となった健康の記録という概念が込めらている．病歴は一般には診療記録に記載される病気の経過をさすが，以前は診療録管理のことを「病歴管理」と言っており，この場合の病歴は診療録をさしている．本書では一応「診療録」で統一することとした．

1-2　診療録の役割

かつては診療行為は医師が個人的に行い，カルテを患者さんや第三者に開示するということが念頭になかったので，自分のみがわかる略語や英語，ドイツ語が混在した備忘録のようなカルテをよく見かけた．しかし今は医療行為がチームで行われるようになり，診療録は医師が診療の経過において記載した記録ではなく，チーム医療を展開するための情報源であり，チーム医療の記録となった．

1-2-1　診療行為の記録と検証のために

診療において用いられる情報は医療面接，身体診察，検査所見など多岐にわたる．これらの情報を一定のルールに従ってきちんと記載することによって客観的に患者の状態が把握でき，情報の過不足，診療の妥当性が検証できる．指導医の指導もルールに従って記載された診療録があってはじめて可能となる．POMR (問題志向型診療録，problem-oriented medical record)はそのために生まれた．大きな病院では患者の診療にあたる医師も複数であり，他の専門医にコンサルテーションをすることがしばしばある．さらに，夜間や休日においてはそれまで患者の診療にはかかわっていなかった当直医が診療を行わなければならないこともある．その場合は，診療録が過去に行われた医療から現在行われている医療，さらにこれから行われようとしている医療を把握できる唯一の情報源となることが多い．したがって初めての者が見てもすぐに正確に理解できるように，速やかにかつ明瞭に診療録の記載が行われていることが，よい診療を進めるためには絶対に必要なこととなる．

また外来ではしばしば医師が 1 人で診ていることが多いので，つい他人が読むことを考慮せず記載を簡略化しがちであるが，その患者が他の医師にかかることや，入院して外来での情報が必要になることは往々にしてあるので，一貫性のある医療を継続して行うことができるようにするためにも，誰でもが診療内容と結果を把握できる記録でなければならない．

1-2-2　チーム医療での情報交換のために

医学が進歩するに従って，医療の形態も急速に専門分化が進み，実際に患者の診療にかかわる職種も医師と看護師だけでなく多くの専門職種となった．ざっと数えてみても薬剤師，栄養士，臨床心理士，臨床検査技師，放射線技師，理学療法士，作業療法士，言語療法士など多くの職が存在する．特に薬剤師や栄養士は病棟薬剤師や病棟栄養士などの形態で入院患者の診療に直接かかわる制度もできている．これらの多くの医療職が密接に連携をとって，チーム医療を実践するために最も重要なのは情報の共有であり，その根幹にあるのが診療録である．したがって理想的にはそれぞれの職種が個別に診療録をもつのではなく，1 人の患者には 1 冊の診療録として，すべての医療職が正確に誰でも理解できるように記載することが望ましい．したがって診療録の記載はその専門職の者のみが理解可能な特殊な略語は避け，常にチーム医療であることを念頭において記載するようにしなければならない．

1-2-3 情報開示のために

患者の権利としては知る権利，選択権，自己決定権などがあり，情報開示はその根幹をなすものである．日本医師会も原則的に患者本人へ診療情報を全面開示するとした「診療情報の提供に関する指針」を決めており，法制化も議論されている．そもそも医療は患者との信頼関係によってはじめて行われる社会的契約下の行為であり，診療録に記載される内容は患者のものでもあるといえる．しかし患者と医療者では診療録を理解する基盤に大きな差があるので，現在実際に診療の場で記載されているカルテが全部開示されたとしても，本当に患者が自己に行われた医療行為やこれから行われる予定の医療行為について理解を深めることができるかは大いに疑問がある．したがってこれからは診療録を記載するにあたっては，患者がその情報を共有できるように配慮しなくてはならない．そのような開示に耐える診療録の要件として全日本病院協会医療の質向上委員会(DRG・TQM 委員会)では以下の 6 つを挙げている．

① 正確性(事実に沿う)：　事実の記載がある．
② 判読可能：　汚い文字あるいは特殊な略語や暗号で書いていない．
③ 理解可能：　読むだけで診療概要がわかる．
　・経時的記載
　・論理性
　・標準化され，統一性がある
④ 法令に適合している
⑤ 保険の規則に適合している：　日本の医療の大部分は保険診療である．
⑥ 真正性：　デジタル記録では特に重要である．

1-2-4 法的正当性を証明するために

診療録は患者との診療契約によって行われる医療行為について，医療者自身の医学的・法的正当性を証明するために重要な文書である．最近は医療行為は個人の経験のみに基づくのではなく，今までに世界に同じような疾患に対して広く行われた診療行為から確実な事実を取り出して，その根拠に基づいて行われること，すなわち EBM(evidence based medicine，根拠に基づく医療)が重要だといわれている．したがって診療録の記載にあたっても診療行為の実施経過や結果のみならず，実施するにあたっての根拠も記載することが重要である．しかし，すべての医療行為について EBM が確立しているものではなく，個体差もあり，診療行為の結果をすべて事前に完全に予想することは不可能である．したがってもし患者に不利益な結果となり医療裁判になったときには，行われた医療行為の結果について，その判断を下した時点での正当性を証明する文書として診療録が重大な意味をもってくる．過去の診療録を改竄(かいざん)したことによって医師が逮捕に至った事例をみても，診療録の重要性は理解されるであろう．その意味でも診療録は医療行為と連動して速やかに，正確に，明瞭に記載されなければならない．

1-2-5　保険請求の根拠として

日本の医療の大部分は保険診療であり，医療保険制度の枠内で行われている．医療機関の収入の大半は保険者からの支払いであり，支払いを受ける医療機関は診療行為を書き出し，個々に設定されている点数を乗じ，その総計を記載した診療報酬請求書を毎月提出する．提出された請求書は，国民健康保険連合組合あるいは社会保険支払基金でその内容が健康保険療養担当規則に合致しているか，傷病名と診療内容が合致しているかが審査される．理論的には診療報酬請求書は診療録から書き出したものであり，実際に診療報酬請求書と診療録の記載内容に食い違いがないか調査されることもあるので，診療録の記載が，保険請求の根拠となっているといえる．また，これまでの出来高払い制から，包括払いとなり，医療行為の根拠や結果の質的内容を評価した請求方式へと変化している．したがって，診療は医療行為についての医学的妥当性のみならず，経済的妥当性も考慮して行われなければならず，その正当性が診療録に記載されていなければならない．

1-2-6　病院管理・マネジメントの基礎資料として

診療録に記載された具体的な診療内容は，治療成績・保険請求・消費された資源などのデータとともに病院管理や病院経営の基礎資料とされ，多角的な検討に使用されている．これは診療録の本来の目的ではないが，記載者は診療録に記載された内容がこのような目的にも資料とされると理解しておくべきである．このような検討が結局は患者への高品質で低コストの医療の提供にもつながることとなる．

1-2-7　法律上の義務として

診療録の記載は患者の診察においては絶対に必要なものではあるが，実は法律ではそれほど細かくは規定されていない．したがって決して法律に規定されたものは十分条件ではなく，必要条件を示していると理解すべきであろう．

①医師法では

医師法第 23 条

1 項 「医師は，診療をしたときは，遅滞なく診療に関する事項を診療録に記載しなければならない.」

2 項 「前項の診療録であって，病院又は診療所に勤務する医師のした診療に関するものはその病院または診療所の管理者において，その他の診療に関するものは，その医師において，5 年間これを保有しなければならない.」

医師法施行規則第 23 条

「診療録の記載事項は，左の通りである.」

1 号　診療を受けたものの住所，氏名，性別および年齢

2号　病名および主要症状

3号　治療方法(処方および処置)

4号　診療の年月日

と規定されている.

② 医療法では

医療法 21 条(病院の法定人員及び施設の基準等)

1項　「病院は厚生省令の定めるところにより次に掲げる…(中略)…記録を備えて置かなければならない. ただし, (略)」

14号　診療に関する諸記録

医療法施行規則第 20 条(抜粋)

「診療に関する諸記録は過去 2 年間の病院日誌, 各科診療日誌, 処方せん, 手術記録, 検査所見記録, エックス線写真, ならびに入院患者及び外来患者の数を明らかにする帳簿とする.」

医療法施行規則第 23 条の 3 (抜粋)

「診療に関する諸記録は, 過去 2 年間の病院日誌, 各科診療日誌, 処方箋, 手術記録, 看護記録, 検査所見記録, エックス線写真, 紹介状及び退院した患者に係る入院期間中の診療経過の要約とする.」

と広義の診療録の作成と保管を義務づけている.

③ 保険医療機関及び保険医療療養担当規則では

療養担当規則 8 条(診療録の記載及び整備)

「保険医療機関は, 第 22 条の規定による診療録に療養の給付の担当に関し必要な事項を記載し, これを他の診療録と区別して整備しなければならない.」

療養担当規則 9 条(帳簿等の保存)

「保険医療機関は, 療養の給付の担当に関する帳簿及びその他の記録をその完結の日から 3 年間保存しなければならない. ただし, 患者の診療録にあっては, その完結の日から 5 年間とする.」

療養担当規則 22 条(診療録の記載)

「保険医は, 患者の診療を行った場合には, 遅滞なく, 様式第 1 号又はこれに準ずる様式の診療録に, 当該診療に関し必要な事項を記載しなければならない.」

と規定されている.

1-2-8　臨床研究の資料として

診療録は患者に最適な医療を提供するための目的で記載されるものであるが, その蓄積から現在行われている医療行為が科学的に正当に評価され, 次の医療活動の指針として有効に活用されるのであれば社会の要求にも合致するものとなる. その意味で大学病院や研究所の付属病院で行われる臨床研究の資料として診療録が利用されるのは, 本来の目的から逸脱するものではない. そのためにも診療における一連の情報・思考・行動・結果は, 科学的に論理的に, かつわかりやすく診療録に記載されていなければならない.

1-2-9 クリニカル・クラークシップの教育資料として

最近では，医学の臨床実習は従来のいわゆるベットサイド・ティーチングと呼ばれている診療見学型から，学生も医療チームの一員として実際の診療に参加し学習するクリニカル・クラークシップに変化している．クリニカル・クラークシップにおいては指導医が学生の能力を評価して，正しく診療録を記載する能力を身につけていると判断したときは，実際の診療録に記載を許可し，学生の記載した箇所に指導医がサインをすることにより，より実践的な技能教育が行われている．診療録記載とプレゼンテーションは内科系のクリニカル・クラークシップの最重要事項であり，診療録の記載を通して問題解決技法や臨床判断の実際を学ぶことになる.

1-3 保険診療における診療録の様式と記載の原則

保険医療機関及び保険医療療養担当規則の第 22 条で規定されている診療録の様式 1 号とは ❶～❸ のようなものである．これ以外の看護記録や検査結果報告書などは医療記録・関係書類として診療録とは別に扱われる.

① 保険医療機関の責任で記載が義務づけられている項目

1) 公費負担番号
2) 公費負担医療の受給者
3) 保険者番号
4) 被保険者番号
5) 被保険者証・被保険者手帳欄
6) 資格取得欄
7) 点数等欄

② 保険医の責任で記載が義務づけられている項目

1) 傷病名
2) 開始日・終了日欄
3) 転帰欄
4) 既往歴・原因・主要症状・経過等欄
5) 処方・手術・処置等欄

以上の項目を記載するときは

1) インクまたはボールペンに記載し，訂正は横線 2 本で行う.
2) 誰が読んでもわかるように丁寧に読みやすい字で記載する.
3) 略語は広く使われているものに限り，一般的でない記号，略号等は使用しない.
4) できるだけ日本語で書く.
5) 記載者は署名し，必要に応じて捺印する.

診　療　録

公費負担者番号		保険者番号	
公費負担医療の受給者番号		被保険者証・被保険者手帳　記号・番号	
		被保険者証・被保険者手帳　有効期限	平成　年　月　日

受診者	氏名				被保険者氏名	
受診者	生年月日	明大昭平　年　月　日生		男・女	資格取得	昭和平成　年　月　日
受診者	住所	電話　局　番			事業所（船舶所有者）所在地	電話　局　番
					事業所（船舶所有者）名称	
受診者	職業		被保険者との続柄		保険者　所在地	電話　局　番
					保険者　名称	

傷病名	職務	開始	終了	転帰	期間満了予定日
	上・外	年　月　日	年　月　日	治ゆ・死亡・中止	年　月　日
	上・外	年　月　日	年　月　日	治ゆ・死亡・中止	年　月　日
	上・外	年　月　日	年　月　日	治ゆ・死亡・中止	年　月　日
	上・外	年　月　日	年　月　日	治ゆ・死亡・中止	年　月　日
	上・外	年　月　日	年　月　日	治ゆ・死亡・中止	年　月　日
	上・外	年　月　日	年　月　日	治ゆ・死亡・中止	年　月　日
	上・外	年　月　日	年　月　日	治ゆ・死亡・中止	年　月　日

傷病名	労務不能に関する意見		入院期間
	意見書に記入した労務不能期間	意見書交付	
	自　月　日 至　月　日　日間	年　月　日	自　月　日 至　月　日　日間
	自　月　日 至　月　日　日間	年　月　日	自　月　日 至　月　日　日間
	自　月　日 至　月　日　日間	年　月　日	自　月　日 至　月　日　日間

業務災害又は通勤災害の疑いがある場合は，その旨	

備考		公費負担者番号	
		公費負担医療の受給者番号	

❶ 診療録の様式第1号(一)の1

既往症・原因・主要症状・経過等	処方・手術・処置等

❷ 診療録の様式第1号(一)の2

様式第1号（一）の3（第22条関係）

診療の点数等													
月日 種別													備考
点数													
負担金徴収額													
食事療養算定額													
標準負担額													

❸ 診療録の様式第1号(一)の3

1-4　診療録記載の原則

診療録をどのように書くかは本書全体で学んでいただくことなので，ここでは原則と注意点を列記することにする．

a.　内容は過不足なく記載する

診療録には患者の氏名や傷病名，主訴，現病歴，既往歴，家族歴，生活・社会歴，システムレビュー，身体所見，検査成績，画像診断報告，初期計画，経過記録(progress note)，治療計画と結果，患者への説明・指示事項や患者の理解度，その他，文書発行や他の医師への紹介内容など診療上必要なことを網羅するように記載する(具体的には本書の各論を参照のこと)．

b.　診療のつど速やかに記載する

診療録は診療のつど，遅延することなく速やかに記載する．長期に入院しており何も変化がなかったときでも，診療録に記載がない場合は，診療を行わなかったとみなされるので，日付と特に変化がない旨を記載しておく．また患者が急変したときなどは処置に追われ診療録の記載が後回しになってしまうことが多いが，エマージェンシー・フローシートなどを利用して，経過を記載しながら診療を行っていくことが特にチーム医療においては重要となる．

c.　第三者も読むことを念頭におく

診療録はいまや医師のメモではない．したがって診療録の内容はもちろんのこと，行間や文字のバランスも考えて丁寧に記載する．また文章も簡潔にして明瞭に書けるようにし曖昧な言葉遣いは避ける．そのためには普段から上手な日本語の文章に親しむようにして，状態や思考過程を的確に表現できるように修練しなくてはならない．また診療上に必要ない患者に対する個人的感想や他の医師の誹謗を記載してはいけないことは当然のことである．

d.　診療内容の妥当性が理解できるように書く

記載者以外の人が読んで，なぜそういう診断や治療に至ったのかという理由づけが容易にわかるように診断や治療に関する結論を支持するデータや事実を記載しなければならない．そのためには主観を交えずに患者の訴えや所見を正確に記載し，常にEBMを実践するように努力しなければならない．

e.　患者や家族に対する説明内容は正確に記載する

説明者，説明日時，相手方および同席者，説明内容，質問と回答は必ず記載する．また説明書や図表を使用したときは，これを診療録に貼付する．また患者には治療を拒否する権利があることを理解していなければならないが，もし患者が治療を拒否したときは治療拒否にはどんな危険を伴うか患者や家族が理解するように適切な努力を行い，かつそのことを記録しておかなくてはいけない．

f.　事故が発生したときは，その経緯を正確に記載する

事故発生時には事実を正確に記載し，推量や自己弁護的な記載は行わない．たとえば，もし患者がベッドの横に横たわっていたら，「ベッド柵がされておらず，患者がベッドから転落したらしい」と書くのではなく，「患者がベッドの横に横たわっているのを発見された」と書くべきである．怪我の原因に関する推測は誤っていることもあり，医療過誤訴訟においては追求される．記録には，観察者がそのときに事実と認識していたことのみが反映されるべきである．

g. 記載訂正のルールを守る

記載の訂正は，訂正する部分に横線 2 本を引き，元の記載が見えるようにした状態で捺印する．塗りつぶしや修正液で修正して，元の記載がわからなくなるような訂正は行わない．また追加記載が必要となった場合は，日付を明記のうえ「追記」として記載し，署名する．

文　献

1) Bickley LS : Bates' Guide to Physical Examination and History Taking, 10th ed, Lippin--cott, Williams & Wilkins,2008.
2) 田村康二編：上手い！と言われる診療録の書き方—実例で習う考え方，磨き方—(第2版)，金原出版，2001.
3) 山沢捐宏：診療録と重要な医療文書の書き方，ミクス，2000.
4) 全日本病院協会医療の質向上委員会：標準的診療録作成の手引き，じほう，2001.
5) 高木　泰：保険診療におけるカルテ記載のあり方，診断と治療社，2001.
6) 酒巻哲夫・阿部好文編著：診療録の記載とプレゼンテーションのコツ(新基礎臨床技能シリーズ)，メジカルビュー社，2009.

2 POMR(問題志向型診療録)

POMR(problem-oriented medical record, 問題志向型診療録)は POS(problem-oriented system, 問題志向型診療システム)のシステムをもとにして考案された診療録である．そこで，POMR は POS の精神を大切にすることが基本となる．

problem： 患者さんのもつ問題点

oriented： 目指す，立ち向かう

system ： きちんと整理して秩序ある状態にする

POS は❶のように，患者さんの問題点に立ち向かい，それを中心にみんなの力を合わせて解決していこうというシステムで，患者さんへの愛情の表現でもあり単なる書き方の問題ではない．そこで，ここでは，まず POS についての説明から始める．

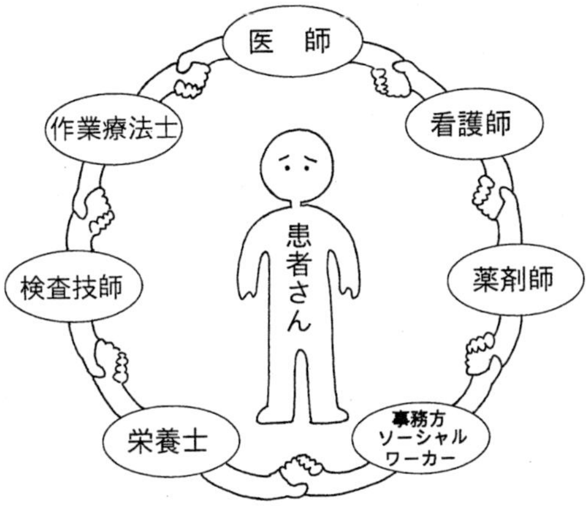

❶ POSの精神(医療スタッフが手をとりあっているイメージ)

POS は 1968 年米国のウィード(Weed, L.L.)によって開発・発表され，1971 年同じく米国のハースト(Hurst, J.W.)によってその優秀性が見出され普及した．1972 年に日野原重明の『POS―医療と医学教育の革新のための新しいシステム―』によって日本に紹介された．

2-1 基本精神

① 患者さん自身の問題点に焦点を

医師は疾患のみに関心を奪われがちであるが，病気に焦点を合わせるだけではなくて，疾患以外でも患者さん自身の問題点に焦点を合わせることが重要である.

例：社会的なストレスが原因となった胃潰瘍は抗潰瘍薬のみの処方では解決しない.

② 協調の精神

患者さんと医療スタッフが協力して解決していくことが必要で，協力が得にくいシステムでは各種の弊害が生じる.

医療スタッフ：

例：技師さんとの協調がうまくなかったための東京女子医科大学の心臓外科手術の事故.

患者さん：　自分自身の体に目を向けてもらうのが第一歩であり，積極的な参加を目指しどんどん開示していく.

③ 問題の解決していく過程を明瞭にする

④ 患者さんのデータは患者さん自身のもの

医療者はそのデータを今後の医療のために活用させていただく，という精神が肝心である.

⑤ 患者さんの閲覧を基本とする

メリット：

1. 信頼の獲得；完全な情報開示は患者さんの安心感を高める.
2. 間違った情報は患者さん自身に直してもらえる（オーディット）.
3. 患者さんは医療スタッフが何を考えて行動しているかがわかり，患者さんの教育に役立つ.
4. 患者さんがインターネットで診療録を自宅で見れるようになれば，セカンドオピニオンの際にも有用である.

患者さんは自分の問題と一生付き合って生きていくのだから，その解決過程が書かれている診療録は患者さん自身の貴重な宝である．そこで，診療録の公開は原則であり，公開を意識して書く必要性を自覚すべきである.

⑥ SOAP（2-2-4 参照）で理論的に書くので教育に有効である．データの流れがわかり問題点の評価の仕方が明瞭になる.

⑦ システムの構築

患者さんの問題点を解決する手助けをシステム全体で実施する．個人の力で解決することには限りがあるので，スタッフ全員が患者さんの診療に役立つシステムの構築を考え，その内容を充実するためには各種のシステムや技法が必要となる.

メモ 1

○ 言葉遣い

・「患者さん」：　POS の意義は患者さんとともに協同で問題の解決を図ることにある．それには医療スタッフと患者さんとの対等な関係，仲間ともいえる関係が望ましい．患者様という表現を使う医療施設が多いが，様というのは対等の立場ではないので，患者さんという表現のほうが著者は好ましいと思っている.

・使役の動詞：　医師はよく「退院させる」という言葉を使用するが，自分がその患者であった場合には，「退院していただく」のほうが受ける印象がどんなに違うかがわかる．
・「投薬する・与薬する」：　これも一般的に使われる言葉だが，薬を投げる・与えるよりも「内服してもらう」というほうが患者さんに伝わる温かみが違う．

POS は患者さんが中心の思想であり，患者さんに情報が公開されることを原則としているので，患者さん中心の言葉遣いが大切である．

2-2　POSのシステム

POS は次の構成要素から成り立っている．

データベース
問題リスト(problem list)
初期計画(initial plan)
経過記録(progress note)
サマリー(summary)
オーディット(audit)

これらの関連は ❷ のようになる．各々の構成要素については 2-4 で説明する．

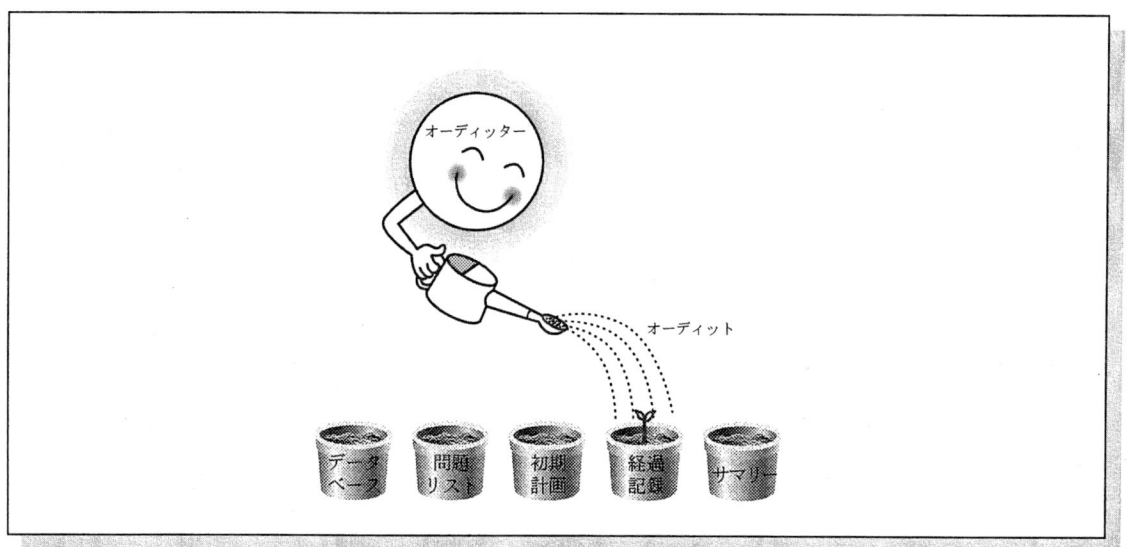

❷ POSシステム（オーディットで鉢を育てているイメージの図）

メモ 2：システム

○問診介助・病歴記載援助システム
患者さんに病歴を記載してもらう：　問診票
症状
何時から
どんな変化
症状から受診までの対応
受診，内服内容など
既往歴
効果：　我が国では診療の待ち時間が長いので，この間を利用して患者さん自身に自分の病気，自分の疾患に対する考えを自覚してもらうよい機会である．医療スタッフにも患者さんの問題に対する対応の姿勢がわかる．患者さんに記載してもらったものをカルテに添付しておけば，本人自筆のものであるのでトラブルがあったときに改竄などの疑いがかからず，証拠能力としては重要である．

老人の方から情報を集めるには時間がかかるので，上手に病歴を聞き取れる人を配置する．病歴を書く用紙を渡して，5 分後に進捗状況をチェックしてうまく書けていない方がいれば，支援できる人を手配する．本人からの良質のデータ収集は良い診療の基本である．

○情報支援システム

患者さんは医療者側に比べると情報弱者である．患者さんの中には医療者からの説明が十分に理解できなかったり，疑問をもたれる方が多いと思われる．そこで患者さんに対する情報支援を行う．

・患者さんに対する病院や大学の図書室の開放：　大学や病院の図書館は医療情報の宝庫である．医療図書の活用を十分に行い患者さんをアシストする．
・患者さんが利用できるインターネットシステムの活用：　インターネットでの医療情報の検索は，患者さんにはいまだ困難な方が多い．まして，年配の方にはパソコンを扱ったことのない人もいる．そこで患者さんが気楽に相談できる情報センターを院内に配備する．
・他の医療施設との連携：　施設間で日常的に連携をとり合って患者さんに有用な情報を集める．

○診療支援システム

電子カルテを利用している施設では，次のようなことが可能なシステムを導入する．

・患者さんの症状を記入すると，チェックすべき症状や所見が画面に提示されるように設定する．そうすると必要なデータの収集を忘れることがなくなる．
・診断名を選択すると一般的な治療法や管理法が提示される．
・教育計画が提示される．
・上記の事柄を患者さんに提示して，相談しながら決定していく．
・医薬品の検索システムを付属し，患者さんに医薬品の適応・用量・注意点を示しながらチェックできるようにする．

○診療情報管理システム

診療情報管理士の設置：　診療録を専門にチェックする人を配置することは重要である．医師でないと医療内容のアセスメントは困難であるが，おもに診療録に抜け落ちがないかなど，形式についてのオーディットをしてもらう．そのほか，患者さんに失礼な言葉遣いがないかなどのチェックも大切である．

2-3　記録のポイント

① 1 患者 1 診療録

データがバラバラでは連携のとれた診療は望めない．

例：各科別のカルテでは，別々の科で抗癌剤と抗ウィルス剤が処方され，その副作用で患者さんが死亡した．他の科で何が処方されているかがわかるシステムが必要である．

② 同一の場所に記載

医師は医師だけの場所に，看護師は看護師の場所に書いていると，お互いの内容を確認することが難しいので，同じ場所に書くようにする．そのようにすると指示したことが確実に実施されたかどうかが確認しやすい．

診療録に医師と看護師が別々の見解をもったり，さらにそのことにさえも気がつかない記載法では，統一性のある医療が成り立たない．

③ 日本語で記載

患者さんやコメディカルの人が読めるように，日本語で記載することは重要である．

メリット： 情報公開に適し，信頼の獲得やスタッフ間の協力関係に有利である．

事故予防効果： 医師がスタッフに渡す指示書を患者さんに渡しておけば，患者さんがスタッフから実施されるケアが予定されているものかどうかを確認できるので，別の患者さんと間違えてケアが実施される危険性が減る．

2-4 POSの構成要素

2-4-1 データベース

患者さんから十分な情報を集めることは重要である．良質のデータベースは医療者の情報収集能力によるので，この能力を向上させる努力が必要である．医療者に面接技法の能力が求められる．

a. 構 成

患者プロフィール(生活像)

既往歴：生育歴，手術歴，薬剤歴，妊娠歴など

現病歴：主訴，経過

診察所見

検査所見

メモ 3

○面接技法

良い診療録を作成するには，患者さんからの十分な情報収集が必要である．面接技法は情報収集に欠くべからざる技能であり，患者さんからの信頼を獲得することが第一条件である．

面接には言語的な面と非言語的な面がある．

面接はまず挨拶から入り，自己紹介をして，相手を確認した後で，質問に入る．質問法はまず中立的な質問から入り，開放的な質問で患者さんの話を自分の言葉で話してもらい，閉鎖的な質問で足りない部分を補足する．

- 中立的な質問(neutral question)： 答えが 1 つしかない質問．「お住まいはどちらですか？」など．抵抗がなく答えられ次の開放的な質問をより効果的にする．
- 開放的な質問(open-ended question)： 「はい」「いいえ」で答えられない質問．「その痛みについて話していただけますか？」など．
- 焦点をあてた開放的な質問： 話の途中であまりにも話が散漫になってきたら，「○○についてもう少し詳しく話していただけますか?」のような質問をして本題に

戻す．

・閉鎖的な質問(closed question)：　「はい」「いいえ」で答えられる質問．日本ではこの形の質問が多用されるが，患者さんは自分の言葉では表現できず，心が開放されない．

最後に「他にお話ししたいことはありませんか？」と，言い忘れたことがないか確認する．

非言語的な面では，患者さんとのアイコンタクトを心がけ，目線を水平にして，患者さんを見下ろすポジションを避ける．相手の話にうなづくなど，患者さんが気楽に話せるような態度を心がける．

○応対の仕方

相手の話に対する応対の仕方によって，患者さんの信頼が異なってくる．

・評価的対応：　聞き手が，医療者側の判断基準で患者さんの話を評価する．患者さんに肯定的であればよいが，否定的だと関係が悪くなることがある．
・調査的対応：　患者さんの話をさらに深く追求する．より多くの情報が得られるが，尋問を受けているような感じを与えると，患者さんとの関係が悪くなる．
・解釈的対応：　患者さんの話を聞き手の価値観で解釈して患者さんに返す．新たな気づきになることもあるが，評価が異なると混乱することがある．
・同情的対応：　患者さんに励ましや保証を与える．安心感を与えるが，表面的な同情とみられると関係悪化の懸念が生まれる．
・共感的対応：　患者さんの訴えを評価などせずにありのまま受け止める．患者さんが心を開きやすいが，緊急の場合にはゆっくりすぎて使えない．

b.　ナラティブベースドメディシン

患者さんのナレーションを十分に活用する．患者さんは十分語ることにより，自分自身の問題点を自覚することができる．十分話すことができると自分の心の中にある重荷が取れる．

c.　システムレビュー

外来の患者さんには時間の関係で難しいことであるが，患者さんの全身状態をチェックすることは，患者さんの命を預かるものとして重要なことである．眼科医は眼だけ，産婦人科医は内診所見だけ，という診療録をよく見かけるが，やはり全身所見が重要であることはいうまでもない．

d.　データベースの異常値のピックアップ

異常所見を見逃していてはいけない．

身体所見：　診察技術を向上させフィジカルアセスメントをマスターすることが，患者さんの異常の早期発見につながる．

検査結果：　異常値の色が変わったり，マークが出るシステムが望ましい．

心理的状態：　患者さんとの信頼関係を高め，十分な会話を引き出して患者さんの心理的状態を評価し，異常と感じたらアシストする．

2-4-2　問題リスト

問題リストの作成は患者さんの各種の問題点を全部挙げることにある．自分で解決できない問題点は他のスタッフの協力を求める．看護師やコメディカルが取り上げた問題点を一覧できるように，同じページに載せることが望ましい．

a. 問題リストの表現方法

病名のみであると患者さんを煩わせている対象がはっきりしないので，病名と症状を組み合わせて表現するほうがより明快になる．

通常＃という記号を使用し，＃1：○○と関連した○○，＃2：○○による○○，などと表す．

＃1：子宮筋腫

これだけが問題リストに載っていると，筋腫は良性疾患なのになぜ治療をしなければいけないかが見えてこない．

＃1：過多月経：子宮筋腫による

このように記載されていれば，診断と治療の方向性がみえてきて，初期計画の作成が容易となってくる．

例 1：問題リスト

番号	発生月日	診断と症状・所見	解決月日
＃1	03/10/12	卵巣癌(癌性腹膜炎)	
		腹水貯留による腹部膨満感	
＃2	03/09/22	骨粗鬆症による腰痛	
＃3	02/08/22	脳梗塞(inactive)	
＃4	03/10/22	白血球減少症(抗癌剤による)	

例 2：一時的問題リスト

番号	発生月日	診断と症状・所見	解決月日
a	03/09/11	風邪	03/09/15
b	03/09/20	毛嚢炎	03/09/25

b. 問題リストのつくり方

① データベースの中から異常と思われる所見をピックアップし，それがどのような原因から生じているか考えてデータを分類し，グループごとにネーミングして問題リストを作成する．

② 問題点の記入：　発現の年月日，解決の年月日，活動性のものか非活動性のものか一時的なものかを分けて記載する．問題リストの番号は重要な順番がよいが，問題点が次々と出てくることがあるので，順番にこだわる必要はない．長期入院で問題リストの数が多くなって見にくくなってきたら，ある一定期間がたったら見直して，非活動性の問題(inactive problem)のリストに移して，ページの下方にまとめて記載しておけばよい．そうすれば使いやすく見やすい問題リストとなる．

③ 問題リストの番号は変えても構わない：　問題リストの数が多くなりすぎた場合に，重要な問題点が下のほうにあると見逃すことがある．一定の期間が経ったり，状態に大きな変化があったときに問題リストの整理を行う．そのために経過記録のほうには問題番号と問題名を SOAP の前に記載しておくと，問題点の番号を変えても影響がない．

④ 診断名が不明の場合は，原因不明の発熱などと記載する：　疑い病名は診断を誤った方向に導く可能性があるので，初期計画のところでは鑑別疾患として挙げたほうがよい．問題リストに疑い病名を記載しておくと，いつの間にか，それがあたかも本当の病名であるかのようにスタッフに伝わってしまうことがある．

⑤ 潜在的な問題は問題リストに載せない：　外科系の病棟では，看護師がよく合併症を潜在的な問題として挙げる傾向があるが，そのようにすると問題リストの数が大変増えてしまう．合併症が起きないようにケアすることや，早期発見することは非常に重要である．しかし，それを問題点に挙げる必要はない．初期計画の中に合併症の早期発見と予防の計画を載せておけば十分である．

主治医が医学的な問題以外にも目を向けるように，植村(1987)は問題リストの項目を社会・経済的な問題，精神的な問題に分けて記載するように勧めている[2]．このようにすればその方面にも必ず目がとどくようになる．

上手な問題リストを立てるには，病態関連図の作成が重要である．異常データと症状との関連がわからないと，病因の探求に困難を生じるからである．

2-4-3 初期計画

問題点を解決していく方法の表記である．それぞれの問題ごとに記載する．次のように3項目に分けて記載するとわかりやすい．

① 診断計画

診断を確定するために必要な検査，および鑑別診断のために必要な検査，病態の変化をみるために必要な検査計画を記載する．

② 治療計画

病態を改善するために必要な治療の計画を記載する．

③ 教育計画

患者さんとその家族など支援者に行う説明，病状の説明，診断，一般経過についての説明の計画を記載する．

薬剤(内服・点滴)の作用と副作用の説明の計画，手術の方法や一般経過・合併症などの説明の計画を記載する．

問題リストで病因がわかっているものは初期計画の作成が容易である．

難しい症例では計画の作成が膨大な作業となる．そこで電子カルテのある施設では，疾患に応じて最も重症な症例の検査計画を雛形として作成しておき，その患者さんに不要な検査を削除すれば，その患者さんにあった初期計画が作成される．電子カルテのない施設では，ワープロにその初期計画を作成しておけば，同様なことが可能である．

初期計画はルンバ(RUMBA)の法則を用いて，計画を作成すると評価が容易になる．

メモ 4

○ルンバ(RUMBA)の法則

立てた計画が有効に実現されるための法則で次の5つの頭文字をとっている.

real：　現実的であること. 理想を書かないでその患者さんにとってどうかを考える.

understandable：　理解可能な計画. 患者さんやチームのスタッフ全員がわかるものでなければ, 統一性のあるケアにはつながらない.

measurable：　測定が可能なこと. 測定・判定が可能な動詞を用いて記載する. 体重を2kg減量する, ならはっきりとして評価が可能である.

behavioral：　体の外に現れる行動的な動詞を用いて記載する. 患者さんに理解してもらう, というような表現では, 本当に理解しているかどうかは判断が不可能である. 患者さんに列挙してもらう, という表現なら, わかっているかどうかは判定できる.

achievable：　達成可能な目標を記載する. 体重が100kgある人を1週間で50kgにするのは不可能である.

○ 教育計画での注意点

- 文章での説明：　患者さんは医療面についての理解が難しいことが多いので, 文章にして渡しておくほうが内容を確認しやすい. 裁判になっても「言った, 言わない」の水掛け論にならないためにも文章での説明を心がけるべきである.
- あらかじめ説明内容を文章にして渡しておき, それに沿って説明していくと理解してもらいやすい.
- 患者さんに説明をすればそれで計画の完了としないこと. 必ず説明したことについてのポイントを患者さんに話してもらい, 相手の理解度を確認する.

2-4-4　経過記録

a.　記載法

- 問題点ごとにSOAPに分けて記入する.
- 問題リストの番号と問題名：　番号だけだと問題リストの数が多くなればわからなくなるので, SOAPの記述の前に, 何についてのSOAPであるかがわかるように問題リストの番号と問題名を記載する.
- 記載する頻度は患者さんの状態に応じて決める. 慢性疾患の患者さんであれば1日1回でもよい.

S：　subjective　data(主観的データ)

患者さんのお話から得られたデータを記載する.

O：　objective　data(客観的データ)

患者さんの身体所見・検査データなど, 医療者側の診療行為によって得られたデータを書く.

A：　assessment(アセスメント, 評価)

SとOからどのような状態であるかについて評価し, 状態を改善するためのプランを作成する.

アセスメントの能力が患者さんの問題解決に重要となる.

アセスメントを容易にする工夫が求められる．

初期計画をルンバの法則を用いて記載すると，評価の目安が具体的な数字となって書かれるのでアセスメントがしやすくなる．

P： plan（計画）

アセスメントの結果，病態を改善するための治療計画．あるいは実施した計画などを記載する．

b. SOAP 効果

各々の問題点ごとにSOAPで記載する方法がPOSの特長の1つである．

- SとOを分けることにより，情報の源が鑑別できる．Sに書かれていれば患者さんの問診によるもの，Oに書かれていれば医療サイドからの情報である．
- POSでは項目がきちんと決められていて，システム立った問題点の処理経過がわかるので，従来の単なるメモ的な診療記録に比較して教育効果が高い．
- アセスメントを書くことによって，患者さんの状態をただ「ぼーっ」と診ているのではなく，常に評価する精神が養われ，考えて観察し，考えたうえでケアを行うようになる．その繰り返しによって観察能力やアセスメント能力が向上し，問題解決・処理能力が向上する．
- アセスメントが困難な場合や緊急を要するときには，同僚や上級スタッフに相談する．緊急を要しないときは難しい点を「？」で明示し，スタッフ間のカンファレンスで検討する．みんなで検討すれば，その人の個人的な能力が向上するばかりでなく，スタッフの間での認識が高まり統一性のあるケアにつながる．わからない点をそのままにしないことが大切である．
- このようなアセスメントの記録により，他の人からの評価が得られる．アセスメント能力はその人の実力が問われるところである．担当のスタッフが何を考えているかがわかるので教育効果が高い．
- 担当者の考え方がわかるので，チーム間のコミュニケーションが良好となる．
- 担当者の職種の判別： 経過記録の記載を複数の職種の担当者が行うと，主治医が書いた記録を探しにくいという問題が出てくる．その対策として，医師と看護師の記録の書き出す位置を変えたり，記載のボールペンの色を看護師は黒，医師は青としておけば記録の検索は容易になる．
- 絵や記号の利用： 文章のみの記載では量が多くなるので，コミュニケーションが悪くなることがある．一目でわかるようにビジュアル化することは重要である．

  例：痛みの観察に使うニコニコマークなど．
- 計画の区分： 経過記録に書かれた計画が，予定した計画かすでに実施した計画かわかりづらいという問題があるが，実施した計画については「済み」とか「実施」とか，もう一言書き加えればよい．
- 状態の変化のないときは，必ずしもSOAPで書く必要はない．言語を発することの不可能な患者さんでは，S と O を一緒に書いてもよい．

例：言語機能をまったく失った患者さんや新生児や幼児．

2-4-5　退院時サマリー(サマリー)

① 問題リストごとに簡潔に記載する．

② 必ずしも SOAP で記載する必要はない．

SOAP で書くとどうしても記載の量が増えるので，忙しい外来などでは他の人に肝心な情報が伝わりにくくなる．

③ 読んでわかるより，見てわかる要約を目指すべきである．

2-4-6　オーディット

日本語では監査と訳されることが多いが，それほど硬く考えないで，別の角度から見た評価と考え，気楽に日常的に実施することに意義がある．POS における非常に重要なシステムである．

オーディットとは，チーム医療が実践されているか，医療が適正に行われたかを評価する重要なシステムである．システム全体のみならず，各ステップを評価することなどが大切であり，評価結果を必ず医療現場にフィードバックすることに意義がある．また，医療事故の防止効果を有している．

a. 方　法

・時期

どんな時期でも構わないが適切な時期に行うことが重要で，一般的には，次の時期に行う．

① 評価日に設定したとき

② 状態が大きく変化したとき

③ 週 1 回の総回診のとき

④ カンファレンスのとき

⑤ 退院時

・評価の基準を明確にしておく

予定どおりに目標を達成しているか

評価の項目と基準：

退院日：予定の退院日の何日以内か

(手術患者さんに関しては)合併症の有無：発熱，術後排ガスの時期など

患者さんの満足度：退院時にアンケートを実施

b. 効　果

オーディットをすることによって，

① 事故防止に役立つ．主治医の独断でないと証明されることが大切である．

例：主治医の錯覚による抗癌剤の過剰投与．

② 診療録の完成度が上がる．オーディッターの意見も反映され，主治医の単独の診療録よりは内容が充実することは間違いない．

③ 教育効果が大きい．

c. オーディッター（オーディットをする人）

・患者さん：　医療サービスを受ける本人であるので，患者さんからの評価は大切であり，尊重しなければいけない．また，担当者の書いたものが間違っていた場合は訂正してもらえるので，より正しい診療録となる．診療録を見せたとき，または退院時のアンケートとして行う．

・病棟チーフ：　病棟の責任者が，主治医と一緒に，あるいは単独で診療録をチェックする．またはチーフが病棟回診時に行う．

・回診：　教授回診，部長回診において診療録の内容と患者さんの状態が確認され，誤りがないかどうかチェックされる．ただし，大勢で患者さんのところに行くいわゆる大名行列はやめる．これは患者さんの心理的負担となり，プライバシーが守られないと感じる人が多い．

・同僚：　カンファレンスで行う．

・他科医師：　他科依頼の内容と結果も必ず記載しておく．

オーディットの結果はフィードバックされることが重要であるので，必ず記載し主治医に伝わるようにしなければならない．

2-5　POSの問題点・デメリットとその対策

① 施設全体で採用されていない

米国では普及したが，日本においては当初は関心が薄かった．そこで日本POS医療学会が中心になって普及を進め，看護師を中心にほとんどの大きな病院から採用されていった．薬剤師の間にも研究会が増加し，多くのところで採用されている．医師については一番普及が遅れていたが，おもに新設医科大学で学生教育に取り入れられ，国家試験にも出題されるようになり，開業医師についても最近は日本医師会が中心となってPOSの普及を進めている．

② 職域間の連携が薄い

職域の違いでPOSへの認識が異なっている．施設全体での合意がないと記録する場所の変更が難しいことは否めない．その場合，医師と看護師・コメディカルの書く場所が異なりお互いの連携がとれないことがある．しかし，記載の場所は職域間の互いの合意でまず実績をあげ，それを病院全体にもち上げていき，さらなる検討を重ねることで解決する問題と思われる．

③ 記載に時間がかかる

これまでの記載は，ほんのメモ的な診療録であることが多かったので，完璧に記載しようとすると時間がかかるのは仕方がないことである．しかし，時間的な負担は極力解消すべき問題なので，色々な工夫を要する．

〈対策〉

・フローシートの利用：　項目の変化が一覧できるので問題点のピックアップが容易である．

・クリニカル・パスの利用：　患者さんが順調に回復している場合は詳細な記

載は不要と思われるので，クリニカル・パスの計画からの逸脱がないかどうかのチェックでよい．逸脱が出た場合にのみ SOAP で詳細に記するようにすれば記載量は大幅に減少する．

・表形式の経過記録の利用：　フローシートと SOAP との併用形式にすると，見やすく使用しやすい．記録用紙が少し大きくなるのが欠点である．

文　献

1) Hurst JW著，日野原重明監訳：POS の原点と応用，医学書院，1987.
2) 日野原重明：POS―医療と医学教育の革新のための新しいシステム―，医学書院，1973.
3) 植村研一：問題リスト作成の実際，看護教育，**28**(12)，732-735，1987.
4) 片山蘭子ほか：実践 POS ベーシックマスター，日総研出版，1997.
5) 林　茂：わかりやすい POS，照林社，1991.
6) 畑尾正彦：看護によく効く POS，照林社，1997.
7) 田村康二編著：上手い！と言われる診療録の書き方―実例で習う考え方，磨き方―(第 2 版)，金原出版，2001.
8) 中木高夫：あすかちゃんの POS，照林社，1990.
9) 中木高夫：POS をナースに，医学書院，1989.

3 診療録の見本

きちんと記載された診療録は，第三者が読んでも患者さんの訴えや病名，現在の状態，検査や治療の方針などがすぐに把握できる．それには，担当医が患者さんから得た情報を正確に記録し，アセスメント(評価)とプラン(計画)を明確に記載することが必要である．1960 年代にウィード(Weed, L.L.)によって提唱された problem-oriented system(POS，問題志向型診療システム)は，患者さんのもつ個々の問題をその時点で整理し，それに対応した評価と計画が立てやすいシステムである．また，患者中心の医療や全人的医療を進めるうえでも適した方法であるといわれ，多くの医療者に利用されている．

診療録はどのような方法で記載されようと，以下のような構成が必要である．

① 基本的データ：主訴，現病歴，既往歴，家族歴，個人歴，社会歴・職業歴，システムレビュー，身体所見，検査所見

② 問題リスト(problem list)

③ 初期計画(initial plan)

④ 経過記録(progress note)

3-1 主　　訴

現病歴の最初には主訴(chief complaint)を記載する．主訴とは，患者さんが何のために診療施設を訪れたか，受診する理由や訴えを書く．そこには患者さんの一番心配になっている事柄が含まれている．健康診断などで異常を指摘され受診した場合は，そのままを記載する(「○○の精査希望」など)．

例 1：頭痛，発熱

例 2：血尿の精査希望

例 3：心雑音があるといわれた

3-2 現 病 歴

現病歴(history of present illness, onset and course)は受診のきっかけとなった訴えや理由について，患者さんからその話を聞きだし，ストーリーとして再構成したものである．できるだけ経時的に，整然とまとめなければならない．訴えに含まれるおもな現病歴の内容として通常の 7 つの要素がある．

「腹痛」例では以下のようになる．

a) どこが(location)　例：臍周囲から下腹部にかけて

b) どのような性質(quality)　例：キリキリするような痛み

c) どの程度(quantity)　例：がまんできるぐらいの

d) いつから(経過も，timing)　例：3日前から始まり，しだいに悪くなっている

e) どんな状況で(setting)　例：朝寝ているときに痛みで目が覚めた

f) 影響する因子(factors)　例：食事をすると

g) 随伴症状(associated manifestations)　例：ときどき下痢を伴う

また，特定の症状がないこと(陰性の症状)も大きな情報になりうる．これは鑑別診断をしたり合併症を否定するうえで意味がある(pertinent negative)．

例：腹痛患者において吐血や下血の所見はない(→消化管出血は否定的となる)．

患者さんの訴えに影響を与えていると思われる心理的，社会的側面があれば，これも記載する．

例1：妻が乳癌で入院し，今後どうなるのか非常に心配している．

例2：先月から，会社の3つの営業所をまかされ多忙となった．

医療者と患者さんとの間には，病状の理解や受け止め方などにしばしばギャップがある．患者さんが現在の病状をどのように解釈し，どうしてほしいのかなどを明らかにする(患者の「解釈モデル」)．

例：胃癌ではないかと思い，胃の内視鏡検査を希望している．

この度の来院までに自分の病状に対してどんな対応をしたか．他の医療機関を受診し，検査や治療を受けていないか．受けていれば，担当医からどのように言われたか(診断名)，受けた検査名とその結果，治療の内容や服用している薬剤の名前なども記載する(受療行動)．

例：1ヶ月前にA病院の脳外科で，頭部のCT検査を受けたが異常なしと言われ，頭痛に対してバファリン2錠を痛いときに飲むよう指示された．

また，現病歴の中には患者さんの簡単なレビューとして，食欲(appetite)，睡眠(sleep)，排便(stool habit)，排尿(urination)，生理(menstration，女性の場合)なども記載する．

3-3 既往歴

既往歴(past history)は，これまでに罹ったおもな疾病についての情報である．小児期の疾患，成人期の疾患，入院歴(previous hospitalization)，手術歴(operation)，外傷(injuries)などについて，疾患名，罹患時期(年)あるいは年齢，治療内容，転帰，施設名などを記載する．その他，薬物過敏症(drug sensitivities)，アレルギー歴(allergic reactions)，輸血歴(blood transfusions)，予防接種(immunizations)，妊娠・分娩歴(pregnancys)についても記載する．特に薬物に対する過敏症は禁忌薬として誰が見てもわかるように記しておく．

3-4 家 族 歴

家族歴(family history)は，家族(両親，兄妹，子供など)内の疾病の有無，死亡者ではその原因と死亡年齢を記載し，疾病の発生に関する遺伝的，環境的要因を明らかにすることを目的とする．家系図の記載方法には，一定の様式があり，男性は□，女性は○で示して，病気の罹患状況，年齢をつけ加える．両親の間は水平線で結び(血族結婚は二重線)，子供たちはその線の下に出生順に左から右に並べる．患者(発端者には矢印をつける)と同じ遺伝形質の持ち主(affected person)は，黒い印(■，●)で示す．

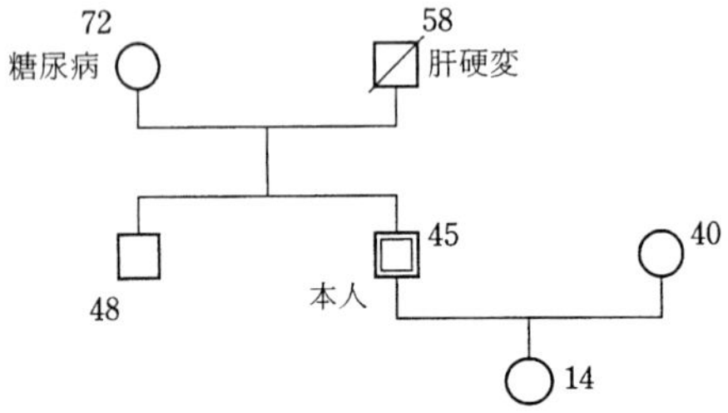

3-5 個 人 歴

個人歴(personal history)は，患者さんの嗜好，生活・習慣あるいは生活の概要について記載する．特に，飲酒歴(alcohol)，喫煙歴(tobacco)，常用薬(drugs)などは病気の発生に影響することがあるので必ず記しておく．

社会歴・職業歴(social and occupational history)には，現在あるいはこれまでに従事した職業，仕事の内容やその環境など，病気の発生と関係がありそうなことを記載する．また，現在までの居住地，海外渡航歴なども書く．

3-6 システムレビュー

システムレビュー(system review, review of systems, 系統的病歴)とは，身体疾患の重要な症状，あるいは全身諸臓器についての系統的な質問を行い，記載することである．これは，来院時に疑われた疾患以外にも，何か問題がないかを確認することであり，患者さんが気づかなかった他の臓器障害を見出す契機になる．また，すでに現病歴で述べられていることは重複して記載する必要はなく「○○参照」とする．

システムレビューにおける質問項目

①全身状態：　倦怠感，易疲労感，微熱・発熱，発汗，睡眠障害，食欲不

振・亢進，体重の変化など

② 皮膚，乳房： 色調の変化，発疹，かゆみ，脱毛，爪の変化，出血，乳房のしこりなど

③ 頭頸部： 頭痛，めまい，視力低下，眼痛，リンパ節腫脹，嗄声(させい)，嚥下困難など

④ 循環・呼吸器： 動悸，胸痛，息切れ，呼吸困難，咳嗽(がいそう)，喀痰(かくたん)，血圧の変化，不整脈，間欠性歩行，浮腫など

⑤ 消化器： 腹痛，悪心，嘔吐，便秘，下痢，血便，食後のつかえ感，胸焼け，腹部のしこりなど

⑥ 泌尿器・生殖器： 排尿困難，頻尿，排尿痛，残尿感，失禁，妊娠，月経など

⑦ 内分泌・代謝系： 体重の変化，体毛の変化，発汗異常，口渇，暑がり・寒がりなど

⑧ 造血系： 貧血，出血傾向，表在リンパ節腫脹など

⑨ 精神・神経系： 失神，痙攣，歩行障害，感覚異常，麻痺，運動失調，健忘など

⑩ 筋骨格系： 関節痛，運動障害，筋力低下など

3-7 身体所見

身体診察では，頭頸部，胸部，腹部，四肢，神経などの各部において診るべきポイントがあり，診療録には陽性所見を適切に記載することが必要である．また，陰性所見も除外診断を行ううえで重要な記録となる．これらの身体所見(physical examination)の記載には，専門的な用語を用いることが多いので，おもなものは❶に掲げた．

全身所見(General Status)

身長(Height)- cm，体重(Weight)- kg

バイタルサイン(Vital sign)：脈拍(Pulse)- / min ・リズム(regular，irregular)・緊張(Tension)，呼吸(Respiration)- / min [Kussmaul's breathing，Cheyne-Stokes breathing，起座呼吸(Orthopnea)など]，体温(Temperature)- ℃，血圧(Blood pressure)- / - mmHg

全身状態・栄養状態：体格(Physique)[大きい(large)，普通(moderate)，小さい(small)]，

栄養状態(Nutrition)[良(satisfactory)，不良(poor)，るいそう(emaciated)，肥満(obesity)]

全体的概観(General appearance)[健康(healthy)，不安様(worried)，病的(ill)，悪液質(cahectic)]

意識(Consciousness)[清明(clear，alert)，混迷(confuzed)，昏睡(coma)]

JCS(Japan Coma Scale 3-3-9 度方式)

皮膚(Skin，Integument)

色調(Color)[蒼白(pale)，黄疸(icteric)，チアノーゼ(cyanotic)，色素沈着(pigmentation)]

湿潤度(Moisture)[乾燥(dry)，湿潤(moist)]

黄色腫(Xanthoma)，点状出血(Petechia)，紫斑(Purpura)，斑状出血(Ecchymosis)，クモ状血管腫(Vascular spider)，手掌紅

❶ 身体所見の記載に必要な専門的用語

斑(Palmer erythema)
発疹(Eruption)[紅疹(erythema), 丘疹(papule), 結節(nodule), 水疱(bulla), 膿疹(pustule), 蕁麻疹(urticaria)]
体毛(Hair)[脱毛(alopetia), 多毛(hypertrichosis), 男性型多毛(hirsutism)]
爪(Nail)[爪囲炎(paronychia), 爪甲剝離症(onycholysis), ばち指(clubbing of the fingers), 匙状爪(spoon nail)]
瘢痕(Scar), 痂皮(Crust), 潰瘍(Ulcer), 線状(Striae)

頭部・眼(Skill, Eyes)
円形脱毛症(Alopecia areata), 禿頭(Baldness), 小頭症(Microcephalus)
眼瞼結膜(Conjunctiva palpebrae)[貧血様(anemic)]
眼球結膜(Conjunctiva bulbi)[黄疸様(icteric)]
瞳孔(Pupil)[正円(circular), 瞳孔不同(anisocoria)]
輻輳(convergence)
対光反射(Light reflex)[迅速(react promptly), 緩慢(sluggishly)]
視力(Acuity, visual acuity)[近視(myopia), 遠視(hyperopia)]
眼底鏡所見(Ophthalmoscopic)[眼底(oputic fundi), 乳頭浮腫(papilloedema)]
眼球突出(Exophthalmos), 眼球陥凹(Enophthalmos), 斜視(Strabismus), 眼瞼浮腫(Eyelid edema), 眼球下垂(Ptosis), 眼球振盪(Nystagmus), 眼球運動(EOM : extraocular movements)

耳(Ears)
耳漏(Otorrhea, Discharge), 聴力低下(Hearing loss), 聾(Deafness), 耳痛(Otalgia), 痛風結節(Tophus)

鼻(Nose)
欝血(Congestion), 鼻汁(Nasal discharge), 鼻閉(Nasal obstruction)
鼻中隔(Nasal septum)[穿孔(perforation), 彎曲(deviation)]
鼻孔(Nostrils), 酒皶(しゅさ)(Acune rosaces), 嗅覚喪失(Anosmia)

口腔・咽頭(Mouth, Throat)
口唇(Lips)[肥大(hypertrophy), 乾燥(dryness), 口唇ヘルペス(herpes labialis)]
口腔粘膜(Oral mucosa)[色素沈着(pigmentation), アフタ(aphtha), 粘膜疹(enanthema), コップリック斑(Koplik's spots)]
歯肉(Gums)[歯周囲炎(periodontosis), 色素沈着(pigmentation)]
歯(Teeth)[虫歯(dental caries), 義歯(dental prosthesis)]
舌(Tongue)[巨大舌(macroglossia), 舌苔(coat, coating), 白斑(leukoplakia), 偏位(deviation), 線維性攣縮(fibrillation)]
扁桃(Tonsile)[発赤(redness), 腫脹(swollen), 膿(pus)]
アセトン臭(Acetone halitosis)

頚部(Neck)
項部硬直(Stiffness)
腫瘤(Mass)[甲状舌のう腫(thyroglossal cyst)]
甲状腺(Thyroid)[甲状腺腫(goiter), 血管雑音(bruit)]
気管の位置(Position of trachea)[正中(midline), 右方変位(deviated to the right)]
頚静脈怒張(JVD : jugular vein distension)

リンパ節(Lymph Nodes)
頚部(Cervical), 鎖骨上(Supraclavicular), 腋窩(Axillary), 鼠径部(Inguinal)
リンパ腫大(Lymphadenopathy)
大きさ(Size, - cm in diameter)[軟らかい(soft), 堅い(firm), 弾性のある(elastic), 圧痛(tenderness), 可動性のある(movable), 癒着した(adherent), 癒合した(matted), ばらばらの(discrete)]
場所(Place)[後頭(occipital), 耳介後(retroauricular), 顎下(submaxillary), 耳介前(preauricular), 浅頚部(superficial cervical), 後頚部(posterior cervical), 下深頚部(inferior deep cervical), 肘部表面(superficial cubital), 膝窩(popliteal)]

胸郭・肺(Thorax, Lungs)
大きさ(Size), 形状(Shape)[鳩胸(pigeon thorax), 樽状胸(barrel chest)]
対称性(Symmetry), 拡張の程度(Degree of expansion)
呼吸型(Type of respiration)[胸式(costal), 腹式(abdominal), 胸腹式(costabdominal)]
打診(Percussion)[肺肝境界(lung-liver border)]

1 身体所見の記載に必要な専門的用語(続き)

聴診(Auscultation)
呼吸音(Breath sounds)[肺胞呼吸音(vesicular breath sound)，気管支肺胞呼吸音(bronchiovesicular breath sound)，気管呼吸音(tracheal sound)]
ラ音(Rales)[連続性；低音性乾性ラ音(rhonchi)，高音性乾性ラ音(wheezes, dry rales)，断続性；捻髪音(fine crackles, crepitation)，湿性ラ音(coarse crackles, moist rales)]
摩擦音(Friction, Friction rub)
声音振盪(Vocal fremitus)，喘鳴(Stridor)

乳房(Breasts)
分泌物(Discharge)[乳汁分泌(lactation)]
腫瘤(Mass)[内／外－上／下 1/4 円(inner/outer-upper/lower quadrant)，陥凹(retraction)，えくぼ(dimple)]
女性化乳房(Gynecomastia)

心臓(Heart)
心濁音界(Cardiac dullness)[相対的心濁音界(R.C.D.：relative cardiac dullness)]
最強拍動点(PMI：point of maximum impulse)
心音(Heart Sound, S1, S2)[清(clear)，分裂(split)，過剰心音(S3, S4)，胸骨左下縁(LLSB：left lower sternal border)，増強した(accentuated)，減弱した(diminished)，奔馬性調律(gallop rhythm)]
心雑音(Murmurs)[収縮期(systolic)，拡張期(diastolic)，全収縮期(holosystolic)，心膜摩擦音(pericardial friction rub)，強さは Levine 分類(- / 6)で記載]
振動(Thrill)

腹部(Abdomen)
腹部の名称
季肋部(Hypochondrium)，回盲部(Illeocecal region)，心窩部(Epigastrium)，臍部(Umbilical region)，下腹部(Hypogastrium)，右／左－上／下腹部(RUQ/LUQ/RLQ/LLQ, right/left-upper/lower quadrant)，腰部(Lumbar region)，胸骨中線(MSL：mid sternal line)，鎖骨中線(MCL：mid clavicular line)，前腋窩線(AAL：anterior axillary line)
外観(Shape)[腹壁(abdominal wall)：平坦(flat)，膨隆／陥凹(bulging, distension/retraction)，蛙腹(flog belly)]
膨隆血管(Prominent veins)[クモ状血管腫(vascular spider)，メデューサの頭(Caput Medusa)]
濁音界の移動(Shifting dullness)[腹水(ascites)]
蠕動不穏(Visible peristalsis)
蠕動音(Peristaltic sounds)[腸雑音(bowel sound)：金属音(metalic sound)，振水音(splashing sound)]
腫瘤(Mass)[大きさ(size)，圧痛(tenderness)]
反跳痛(Rebound tenderness)
筋性防御(Defence muscularis)
肝臓(Liver)[肝腫大(hepatomegaly)，大きさ(size)：センチ(cm)，横指(f.b.：fingerbreadths)，肝縁(edge)：鋭／鈍(sharp/round)，表面(surface)：平滑／不整／小結節様／大結節様(smooth/uneven/fine nodular/coarse nodular)，硬さ(consistency)：軟／弾性硬／硬(soft/elastic hard/hard)]
脾臓(Spleen)[脾腫大(splenomegaly)，トラウベ半月(Traube's semilunar space)]
腎臓(Kidneys)[浮球感(ballottement)]
ヘルニア(Hernia)
手術痕(Operation scar)，線条(Striae)，クモ状血管腫(Vascular spider)

陰部(Genitalia)
陰毛(Pubic hair)，男性化(Virilism)

骨盤(Pelvic)
肛門と直腸(Anus and Rectum)
痔核(Hemorrhoids)，痔瘻(Anal fistula)，痔裂(Anal fissure)，括約筋緊張(Sphincter tone)，前立腺(Prostate)

背部(Back)
変形(Deformity)[側弯(scoliosis)]
肋骨脊椎角(CVA：costvertebral angle)，叩打痛(Knocking pain)

関節(Joints)

1 身体所見の記載に必要な専門的用語(続き)

腫脹(Swelling)，圧痛(Tenderness)
変形(Deformity)[尺側偏位(ulner deviation)，スワンネック変形(Swan neck deformity)，ボタン穴変形(boutonniere deformity)]

四肢(Extremities)
変形(Deformity)
浮腫(Edema)[凹痕性(pitting edema)，非凹痕性(non-pitting edema)]
静脈瘤(Varicosities)
末梢動脈拍動(Peripheral arterial pulses)
手掌紅斑(Palmar erythema)，レイノー現象(Raynaud's phenomenon)，手根管症候群(Carpal tunnel syndrome: Tinel's sign, Phalen's sign)

神経系(Nervous System)
二頭筋反射(Biceps-Reflex)，三頭筋反射(Triceps-R)，膝蓋腱反射(Patella-R)，アキレス腱反射(Achilles-R)，バビンスキー徴候(Babinski's sign)
知覚(Sensory)[痛み(pain)，触覚(touch)，位置覚(position)，温覚(temperature)，振動覚(vibration)，知覚脱出(anesthesia)，異常知覚(paresthesia)]
運動(Motor)[片麻痺(hemiplegia)，不随意運動(involuntary movement)，萎縮(atrophy)，振戦(tremor)]
脳神経(Cranial nerves)

❶ 身体所見の記載に必要な専門的用語(続き)

① 全身状態の例

全身状態は良好で活気があり(general condition is well and active.)，栄養状態も良く(good nutrition)，発育良好である(well-developed)．血圧168/94 mmHg(BP 168/94 mmHg)，心拍 84/分，整(HR 84/min, reg.)，脈拍18 回/分(PR 18/min)，体温 36.8 ℃(Temp. 36.8 ℃)．

② 頭頸部の例

眼瞼，眼球結膜には黄疸なく，やや貧血様(conjunctiva is non-icteric or pale.)，眼底は正常(normal fundi)，眼球運動は正常(EOM is intact)，瞳孔は左右同大で円形，対光反射は正常(pupils are equal, round, reactive to light and accommodated.)．耳，鼻，口腔・咽頭は正常(ENT are no findings. ENT = ear, nouse and throat)．頸静脈怒張，血管雑音，甲状腺腫なし(no neck JVD/bruit/goiter)．リンパ節腫大なし(no lymphadenopathy)．

③ 胸部の例

呼吸音は正常でラ音はなし(normal vesicular sound, no rales)，聴診所見なし(CTA : clear to auscultation)．心音は清，リズムは整で心雑音はない(heart sounds are clear, and rhythm is regular with no murmurs.)／リズムは整で収縮期雑音(レバイン 2 度)あり(heart sound is regular, systolic murmurs (2/6).)．

④ 腹部の例

腹部は軟で圧痛はなく，腸雑音は正常(abdomen is soft and no tenderness, BS are normal.)．腹部腫瘤，血管性雑音，腹水はなし(no abdominal mass/bruit/acites)．肝臓，腎臓，脾臓は触知せず(liber, kidneys, spleen are non-palpable.)／肝臓を右鎖骨中線上で 3 cm 触知し，肝縁は鈍で弾性硬，結節様である(liver is palpable 3 cm in MCL and edge is round, elastic hard, nodular.)／腹部腫瘤を左下腹部に触知，径 4 cm，円形，可動性あるが圧痛なし(abdominal mass is palpable in LLQ, 4 cm in diameter, round, movable, no tenderness.).

⑤ 神経系の例

脳神経系 II-XII はほぼ正常(overall II-XII are normal.). 腱反射はほぼ正常(normal DTR all over). 病的反射はなし(no pathologic reflex). 触覚, 痛覚, 温覚, 振動覚, 位置覚は正常(normal for light touch/pain/position/temperature/vibration).

⑥ 四肢の例

浮腫, チアノーゼ, ばち指はなし(no edema/cyanosis/clubbing).

3-8 検査所見

血液生化学検査, 尿・糞便検査, 心電図などの検査所見(laboratory data)は, 結果報告書がそのまま診療録に添付されるが, 諸検査でのおもな陽性所見は他覚的所見として診療録に記載する. 一方, 陰性所見でも, 鑑別診断や合併症の除外に役立つものや重要な所見は記載しておく. X 線検査のフィルム所見などは図示する.

3-9 アセスメント/計画

患者さんについての主訴, 現病歴, 既往歴, 家族歴, 個人歴, 身体所見, 検査所見などの基本データを把握した時点で, 問題点を整理し問題リスト(プロブレムリスト, problem list)を作成する. そこで, この時点での初期診断(provisional diagnosis)の推論を行う. さらに, 今後の診療方針を明らかにするために, 検査や治療の初期計画を立てる. この推論の過程を, アセスメント/計画(assessment/plan)として診療録に記載しておく.

3-9-1 問題リスト

問題リスト(problem list)は基本データを得た後で, 患者のケアに重要な項目を箇条書きにして記載する. 身体的問題のみならず, 精神心理的, 社会的問題についても記載する. 問題は重要なもの, あるいは時間経過に従って列挙する. 新たな問題が現れるとリストを変更する. したがって, リスト名は入院時に固定されるものではなく, 見直して, 最新の状況を記載しなければならない.

また, これから問題となるものと, すでに治療した問題(プロブレム)とがあり, 前者を活動性の問題(active problem), 後者を非活動性の問題(inactive problem)とする. さらに, プロブレムには主要なものと一時的なものとがあり, 前者を主要な問題(master problem), 後者を一時的な問題(provisional problem)として扱う. 重要性がはっきりしないものは, いったん, 一時的な問題として経過をみる. 経過中に重要性が明らかになると, 主要な問題に移す.

〈問題リストの例〉

Master Problem

(Active)　　　　　　(Inactive)

#1　十二指腸潰瘍（出血性）

#2　高血圧症

#3　　　　　　　　　　片頭痛

#4　母が乳癌で入院中

Provisional Problem

#A　眠れない

#B　血中脂質が高い

3-9-2　初期計画

問題リストに挙がったそれぞれの問題について，いかなる疾患や病気が考えられるかを考察し検査計画を含めた診療方針を立てる．初期計画(initial plan)を，診断計画(Dx ; diagnostic plan)，モニター計画(Mx ; monitoring plan)，治療計画(Tx ; therapeutic plan)，教育計画(Ex ; educational plan)などの項目に分けておくとよい．

〈初期計画の例〉

#1　十二指腸潰瘍(出血性)

Dx：　ヘリコバクターピロリの検査を行う．

Mx：　RBC，Hb 値をモニターする．

Tx：　PPI，粘膜保護剤の投与を続ける．

#2　高血圧症

Dx：　血中・尿中のカテコールアミンを測定する．

Mx：　血圧(2 回/日)をモニターする．

Tx：　食事療法(減塩食 7 g/日)を行い，降圧剤(カルシウム拮抗剤)の投与を考慮する．

Ex：　生活指導を含めて，高血圧治療の教育を行う．

#4　母の入院

Ex：　母の入院についての心理的問題(心配)を聞き出し，対応する必要がある．

#A　眠れない

Dx：　投薬の必要があるかどうかの検討を要する．

#B　血中脂質が高い

Mx：　Cholesterol，TG 値がどの程度高いのかをモニターする．

3-10　経過記録

入院患者さんについて，問題リストを作成し初期計画を立てたあと，担当医は毎日病室を訪れて患者さんと会い医療面接，身体診察を行う．その後で，SOAPについて診療録に記載する．

S： subjective data（自覚症状などの主観的データ）
O： objective data（他覚症状，検査結果などの客観的データ）
A： assessment（アセスメント）
P： plan（計画）

3-11　診療録の例

患者例（45歳の男性の場合）について作成された診療録を以下に示す．

（例）45 歳の男性の場合

建設会社の作業員である山本三郎さん（45歳）は，約5日前より風邪をひき，咳や痰がでて，体が熱っぽく，寒気があった．しかし，道路工事の仕事を続けていた．3日前から咳はさらにひどくなり，黄色の痰がからむようになった．その日の午後も熱がするので体温を計ると38.4℃あり，体がつらいので仕事を休んで帰宅した．昨日は体がだるく，熱（38℃台）や，咳，痰が続くため家で寝ていた．食欲はほとんどなかった．今朝になっても，これらの症状が一向に改善しないために来院した．熱のためにのどが渇くので，お茶や水を多く飲んでいる．

来院時のインタビューから，咳嗽と喀痰は一日中続き，咳をすると右胸が痛むようになっている．近所の薬局で風邪薬を買って飲んだが，あまり良くならず熱は持続している．また，のどが渇き多くの水を飲んで度々排尿することは，すでに6ヶ月前から始まっていた．この間に体重が4 kg減少した．さらに，3～4年前に糖尿病といわれたが放置していた．また，約15年間日本酒を2～4合飲み，飲酒時にはほとんど食事をしていなかった．家庭ではアルコール問題がある．タバコは1日に約30本，約20年間続けている．

入院診療録（05/12/2002，14：00），医師：山口太郎（サイン）

主訴

“咳と痰，発熱および全身倦怠感”あるいは，“45歳の男性が咳と痰，38℃台の発熱および全身倦怠感のために，本院の外来を受診し入院となった．”

現病歴

患者さんは45歳の男性で建設会社の作業員である．約3年前にこの会社に就職し，おもに道路建設の作業に従事している．約5日前より風邪気味となり，現場での仕事中に咳や痰が出るようになった．さらに，悪寒や発熱を伴うようになったが，無理をして仕事を続けていた．3日前からは，咳が1日中続き，黄色の喀痰が多量に出るようになり，体温は38.4℃であった．倦怠感が強く，仕事を続けられなくなったので，午後から休んで帰宅した．昨日も咳や喀痰，発熱，全身倦怠感，頭重感，気分不良，食欲減退のため仕事を休んだ．また，のどがひどく渇くのでお茶や水を飲み続けている．今朝になっても38℃台の発熱があり，咳

病名リスト（総合診療 科）　　　担当医　山口太郎

入院日 2002年 5月 12日　　退院日　　年　　月　　日

Provisional Diagnosis
（on admission）

(Active)	(Inactive)
#1 右大葉性肺炎	
#2 2型糖尿病	
#3 アルコール性肝障害	
#4 脱水状態	
#5 アルコール問題	
	#6 慢性膵炎

（revised）

Final Diagnosis

2 入院診療録（表紙）

RECORD FOR INPATIENT PROFILE AND MEDICAL HISTORY

Patient name 山本三郎 Referral from ______

Doctor name 山口太郎

Admission

Date: 2002, 5, 12, Time: 2:00 a.m. (p.m)

Mode: (walking), wheelchair, stretcher, by ambulance

Reason (patient's own words):

咳と痰，38度の熱があり，体がだるい。

Patient profile

Age: 45 Sex: (M) F Marital status: S, M, (Sep), D, W

Occupation: 作業員 Education: 高校卒 Religion: 不明

Home situation (i.e., living place, spouse, number of children):

住所：○○市○○町○丁目○番○号

母親と2人暮らし。42歳の時に離婚，娘一人あり。

Availability of family (i.e., name, phone number, time and place to contact):

母親，山本まつ（年金生活）.

連絡先の住所は上記（Tel：0000-00-0000）

☐Supportive ☑Unsupportive

Average day-life:

建設会社の作業員で、道路工事の現場で働いている.

Hobbies or special interests:

とくになし.

Habits (i.e., Alcohol, Tobacco, Eating, Drugs, Physical activities):

1日に日本酒3～4合以上、タバコ約30本. 常用薬はない。

Comments (i.e., behavior during assessment, or ability to communicate and understand)

アルコール問題がある。32歳時、運送会社に就職し、長距離トラックの運転手をしていた。飲酒して出勤したり、休日には朝から酒を飲むために、家族が注意すると暴力をふるうようになる。42歳、飲酒の問題で会社を辞め、さらに離婚した。娘（14歳）は前妻と暮らしている。

Date: 2002, 5, 12, Signature: 山口太郎

3 入院診療録（個人歴）

と痰も益々ひどくなるので，本日初めて医療機関を受診した．昨日から，咳をすると右の胸部が痛むようになっている．2 日前に薬局で市販の風邪薬を買い，飲んでいるが改善しない．

喀痰には血液の混入はなく，のどの痛みもない．喘鳴や呼吸困難はない．頸部や顎下，腋下，鼠径部には腫大したリンパ節を触れることはない．

また，口渇や多飲，多尿の傾向はすでに 6 ヶ月前からあった．最近の 6 ヶ月で体重が 4 kg 減少している．3～4 年前の会社の検診で尿糖陽性を指摘され，糖尿病が疑われているが，自覚症状もないので放置している．常習飲酒あり（以下に記載）．

食欲（不良），睡眠（普通），排便（1 行/日），排尿（5～8 回/日）．

既往歴

25 歳頃に，虫垂炎で切除術を受けた（○○総合病院外科）．

35 歳頃から，時々腹痛を起こしていた．腹痛は飲酒後に起こることが多く，アルコール性慢性膵炎と言われた．若い頃から常習飲酒家であり，飲酒は止められない．

薬物過敏症（なし），輸血歴（なし），アレルギー歴（特になし）

家族歴

母親　2 型糖尿病で治療中．

父親　肝硬変症にて死亡（58 歳）．常習飲酒家でアルコール性肝障害があり，飲酒して暴力をふるうことがあった．

個人歴

高校卒業後，地元のセメント工場に勤務した（埃の多い職場であった）．28 歳のときに結婚した（恋愛結婚）．32 歳のとき，大型車両の運転免許を取り運送会社に就職した．ここでは，長距離トラックの運転手をしていた．この頃より飲酒してアルコール臭をさせて勤務し，問題を起こすようになった．家では休日に朝から酒を飲み，家族が注意をすると暴力をふるうようになった．42 歳のとき，飲酒運転で会社を辞めさせられ，さらに飲酒量が増えた．飲酒上の暴力が問題でこの年に離婚した．娘（14 歳）は前妻と暮らしている．現在は，母親（年金暮らし）と 2 人で暮らしている．

初飲酒は 20 歳頃で 1 日に日本酒 2～3 合飲んでいた．3 年前に離婚して以来 1 日に 3～4 合以上飲んでいる．飲酒時には食事を摂らないことが多い．

タバコは 1 日に約 30 本，約 20 年間続けている．

システムレビュー

1）全身状態：　現病歴参照

2）頭部：　現病歴参照

3）眼：　近視（眼鏡使用），視力の低下／視野欠損／眼瞼浮腫はない．

Notes of diagnosis:
肺炎，糖尿病，アルコール性肝障害，脱水状態，アルコール問題

Chief complaints:
咳と痰，発熱および全身倦怠感

History of present illnesses:

患者さんは45歳の男性で建設会社の作業員である。約3年前にこの会社に就職し、おもに道路建設の作業に従事している。約5日前より風邪気味となり、現場での仕事中に咳や痰が出るようになった。さらに、悪寒や発熱を伴うようになったが、無理をして仕事を続けていた。3日前からは、咳が1日中続き、黄色の喀痰が多量に出るようになり、体温は38.4°Cであった。倦怠感が強く、仕事を続けられなくなったので、午後から休んで帰宅した。昨日も咳や喀痰、発熱、全身倦怠感、頭重感，気分不良、食欲減退のため仕事を休んだ。また、のどがひどく渇くのでお茶や水を飲み続けている。今朝になっても38°C代の発熱があり、咳と痰も益々ひどくなるので、本日初めて医療機関を受診した。昨日から咳をすると右の胸部が痛むようになっている。2日前に薬局で市販の風邪薬を買い飲んでいるが改善しない。

喀痰には血液の混入はなく、のどの痛みもない。喘鳴や呼吸困難はない。頸部や顎下、腋下、鼠径部には腫大したリンパ節を触れることはない。

また、口渇や多飲、多尿の傾向はすでに6ヶ月前からあった。最近の6ヶ月で体重が4kg減少している。3～4年前の会社の検診で尿糖陽性を指摘され、糖尿病が疑われているが、自覚症状もないので放置している。常習飲酒あり（以下に記載）。

Appetite: 不良, Sleep: 普通, Stool: 1 time(s)/ 1 day(s), Urination: 5～8回/日

4 入院診療録（主訴・現病歴）

4) 鼻，口腔，咽頭： 現病歴参照
5) 耳： 聴力障害／耳痛はない．
6) 頸部： 現病歴参照
7) 胸部： 痛み／腫瘤／出血はない．
8) 呼吸器： 現病歴参照
9) 心血管系： 動悸／起座呼吸／チアノーゼ／脈の不整はない．高血圧／心臓が悪いと言われたことはない．
10) 消化器系： 胸焼け／腹痛／下痢／便の色調異常はない．
11) 泌尿器系： 痛み／残尿感はない．
12) 生殖器系： インポテンツはない．
14) リンパ系： 現病歴参照
15) 皮膚： 色調／発疹／皮下出血はない．
16) 筋骨格系： 疼痛(筋肉，関節，骨)／筋力低下／関節の腫脹はない．
17) 神経精神系： 痙攣／感覚障害／意識障害／運動失調はない．
18) 内分泌系： 現病歴参照

身体所見

全身状態： 中年男性で年齢よりやや老けた感じである．中肉中背．咳や痰が強く，発熱も伴っており元気なく臥床している*．身長 164 cm，体重 52 kg．
（＊：患者の全身状態を短く記載する）

バイタルサイン： 血圧 136/86 mmHg．脈拍 112/分，整．呼吸 24/分．体温 38.2 ℃．

皮膚： 発疹／皮下出血なし*．
（＊：皮膚の所見は図示しておくとわかりやすい．サイズや位置も特定して記載する）

頭部： 外傷なし．

耳： 鼓膜／聴力は正常．

眼： 瞳孔は左右同大，円形．対光反射は迅速．視野欠損なし．眼球運動／輻輳運動は正常．眼底には所見なし．

鼻： 出血／頭蓋洞部の圧痛なし．鼻汁が時々漏出．

口腔： 咽頭部には軽度の発赤あり．両扁桃は軽度発赤するが，腫大／白苔はない．

頸部： 頭頸部／鎖骨上窩にリンパ節の腫大はなし．甲状腺の腫大／圧痛はなし．頸静脈の怒張はなし．

背部： 脊柱の弯曲／叩打痛はなし．

肺臓： 右下肺野全体に湿性ラ音(coarse crackles)がある．摩擦音(friction rub)はない．

心臓： 心音は純(clear)，リズムは整(regular)，S1，S2 音は正常で，心雑音(heart murmurs)はない．

腹部： 腸雑音は正常．腹部は軟で圧痛はなし．肝臓を右肋骨弓下に 3 cm 触知

Past medical history
(Circle if positive and describe in detail. Underline if negative. Leave unaltered if information not available.)

Illnesses:

Mumps, Measles, Chickenpox, Rheumatic fever, Arthritis, Rheumatism, Streptococcal infection, Kawasaki disease (MCLS), Others

35歳頃、アルコール性慢性膵炎.

Operations or Traumas:

25歳頃、虫垂炎にて手術（○○総合病院外科）

Immunizations:

不明

Blood transfusions:

なし

Drugs:

薬物過敏症（なし）

Allergies:

アレルギー歴（なし）

Family history:

Anemia, Diabetes mellitus, Tuberculosis, Cancer, Hypertension, Heart disease, Cardiovascular disease, Digestive disease, Jaundice, Gall stone, Renal disease, Endocrine disease, Deafness, Gout, Arthritis, Stroke, Psychiatric disease, Others

父親　肝硬変症にて死亡（58歳）.
　　　常習飲酒家でアルコール問題あり.

母親　2型糖尿病.（治療中）

5 入院診療録（既往歴）

Patient name 山本 三郎

CLINICAL RECORD FOR INPATIENT SYSTEM SYMPTOM REVIEW

(Circle positive responses and describe in detail. Put a slash mark if negative responses. Leave unaltered if information not available.)

1. General: Fever, Chills, Night sweats, Dizziness, Fainting, Syncope, Anorexia, Nausea, Vomiting, Jaundice, Edema, Insomnia, Change in weight, Others

現病歴参照

2. Head: Trauma, Headache, Loss of hair, Others

現病歴参照

3. Eyes: Visual acuity, Glasses, Photophobia, Diplopia, Pain, Defect of visual field, Abnormal lacrimation, Hyperemia, Bleeding, Swelling of lids, Difficulty in opening eye, Others

近視(眼鏡使用)、視力の低下/視野欠損/眼瞼浮腫はない.

4. Ears: Hearing loss, Pain, Discharge, Tinnitus, Others

聴力障害/耳痛はない.

5. Nose, Mouth and Throat: Pain, Bleeding, Discharge, Obstruction, Anosmia, Epistaxis, Change in taste, Dysphagia, Denture, Toothache, Swelling of gum, Hoarseness, Odor, Others

現病歴参照

6. Neck: Pain, Stiffness, Mass, Goiter, Trauma, Others

現病歴参照

7. Breasts: Pain, Tumor, Bleeding, Discharge, Nipple retraction, Others

痛み/腫瘤/出血はない.

8. Respiratory system: Cough, Sputum, Chest pain, Precordial discomfort, Wheezing, Dyspnea, Hemoptysis, Frequent cold, Mantoux test, Others

現病歴参照

9. Cardiovascular system: Palpitation, Pain, Dyspnea, Orthopnea, Cyanosis, Hypertension, Varicose vein, Raynaud's phenomenon, Intermittent claudication, Edema, Others

動悸/起座呼吸/チアノーゼ/脈の不整はない.
高血圧/心臓が悪いと言われたことはない.

❻ 入院診療録(システムレビュー)

10. Gastrointestinal system: Anorexia, Nausea, Vomiting, Heart burn, Hematemesis, Fullness, Discomfort, Belching, Flatulence, Diarrhea, Change in stool color, Hemorrhoid, Hepatomegaly, Others

胸焼け／腹痛／下痢／便の色調異常はない．

11. Urinary system: Pain, Frequency, Urgency, Hesitation, Residual urine, Nocturia, Incontinence, Change in urine color, Urethral discharge, Others

痛み／残尿感はない．

12. Reproductive system: Impotence, Loss of libido, Venereal disease, Bleeding, Discharge

インポテンツはない．

Female reproductive system: Menarche y.o. Menopause y.o.

Menses (regular____days, irregular____-____days, Amenorrhea, hypermenorrhea, dysmenorrhea)

Last menses: since 19 , , , for days

13. Hematopoietic system: Anemia, Bleeding tendency, Splenomegaly, Others

現病歴参照

14. Lymphatic system: Lymph node swelling (cervical, axillary, inguinal, others), Pain, Others

現病歴参照

15. Skin: Color, Eruption, Pigmentation, Itching, Petechiae, Bleeding, Ecchymoses, Tumor, Others

色調／発疹／皮下出血はない．

16. Musculoskeletal system: Pain (muscle, joint, bone), Muscle weakness/atrophy, Joint (disability, stiffness, deformity, swelling, redness), Others

疼痛（筋肉、関節、骨）／筋力低下／関節の腫脹はない．

17. Neuropsychiatric system: Convulsion, Tremor, Sensory disturbance, Neuralgia, Dysarthria, Unconsciousness, Ataxia, Others

痙攣／感覚障害／意識障害／運動失調はない．

18. Endocrine system: Change in appetite, Thirst, Change in hair distribution, Change in voice, Cold or heat intolerance, Wet or dry skin, Goiter, Growth change, Others

現病歴参照

❻ 入院診療録（システムレビュー）（続き）

する．肝縁は鋭で，弾性軟．脾臓／腎臓／腫瘤は触れない．トラウベ半月部は鼓音である*．

（＊：腹部の所見はなるべく図示する．肝腫大や脾腫大，手術痕を書き入れる）

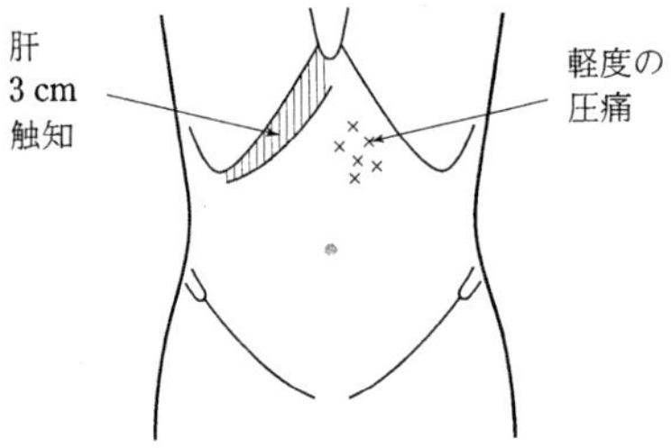

神経系： 意識は清明．見当識は正常．四肢の運動障害／感覚障害はなし．DTR（deep tendon reflex）は正常．病的反射はなし．

検査所見

血液生化学所見： WBC 18,200，Hg 14.4 g/d*l*，Ht 41.4 %，PLT 14 万，血糖 284 mg/d*l*，BUN 34 mg/d*l*，Cre 1.1 mg/d*l*，CRP 19.2 mg/d*l*，Na^+ 142，K^+ 4.6，Cl^- 109．

尿： pH 6.0，潜血(−)，糖(3+)，蛋白(−)，ケトン体(−)，沈渣(所見なし)

EKG： 心拍 112/分，ST-T の変化なし．

胸部 X 線： 右下肺葉に広範な浸潤影があり．両肺ともに下肺野に柵状影が目立つ．心肥大はなし．

血液培養： 2 セット(好気・嫌気用)を検査室に出す．

問題リスト

Master Problem

	(Active)	(Inactive)
#1	右大葉性肺炎	
#2	2 型糖尿病	
#3	アルコール性肝障害	
#4	脱水状態	
#5	アルコール問題	
#6		慢性膵炎

アセスメント/計画

45 歳の男性が咳と痰，発熱（38 ℃台）および全身倦怠感のために入院した．現病歴と身体所見から右下肺葉の肺炎が推測され，胸部 X 線所見と一致する．全身状態，末梢血所見から重症の感染症と思われる．また，未治療の糖尿病があり，感染症の悪化への影響が疑われる．セメント工場での職歴もあり，肺の線維化が疑われる*．

（＊：簡単に患者さんの概要をまとめる）

#1　右下肺大葉性肺炎：発熱，咳嗽，喀痰の排出は肺炎によると思われる．市中肺炎であり，原因菌としては ***Strep. pneumoniae*** や ***Haemophilus influenza, Moraxella catarrharis*** が考えやすい．ところが，食事も不十分で栄養状態に問題があり，かつてセメント工場での職歴，喫煙歴を考えると ***Klepsiella pneumoniae*** などの可能性もある．
まず，Cefmetazole を 1 日 4 g 静脈内投与（分 2）し，さらに鎮咳薬，去痰剤の投与も必要である．
血液，喀痰の培養による起炎菌の同定，薬剤に対する感受性の検討が必要である．

#2　2 型糖尿病：口渇，多飲，多尿は糖尿病によると思われる．食事療法は 25 kcal/kg と考えて 1500 kcal/日とする．血糖の日内変化，HbA1c，1 日尿糖量を測定し，経口糖尿病薬（sulfonylureas）の投与を考える
今後も血糖のモニターが必要である．
DM 性腎症，網膜症についても専門的な検査が必要である．

#3　アルコール性肝障害：肝腫大があり，常習飲酒家であるためにアルコール性肝障害が疑われる．肝機能検査（ALT，AST，γ-GTP，Bil，Alb），腹部エコー検査が必要である．また，ウイルス肝炎の検査（HBs-Ag，HCV-Ab）も要する．

#4　脱水状態：外見上，栄養状態は不良と思われ，血清生化学 Hb，Cre，BUN の値からも脱水状態にあると考えられる．ビタミン B1，B6，B12，C を含んだ生理食塩水の補液を要すると思われる．

#5　アルコール問題：30 歳頃より飲酒で会社や家庭内で問題が起こるようになった．家庭内での飲酒による暴力で離婚し，母と 2 人で暮らしている．禁酒への対応が必要である．
（＊：アセスメント/計画 を一緒に記載してもよい）

経過記録（06/12/2002，10：00 AM），医師：山口太郎（サイン）

S：「相変わらず体がだるい」，咳はやや良くなったが痰の喀出は続いている．
右側胸部の痛みは残る．呼吸困難感／動悸／息切れはない．口渇がある．

O：バイタルサイン：血圧 132/80，脈拍 92，呼吸 18，体温 37.8 ℃
リンパ節の腫大はなし．
右下肺野全体に湿性ラ音（coarse crackles）を聴取する．
心音は純．リズムは整．心雑音はなし．
肝臓を右肋弓下に 3 cm 触知．腹部の圧痛／脾腫はなし．
DTR は正常．浮腫はなし．
意識は清明．見当識はあり．

Patient name 山本三郎

CLINICAL RECORD FOR INPATIENT PHYSICAL EXAMINATIONS

(Circle positive responses and describe in detail. Put a slash mark if negative responses. Leave unaltered if information not available.)

1. Vital signs: Performance status 良, Weight 52 kg, Height 164 cm, Head circumference — cm
Pulse 112 (reg) irreg, Tension 良, Respiration 24 /min Temp. 38.2 ℃ (axillary) or ( )
Blood pressure (mmHg): Supine R arm 136/86 L arm / R leg / L leg /
Sitting R arm / L arm /
Standing R arm / L arm /

2. General and Mental status: Attitude, Consciousness, Nutrition, Posture, Others
中年男性で年齢よりやや老けた感じ。中肉中背。元気なく臥床。

3. Integument: Turgor, Texture, Pigmentation, Cyanosis, Telangiectasis, Petechia, Ecchymosis, Purpura, Infection, Lesion, Hair, Nail, Mucous membrane, Others
発疹／皮下出血なし．

4. Swelling of lymph nodes: Cervical, Post-auricular, Supra-clavicular, Axillary, Ulnar, Inguinal, Others
リンパ節腫脹（頭頸部、腋下、鼡径部）なし．

5. Skull: Trauma, Bruit, Others
外傷なし

6. Eyes: Lacrimal gland, Cornea, Lid, Sclera, Ex (or End) ophthalmos, Lid-lag, Conjunctiva (anemic, icteric), Fundi: Disc, Artey, Vein, Hemorrhage, Exudate, Microaneurysm, Others
瞳孔は左右同大，円形。対光反射は迅速．視野欠損なし．
眼球運動／輻輳運動は正常．眼底には所見なし。

7. Ears: Tophus, Tympanic membrane, External canal, Hearing, Air conduction, Bone conducition, Others
鼓膜／聴力は正常

8. Nose, Mouth and Throat: Nasal septum, Dentition, Gingiva, Tongue, Tonsil, Sinus, Pharynx, Mucosa, Breath odor, Others
出血／頭蓋洞部の圧痛なし．鼻汁が時々漏出．
咽頭部には軽度の発赤あり．両扁桃は軽度発赤するが腫大／白苔はない

9. Neck: Mobility, Scar, Mass, Thyroid, Salivary gland, Tracheal shift, Bruit, Others
頭頸部／鎖骨上リンパ節の腫大はなし
甲状腺の腫大／圧痛はなし．頸静脈の怒張はなし．

10. Breasts: Masses, Discharge, Asymmetry, Retraction, Ulceration, Dimpling, Gynecomastia, Others
胸部の変形はない．

11. Chest: Respiratory rate /min, Amplitude (shallow, deep, normal), Rhythm (regular, irregular, periodical)
Chest wall (deformities, motion, lateral motion, use of accessory muscles, sternal tenderness)
Auscultation (coarse crackle, fine crackle, wheezes, rhonchi, friction rub),
Breath sound (increased, decreased, normal),
Diagram location of abnormal breath sound,
Transmitted voice

右下肺野全体に湿性ラ音(coarse crakles)あり．
摩擦音(friction rub)はない。

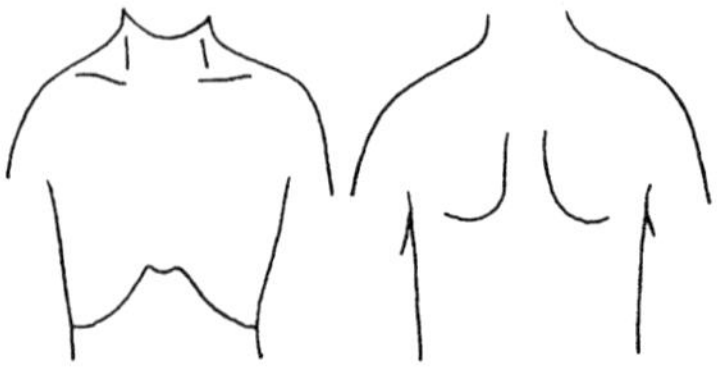

7 入院診療録（診察所見）

12. Cardiovascular system: Auscultation (S1, S2, Gallops, S3, S4, summation, systolic murmur, diastolic murmur, thrill), Peripheral pulses (carotid, branchial, radial, aortic, femoral, popliteal, D.P., P.T.) Vascular bruit (carotid, abdominal, femoral)

心音は純(clear)，リズムは整(regular)。
S_1，S_2音は正常で、心雑音(heart murmurs)はない。

13. Abdomen: Obesity, Contour, Scar, Tenderness, Mass, Rebound tenderness, Rigidity, Fluidwave, Shifting dullness, Bowel sounds (natural, weak, increased, metallic), Bruits, Frank ascites, Hernia, Venous collaterals, Organomegaly (liver, spleen, kidneys, bladder, gall bladder), Liver or Spleen: tenderness (absent, increased), edge (sharp, dull), surface (smooth, irregular, nodular)

腸雑音は正常。腹部は軟で圧痛はなし。
肝臓を右肋骨弓下に3cm触知する。
肝縁は鋭で、弾性軟。
脾臓／腎臓／腫瘤は触れない。
トラウベ半月部は鼓音である。

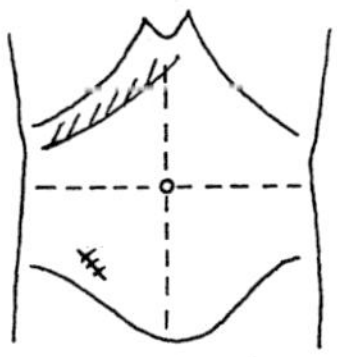

14. Ano-Rectal: Bleeding, Mass, Hemorrhoid, Sphincter tone, Prostate, Fistula, Tenderness, Schnitzler's metastasis Stool (color ______ volume ______)

痔／腫瘤／出血はなし。

15. Genitalia: Male (penis, scrotum, testis, epididymidis) Female (labia, clitoris, introitus, urethra, perineum)

疼痛／分泌物はなし。

16. Extremities: Edema, Cyanosis, Stasis, Ulceration, Nail, Clubbing, Varicose vein

四肢の運動障害／感覚障害はない。

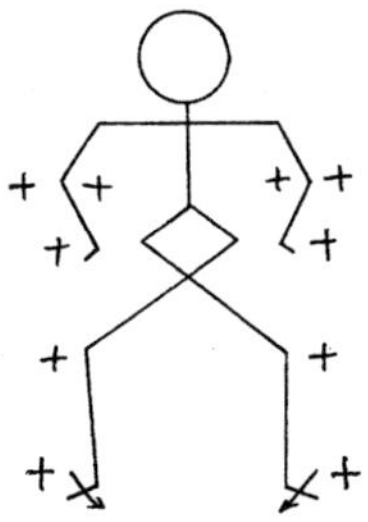

17. Spine and Joints: Deformity, Rubor, Calor, Tenderness, Edema, Motion range (finger, wrist, elbow, shoulder, hip, knee, ankle)

脊柱の弯曲／叩打痛はない。

18. Neurological system: Cerebral function: Alert, Lethargic, Obtunded, Stuporous, Semicomatose, Comatose

意識は清明。見当識は正常。

19. Nervous system: Cranial nerves: I, II, III, IV, V, VI, VII, VIII, IX, X, XI, XII, Gait and station: Walking, Truncal ataxia, Romberg, Involuntary movement, Coordination Reflex

歩行は正常、DTR(deep tendon reflex)は正常。
病的反射はなし。

7 入院診療録(診察所見)(続き)

検査所見：Ht 13.6 %, WBC 16,100, PLT 15 万, 血糖 210 mg/dl, ALT 78 u, AST 114 u, γ-GTP 320 u, BUN 32 mg/dl, Cre 1.0 mg/dl, CRP 16.6 mg/dl, Na^+ 140, K^+ 4.4, Cl^- 107

A/P

#1 肺炎：セフメタゾン 4 g/日(分 2)により，発熱はやや下がり，痰の喀出は続くが，咳は少なくなっている．

→血液，喀痰培養検査結果をフォローする．

→抗生物質(セフメタゾン 4 g/日，分 2)を続ける．

#2 糖尿病：食事療法(1500 kcal/日)を開始する．

→朝食，夕食前血糖検査(2 回/週)の結果により，経口糖尿病薬(sulfonylureas)の投与を考える．

→腎機能検査，眼底検査を予定する．

#3 肝障害：腹部エコーの結果により慢性肝障害があるが，肝硬変症ではない．血液生化学検査からはアルコール性肝障害が考えられる．

→ウイルス肝炎を除外するために HBs-Ag，HCV-Abの測定を行う．

#4 脱水症：ノドの渇きがあるが，食物の経口摂取は可能である．

→生理食塩水 500 ml/日の静注投与は 3 日間とする．

4 傷病名について

4-1　診断のプロセスと傷病名

診断のプロセスとは，ある意味で傷病名をつける過程でもある．ある症状や症候からいくつかの傷病名を想起して，それを 1 つの傷病名にまとめることができないか検証し，傷病名が決定されると，その傷病名に基づいて治療が開始される．したがって傷病名は治療の出発点であり，傷病名をつけることがいかに重要であるかは容易に理解されるであろう．しかし，診断のプロセスでは確定した傷病名に到達しないこともあり，その場合は，ある傷病名の疑いといったことで治療を開始しなければいけないこともある．また，傷病名といっても種々の性質をもっている．

傷病名とは，患者のもっている異常な状態をある特定の立場から分類したものであり，あらゆる立場から妥当だという分類はない．ある傷病名がついたとしても，その傷病名で患者の異常な状態がすべて表現できていると考えてはいけない．色々な立場から患者の示す病状を解析し，その患者の異常な状態を正確に把握して，はじめて正しい治療が可能となる．

ニューヨーク心臓協会(NYHA：New York Heart Association)のクライテリア・コミッティは 5 つの立場 ① 病因的(etiologic)，② 解剖学的(anatomic)，③ 生理学的(physiologic)，④ 器質的(cardiac status)，⑤ 予後的(prognostic)から心疾患を診断するように提唱している．たとえば「歩行時に息切れを認める僧帽弁狭窄をもつ患者」に対して単に「僧帽弁狭窄症」と診断するのではなく，「① 病因的には活動性のリウマチ性心疾患で，② 解剖学的には僧帽弁狭窄症，③ 生理学的には心房細動と心不全，④ 循環器学的には NYHA の心機能分類の Ⅲ 度で，⑤ 予後は良好」と診断する．この方法は心疾患に限らず，種々の疾患に適応できる．

4-2　傷病名の記載と変更

診療録の傷病名は，本来 POMR(problem-oriented medical record，問題志向型診療録)の問題リストがそのまま転記されるのが望ましいのかもしれない．しかし日本では，医療機関は健康保険制度上の規定により，傷病名とその転記ならびに実施した検査や治療内容を診療報酬請求書に書き出して，支払機関に提出しなければならないことになっており，診療報酬請求書の傷病名と検査や治療内容の間の整合性が保険機関で審査される．通常は，この審査は診療録にまで遡ることはなく，診療報酬請求書のみで行われるので，POMR の問題リストのみでは検査や治療との整合性が理解されないことがある．したがって保険審査のことも考えると合理的で理解しやすい傷病名を記載することが実際には重要となる．ただし保険審査に通ることのみを考えて，行った検査や治療に整合性のある傷病名を適当に選んで記載しておくといった行為は不正であり，実際の診療から決められた傷病名を記載しなければいけないのは当然である．

また傷病名は診療録に記載され，開示されるとその傷病名のみが伝えられて思わぬ反応を引き起こすこともありうるので，できるだけ状態を的確に示す病名を選択し，**膠原病**といったような広い領域をカバーする傷病名を安易につけてはいけない．

初診時から紹介状などで傷病名が明確なときはそれを記載すればよいが，そうでないときは医療面接と身体診察から確定できた傷病名を記載する．それが明らかでないときは，頭痛とか高血圧とか記載しておき，疾患名がはっきりした段階で筋緊張性頭痛とか，本態性高血圧とかに記載を訂正する．なお，POMR では問題リストに「○○の疑い」と記載することはよくないとされているが，診療録の傷病名の欄には推定できる疾患があれば「○○の疑い」と記載する．これは前述したように保険審査を容易にするためであり，かつその疾患に決まったわけではないことを明示したいからである．診断が確定したら疑いは削除する．

4-3　国際疾病分類とは

ある学問の分野における現象を 1 つの体系的に理解する方法が分類である．したがって，自分の理解する範囲で個々の事象を順序づけて整理しても分類はできるが，それでは自分が経験していない疾病は網羅されないことになる．そこで広く万人が利用できる疾病分類が必要となる．WHO は国際的に共通した疾病分類を定め，各国の死因または疾病に関する諸統計に使用することを勧告している．

疾病分類とは“ある一定の基準に従って，疾病の本体を割り振る区分システムである”．この区分のための基準は分類軸(axes of classification)といわれるもので，国際疾病分類(疾病および関連保健問題の国際統計分類)では，以下の事項を考慮して決めている．

① あらゆる病態を包括する．
② 分類項の数は一定限度とする．
③ 疾病現象の統計的研究に便利とする．
④ 発生頻度または疾病状態の重要度により単独の分類項を設ける．
⑤ それ以外は，関連する病態群に対して分類項を設ける．そして，どの病態もどれか 1 つ適切な分類項に明確に属するものとする．
⑥ 特定の分類項の表示では分類できないその他の病態のための分類項は最少限にとどめる．

この原則のもとに1900(明治33)年に最初の「国際疾病，傷害および死因統計分類」(ICD：International Classification of Disease)が作成され，その後10年ごとの改訂が続けられ，現在では修正国際疾病分類第10版(ICD-10)が用いられている．

4-4　国際疾病分類の構成

修正国際疾病分類第10版(ICD-10)は第1章から第22章までに大別されており，各章はさらに3桁の英数字で表現される1～20個の分類項目となっている(❶)．3桁項目数はICD-10では2,036であり，そのうちの1,178項目にはさらに細分類項が設けられ，小数点1桁目でこの細分類を表している．ICD-10では12,159項目が4桁項目数となっている．さらに一部の分類項には，小数点2桁目すなわち5桁目にある詳細区分が随時利用の分類項目として設けられている．

さらに世界各国では，その国にあった使いやすい変更を多少加えており，日本では3桁または4桁の疾病分類項の一部について細目を設けている．この場合，日本独自の細項目分類であることを示すために，細分された4桁目または5桁目を数字ではなくアルファベット(a,b,c,…)を用いている．

例：第Ⅳ章　内分泌，栄養および代謝疾患

E 00-E 07　甲状腺障害

E 00-先天性ヨード欠乏症候群

E 00.0-先天性ヨード欠乏症候群，神経型

E 00.1-先天性ヨード欠乏症候群，粘液水腫型

E 00.2-先天性ヨード欠乏症候群，混合型

E 00.9-先天性ヨード欠乏症候群，詳細不明型

E 01-ヨード欠乏による甲状腺障害および類縁病態

E 01.0-ヨード欠乏によるびまん性(地方病性)甲状腺腫

E 01.1-ヨード欠乏による多結節性(地方病性)甲状腺腫

E 01.2-ヨード欠乏による(地方病性)甲状腺腫，詳細不明

E 01.8-その他のヨード欠乏による甲状腺障害および類縁病態

E 02-無症候性ヨード欠乏性甲状腺機能低下症

E 03-その他の甲状腺機能低下症

E 03.0-びまん性甲状腺腫を伴う先天性甲状腺機能低下症

E 03.1-甲状腺腫を伴わない先天性甲状腺機能低下症

E 03.2-薬剤およびその他の外因性物質による甲状腺機能低下症

⋮

E 10-E 14　糖尿病

E 15-E 16　その他のグルコース調節および膵内分泌障害

- 全身性
  - Ⅰ 感染症・寄生虫症(A00-B99)
    - 腸管感染症(A00-A09)
    - 結核(A15-A19)
    - 人畜共通細菌感染症疾患(A20-A28)
    - その他の細菌性疾患(A30-A49)
    - 主として性的伝播様式をとる感染症(A50-A64)
    - その他のスピロヘータ疾患(A65-A69)
    - クラミジアによるその他の疾患(A70-A74)
    - リケッチア症(A75-A79)
    - 中枢神経系のウイルス感染症(A80-A89)
    - 節足動物媒介ウイルス熱及びウイルス性出血熱(A90-A99)
    - 皮膚及び粘膜病変を特徴とするウイルス感染症(B00-B09)
    - ウイルス肝炎(B15-B19)
    - ヒト免疫不全ウイルス[HIV]病(B20-B24)
    - その他のウイルス疾患(B25-B34)
    - 真菌症(B35-B49)
    - 原虫疾患(B50-B64)
    - ぜん虫疾患(B65-B83)
    - シラミ症，ダニ症及びその他の動物寄生症(B85-B89)
    - 感染症及び寄生虫症の続発・後遺症(B90-B94)
    - 細菌症及び寄生虫症の続発・後遺症(B95-B97)
    - その他の感染症(B99)
  - Ⅱ 新生物
    - 悪性新生物(C00-C97)
    - 上皮内新生物(D00-D09)
    - 良性新生物(D10-D36)
    - 性状不詳又は不明の新生物(D37-D48)
  - Ⅲ 内分泌，栄養及び代謝疾患(E00-E90)
- 解剖学的系統別の疾患
  - Ⅳ 血液及び造血器の疾患並びに免疫機構の障害(D50-D89)
  - Ⅴ 精神及び行動の障害(F00-F99)
  - Ⅵ 神経系の疾患(G00-G99)
  - Ⅶ 眼及び付属器の疾患(H00-H59)
  - Ⅷ 耳及び乳様突起の疾患(H60-H99)
  - Ⅸ 循環器系の疾患(I00-I99)
  - Ⅹ 呼吸器系の疾患(J00-J99)
  - ⅩⅠ 消化器系の疾患(K00-K99)
  - ⅩⅡ 皮膚及び皮下組織の疾患(L00-L99)
  - ⅩⅢ 筋骨格系及び結合組織の疾患(M00-M99)
  - ⅩⅣ 尿路性器系の疾患(N00-N99)
- 分娩・奇形・新生児疾患
  - ⅩⅤ 妊娠，分娩及び産褥(O00-O99)
  - ⅩⅥ 周産期に発生した病態(P00-P99)
  - ⅩⅦ 先天奇形，変形及び染色体異常(Q00-Q99)
- ⅩⅧ 症状・症候・診断名不明確の状態
  - 症状(R00-R69)
  - 非特異的異常所見(R70-R94)
  - 診断名不明確・原因不明の病因・死因(R95-R99)
- ⅩⅣ 損傷，中毒及びその他の外因(S00-T98)
- ⅩⅩ 腹病及び死亡の外因(V01-Y98)
- ⅩⅩⅠ 健康状態に及ぼす要因及び保健サービスの利用(Z00-Z99)

1 ICD基本分類表（修正国際疾病分類第10版の分類体系）

E 20-E 35　その他の内分泌障害
E 40-E 46　栄養失調(症)
E 50-E 64　その他の栄養欠乏症
E 65-E 68　肥満(症)およびその他の過栄養<過剰摂食>
E 70-E 90　代謝障害

以上のように疾病分類は本体は3～5桁の数字で示される分類項に分けられているが，3桁目まででも2,000以上の分類項となり，一般の使用には不便なので必要な分類項群に要約した特定製表用リストがつくられている．これには死亡用が4種類，疾病用が1種類の5種類の表がある．疾病の製表用リストは298項目からなり，国内用リストはコア分類を適当に要約したり，拡大したりしてつくることができる．このリストは入院患者のケアについてのデータに適しており，適切に使用すれば外来でのケアにも有用である．

例：製表用リスト(疾患分類表)		疾病分類基本分類項コード番号
a-0400	内分泌，栄養および代謝疾患	E 00-E 90
a-0401	甲状腺障害	E 00-E 07
a-0402	糖尿病 E	E 10-E 14
a-0403	その他の内分泌，栄養及び代謝疾患	E 15-E 90

この疾病分類は，日本の疾病罹患を概括できるように，日本における推定患者数を基準にして作成されているので，世界中のどこでも使えるようになっている国際疾病分類よりは使いやすい．

いずれにせよこのような疾病名のコード化は診療録の電子化にあたって必須のものとなっているので，診療録に疾病名を記載するうえでも，ICDを基準にしておくことが重要である．

5 内　　科

5-1　診療と診療録

診療録はその日のまとめではなく，診療の記録である．したがって，診療の度ごとにその記録を記載するのが基本である．患者と面接をしたのであれば，その会話から得られた情報や視診の内容を記載する．検査データを見たのであれば検査データを記載する．病状の解析を行い計画を立てたのであれば，それを記載する．主訴から計画まですべてを一気に記載しようと思わず，そのとき行った医療そのものを時間を経過させずにすぐに記載することが肝要である．まとまってから書こうとすると，診療録はどんどん書けなくなってしまうのは，多くの医師や医学生が体験しているはずである．

また，診療録記載には準備が必要である．レストランが開店時間中にはサービスを行うことを基本にしており，その準備を開店前に行っているのと同じように，医療も診療開始前にその準備がなされていなければならない．診療録を手早く的確に記載するコツは，診療計画や当日評価すべき内容を診療開始前にすでに考えておき，新たに当日得られた情報の解析に集中することである．それによって，素早く質の高い医療を提供できるだけでなく，透明性が高く思考を補助しうる診療録記載が可能となる．

さらに，診療録は入院診療と外来診療では大きく異なる．一般に入院診療録の記載に関する著書は多いものの，外来診療に関するそれは少ないため，混乱を呈している．本章では，外来診療録記載について効率的で実践的な記載の提案にも頁を割いた．なお，診療録記載はウィード(Weed，L.L.)らの提案したPOMR(problem-oriented medical record，問題志向型診療録)を基本としている．

5-2　診療録記載の時間的制約

診療録記載の最大の問題点は記載にかかる時間である．診療録開示に向けて透明性の高い診療録の記載が迫られているが，患者数が減り，それでも収入が安定し，診療録記載のための時間が確保されているわけではない．適切な診療録記載をするためには，患者の診療時間をさらに減らさなければならないのが現状である．しかし，以下のような工夫をすることにより改善可能である．

① 診療のメリハリをつける

身体診察をしながら診療録を記載すると，それを分けて行うよりも多くの時間を費やしてしまうことが多い．身体診察をスムーズに行うことは患者にとっても負担が少ないため，診察所見はすべて記憶し診療録には一気に記載するようにすると短縮可能である．診察所見の記憶は，その診察の目的が明確であれば異常所見だけでよいため，診察のトレーニングをしなければならない．

② 時間を重ねる

医療面接はそれを行いながら診療録を記載するほうが効率的である．効率的な面接を行いながら，患者とのアイコンタクトを減少させずに記載することは，トレーニングにより可能である．また，診察所見の記載をしながら説明をすることも可能であり，診療録をコミュニケーションの道具として使用することも有用である．

③ 記載の効率化

診療録の透明性を向上することを考えすぎて診療録が冗長となることがある．記載内容は誰にでも理解できる内容である必要はなく，十分な医学的知識をもった第三者が診療の内容と妥当性を認識できれば十分である．また，S(主観的データ，subjective data)やO(客観的データ，objective data)で記載した内容を重複してA(アセスメント，assessment)で記載するのも効率的ではない．必要な情報がどこに書かれているか認識できるのであれば，記載は1回でよい．

例：効率の悪い診療録

根拠が明確である場合： SLEの診断がなされたという記事を記述する場合，診断基準をすべて網羅して記載している例があるが，成書に記載されていることを重複する必要はなく自分の患者がその診断の根拠となった部分を書き出すだけでよい．

思考の流れが明確である場合： 「治療によっても病状が悪化すること」と「治療効果が認められないこと」は同義なので，どちらか片方を記載すればよい．

④ 他の動作時間を減らす

診療録の出し入れやコンピュータの操作，診察と診察のつなぎなど，短縮可能な動作は数多くある．無理だとはじめからあきらめずに，1つ1つの動作を検討し患者とのコミュニケーションの時間や診療録記載の時間を確保していくことが重要である．

5-3 入院診療録

入院は治療を目的とすることが最も多く，おもに病状が重く外来診療では患者の病態の変化に対応できなかったり，連続的な治療(特に点滴治療)を要するためになされる．検査入院では，生検や血管造影検査など侵襲的で結果が治療に直結する場合や，診断に急を要し多くの診断手法を短期間に要するときなどになされる．教育入院では，糖尿病の食事指導など教育が治療に直結し，外来診療では系統的な患者教育が困難なためになされることが多い．入院診療録を記載する際には，何を目的とした入院であり，どのような結果を期待しているのかを十分に検討し，その目標に到達することを中心に構成されることとなる．

基礎データ，問題リスト(initial problem list)，初期計画の作成は入院初日に完成することが基本である．患者に対する認識が不十分なまま診療を継続していくことは，思わぬ合併症や副作用の発現を招くため，当日の診療時間配分を検討しこれらに十分な時間を割いて完成する必要がある．しかし，十分な時間配分ができない場合，翌日からの診療に欠かせないデータについてのみ診察・抽出し，それ以外のデータは翌日以降のできるだけ早期に完成するように努める．この場合，入院翌日以降に得られた基礎データは初日の基礎データ(一般的には基礎データ記載用紙)に加えて記載するのではなく，当日の経過記事の中で記載し当日のアセスメント(assessment)の中で評価することになる．

A. 診療録記載
- 入院時診療録記載
  - ・基礎データ
  - ・問題リスト(initial problem list)
  - ・入院時評価(initial assessment)
  - ・初期計画(initial plan)
- 経過診療録記載
  - ・経過記録(progress note)
  - ・中間サマリー(weekly summary)
- 退院時診療録記載
  - ・退院時サマリー(discharge summary)

B. 診療行為
- 基本的に診療時間内に行わなければならないこと
  1. 患者とのアクセス
     - ・診察(問診，身体診察，検査←診療録記載)
     - ・治療
     - ・検査
  2. コメディカルとの連携
     - ・各種オーダー
     - ・通常の治療(点滴，治療・検査手技，CTなど)
     - ・看護，薬剤教務の確認
- 基本的に空いた時間や診療時間外に行ってよいこと
  1. 自己研鑽
     - ・診療の学習
     - ・EBM
     - ・カンファレンス
  2. 診療準備
     - ・翌日の問診計画
     - ・翌日の診察計画，検査計画
     - ・翌日に行うべきアセスメント(assessment)の検討
     - ・翌日以降の計画(plan)，オーダーの検討
     - ・翌日の診療録記載の計画
     - ・カンファレンス

❶ 入院診療と診療時間

5-3-1 基礎データ

a. 主 訴

主訴は患者の訴えの中心となるものである．すなわち，患者にとってどの症状が最も重要なのか，医療機関に何を求めてきているのかが明確になる必要がある．主訴は解釈モデルを代表する言葉とも解釈可能である．

主訴に用いる用語は「患者の言葉」と「医学用語」のどちらでもよく，重要なことはその言葉が正確にある症状や解釈モデルを反映しているか否かということである．そのため，症状の部位，性状，強さ，発症の状況，持続時間などが明確となるように心がけなければならない．

例：主訴の例

患者の言葉：「息をすった時に息が止まるほど強い胸の痛みが左脇

の下の方あります.」

医学用語：「吸気時に増強する強く鋭い左側胸部痛」

また，上記のような主訴が明確でない場合，入院の理由となる症状，原因疾患の特徴的な症状，入院理由そのものが記載される．入院の原因となる疾患が特定されており治療が中心となる入院の場合，通常その原因となる疾患の症候のうち入院までの経過の中心となる症候が記載される．糖尿病の場合の口渇，多飲，多尿，体重減少などが相当する．特に，その疾患の診断の契機になった症候や入院治療に踏み切る契機となった症候は重要である．急性前骨髄球性白血病の出血傾向や腎不全における呼吸困難などが相当する．まったく自覚症状のない糖尿病の教育入院の場合などは，「糖尿病教育入院目的」と入院理由そのものが主訴として記載される場合もある．

b. 現病歴(起始および経過)

現病歴は「現在(入院時)」に問題となっている「疾病」の「歴史(経過)」である．したがって，主訴の経過が中心となってストーリーが進んでいくこととなる．患者との医療面接で得られた情報だけで記載しようとせず，過去の外来および入院診療録や紹介状，健康診断データなどを参照し十分に検討しながら，できるだけ「正確」な内容を心がける．

まず，今回の症候が発症する前の状況から記載し始める．悪性胸膜中皮腫におけるアスベスト暴露歴や，リンパ節腫脹などにおける感冒症状の前駆，アルコール性肝硬変などにおける飲酒状況，血液疾患における過去の健康診断データなど，疾患それぞれにとって注目すべき経過は異なる．

発症以降の経過については，常に LQQTSFA を意識しながら詳細に記載する．LQQTSFA とは L：location(位置情報)，Q：quality(定性的情報)，Q：quantity(定量的情報)，T：time,timing(時間とタイミング)，S：settings(状況)，F：factors(影響する因子)，A：associated manifestations(関連症状)であり，LQQ により症候の内容を，TSF により症候の推移を明確化する．特に時間関係は因果関係の証明として重要な意味をもつため，わずかな時間差でも明確に記載する必要がある．A はたとえば「腹痛」の患者では，嘔吐や下痢など他の消化器症状の検索をしたり，糖尿病の患者では体重変化や視野異常の検索をしたりと，予測される他の症候について検討する．

そのほか，治療内容や治療効果に関するデータなどが必要である．経過の長い糖尿病患者の場合，食事指導の内容と遵守，薬物治療の内容や用量，そして HbA1c などの治療効果の指標を適宜提示しなければならない．

例：糖尿病の現病歴で意識すべき項目

診断的内容：

[糖尿病] 口渇，多飲，多尿，体重変化，倦怠感，血糖値，HbA1c

[合併症] 視力低下，視野障害，感覚障害，膀胱直腸障害，ED，浮腫，蛋白尿(尿の泡立ち)，救急受診(低血糖発作，昏睡)，動脈硬化危険因子

[増悪因子] 肥満，薬物歴，膵疾患，肝障害，甲状腺機能異常(頸部

腫隆，動悸，体重変化，振戦），妊娠

治療的内容：　治療薬名と投与量，HbA1c，食事療法(内容)，運動療法(内容)，コンプライアンス，体重変化

教育的内容：　家族構成，食事をつくる人，運動をともにする人，自身の病状への理解，食事療法・薬物療法・運動療法への理解と実践，カロリー計算，インスリン注射の実践，自己血糖測定の実践，周囲への働きかけ，季節や環境の変動による生活の変化，緊急時の対処法

c. 既往歴

既往歴には，既往疾患と治療歴，薬剤使用歴，薬物や食物へのアレルギーなどが挙げられる．

既往疾患はできるだけ多くそれを検索し記載しておく必要があるが，通常の面接の際に聞き出せない内容も，ROS(review of systems)で明らかになることも多い．挙げられた疾患は経過や治療歴などについても詳細に記載しておく．輸血の有無についてはルーチンで把握しておくべきである．患者の病態と深い関連性をもつ疾患については，その有無を検索・記載すべきである．

例：高コレステロール血症と関連の深い疾患

動脈硬化性疾患：冠動脈疾患，脳血管障害，下肢動脈硬化症，腎障害

動脈硬化危険因子：糖尿病，高血圧，肥満

二次性高脂血症の原因：　ネフローゼ症候群，甲状腺機能低下症，腎不全，閉塞性肝疾患，肝細胞癌，多発性骨髄腫，末端肥大症，Cushing 症候群，ポルフィリア

薬剤の使用歴としては，医療機関で処方された薬剤はもちろんのこと，一般に購入可能な薬剤，サプリメント，健康食品にも注目する．これらの薬剤が疾患と密接に関連していることは少なくない．NSAIDs による胃潰瘍や浮腫，ビタミン A の大量摂取による頭痛・頭蓋内圧亢進やダイエット用健康食品による肝障害など問題となることがある．

薬物および食物アレルギーは必須項目である．因果関係を明確にするため，常に結果が原因物質の後にあるのか，再現性があるのか，他の原因が想定できるか，病態として納得しうるものかを検討しておく必要があり，さらに，結果としてどのような問題がどの程度に起こったのか明確化しておかなければならない．

d. 家族歴

家族歴は疾患の側からとらえる方法と構成される家族(同胞)の側からとらえる方法とがある．

疾患の側からとらえる場合は，疾患を挙げてその有無を聞くことになる．高血圧と動脈硬化性疾患の家族歴はともに動脈硬化性疾患の強力な危険因子である．また，完全右脚ブロック様の心電図を呈する Brugada 症候群については，突然死の家族歴の存在は埋め込み型除細動器の適応となる．家族性高コレステロール血症では，家族歴がその診断のうえで重要な役割を担っている．このように，現在疑われているまたは診断されている疾患に関して，疾患の側から家族歴を検討することが重要である．

一方，家系図をもとにした同胞の構成員の側からのアプローチには別の重要性がある．たとえば，同居家族に関する情報を得ることは，糖尿病管理において重要な意味をもつことになる．同居家族に小児がいる場合，食事内容が小児中心になりがちであるため，食事指導において十分な配慮が必要となる．患者のためだけに別メニューの食事をつくるのか，つくった食事の中から患者が食べるものを選定していくのかは重要な選択である．したがって，同居家族は必ず線で囲むようにし明示しておく必要がある．

そのほか，患者と家族との関係を把握しておく必要がある．家族がどの程度患者の疾病に協力的にかかわるのか，どのような思いで患者を見ているのか十分に把握しなければならない．退院後の患者と最も接点が多いのが家族であり，家族の存在が退院後の患者の病状を左右するといっても過言ではない．

e. 生活歴

生活歴は 2 つの意味で重要である．1 つは入院前の生活の確認であり，もう 1 つは退院後の生活のための基本情報である．

患者の食生活や運動習慣の把握は，糖尿病などの生活習慣病においては重要な検討事項である．社会における人間関係や日常のストレスが，精神的な問題のみならず身体的な問題と関連が深いことも多く，把握が必要である．

また，趣味や生き甲斐は人生の目的そのものであり，今後疾病や治療によりそれが損なわれる可能性がある場合，十分な注意が必要である．

f. 解釈モデル

疾病に対する考え方や患者の希望などが，診療の大きな部分を占めることは言うまでもない．

治療内容をどのようにとらえているかにより，当然治療コンプライアンスは左右され，治療効果や安定性に影響しうる．また，疾病の予後についてのとらえ方が適切でない場合，患者の治療意欲を低下させてしまう可能性がある．死に至る病であっても，それまでに要する時間の概念や治療による延命や生活の質（QOL：quality of life）の改善などが適切に理解されるように教育していくためには，解釈モデルの正確な把握は不可欠である．

さらに，治療や検査に対する希望のほか，病状説明に対する希望についても十分に把握しなければならない．病状説明を誰に行うべきなのか，誰を同席させてほしいのか，誰に話してほしくないのか，患者のプライバシーにかかわる問題であるため，より慎重な対処が必要である．そのほか，生活信条などのように，患者にとっての医療のあり方に影響するものについては確認しておくべきである．

g. システムレビュー（system review または review of system：ROS）

ROS は特に内科領域で特別なことを行うわけではない．しかし，問診による身体診察と考え，広く内容を把握するとともに，他の所見や現状の診断との整合性について常に検討していかなければならない．ROS で得られた所見が診断や治療の重要なヒントになることは珍しくない．

h. 入院時身体所見

身体所見には疾患や治療と関連した重点診察と全身スクリーニングのためのス

クリーニング診察とがある．重点診察では，単に疾患の状態の把握だけでなく，現在使用している薬剤や今後使用しうる薬剤の副作用に関する診察も行う．十分に時間をかけ，それぞれの診察により何を理解しようとするのか十分に考えて診察を行う．

スクリーニング診察では，素早く全身臓器の異常の有無を把握することを目的として診察をしなければならない．各臓器の詳細な状態を把握する定量的な内容よりも，異常の有無を判定する定性的な診察が優先されることとなる．たとえば，脾腫の判定に用いるTraube三角の打診は，濁音であることは必ずしも脾腫の存在を示唆するものではないが，鼓音であればその部位に脾臓が拡大していないことの確認になり，定性的に脾腫を否定できる診察方法である．また，患者の全身状態によっては立位での診察を行わなかったりすることもあるが，そのときの状態における最大限のスクリーニングを検討しておく必要がある．

診療録の記載では，「正常」や「問題なし」といった表現が目立つ診療録も多く認められるが，具体的にどのような項目にどのような所見があったのか記載すべ

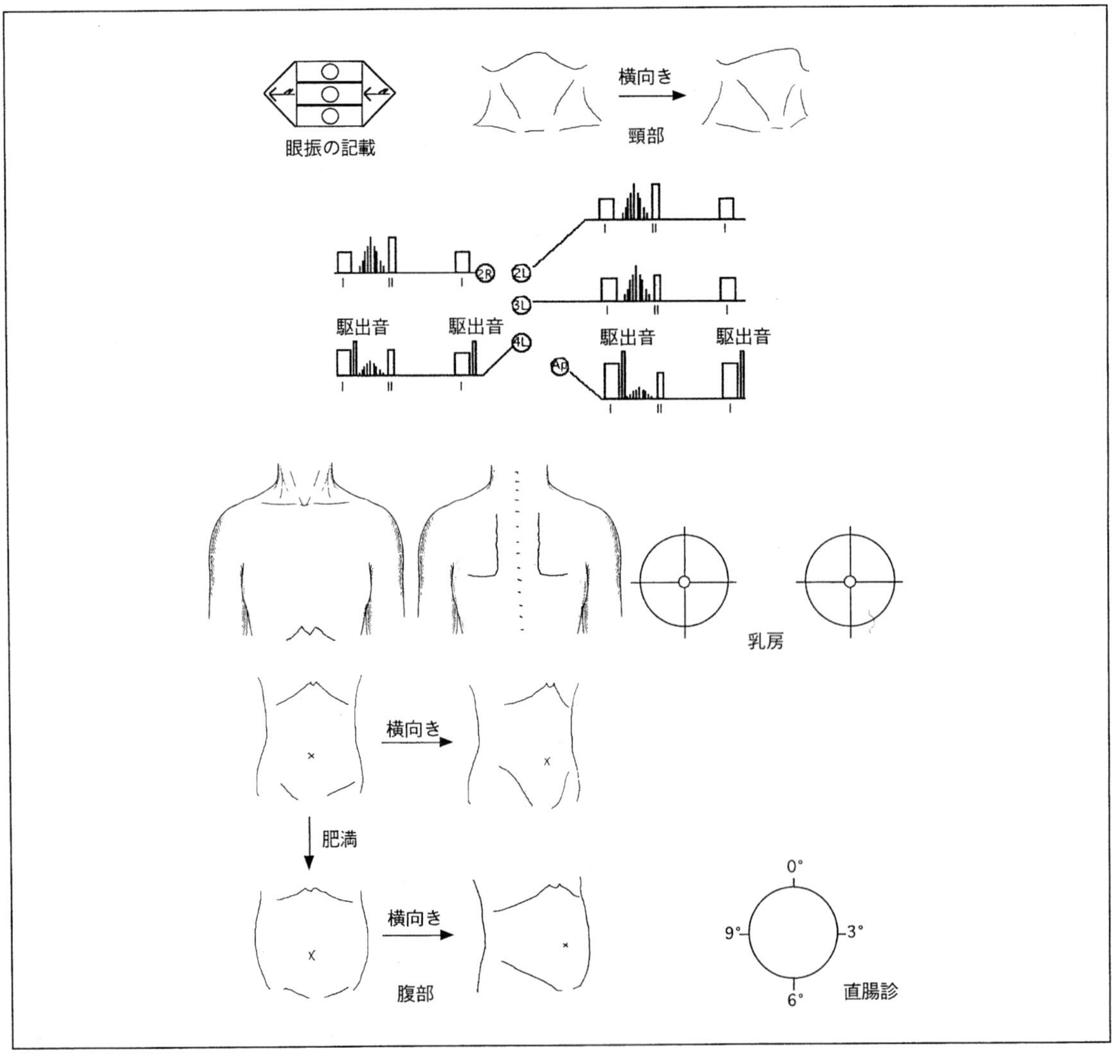

2 身体所見図示の例

きである．たとえば甲状腺の場合，腫大，萎縮，結節腫瘍，血管雑音の有無を記載するのであって，「正常」と記載したのでは何を確認して何を確認しなかったのか明らかでない．診療録の体裁を整えるのではなく，記録として有効な記載をすることを心がける必要がある．また，間違った記載で多く見かける例としては，甲状腺や心尖拍動が「なし」と記載されることで，これは明らかに異常所見である．それぞれの，診察の結果としてどのような記載が要求されるのか，十分な理解が必要である．

また，診察所見は図示することにより，より具体的に表現することが可能となる．

i. 入院までの検査データ

入院までの検査データの確認は入院初日に行うべき重要な基礎データである．経過を代表するデータを選別し確認する．画像診断についても，経過の中心となるいくつかのスケッチと所見を記載し確認しておく必要がある(❸)．

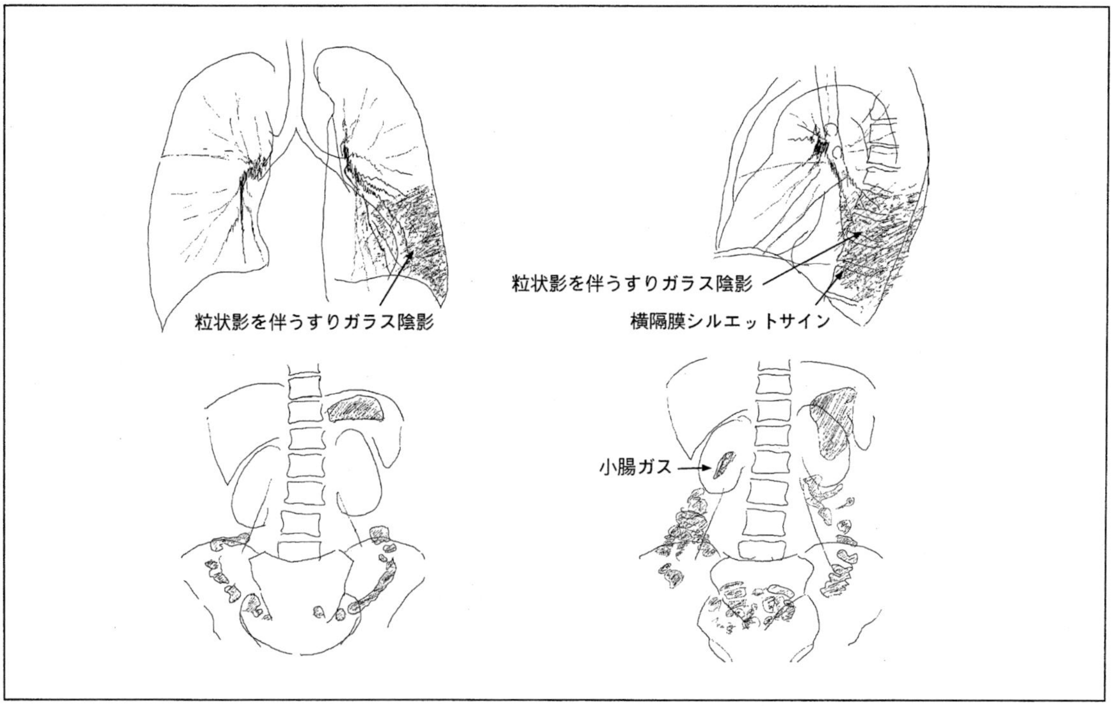

❸ 単純エックス線スケッチの例

5-3-2 問題リスト

問題リストの記載方法はしばしば議論にあがる問題である．しかし，問題リストは，そのとき評価すべき問題点が明確となることが重要であり，その問題点をもとにその時点でのアセスメント(assessment)がなされなければならない．

問題リスト記載における原則は以下の通りである．

1. 問題点は臨床上重要な順に番号(#1，#2，#3，…)を付して記載する．
2. 通常，臨床上直面している診断または症候・検査異常，その他病態と関連した診断等，その他の診断(既往疾患など)，倫理的・社会的問題，医師患者関係の問題などの順で記載する．

3. プロブレムが解決統合されれば，矢印を付け訂正する.

4. 問題リストは適宜新しく書き換える(updated problem list).

問題リストの順位を考える際，重要性と緊急性の2次元展開法を用いると便利である．たとえば，入院初日にとるべきスクリーニング診察が十分でない場合，それを怠ったままで診療を続けることは問題を引き起こす可能性があるため，緊急性は比較的高くなると思われる．この場合「不十分な身体診察」というプロブレムが比較的高い順位となる.

患者:　　　　　　　　　　　　　　　　年齢:　　性別:

PROBLEM LIST(入院)

NO.	Active(記載日)	Inactive(記載日)	発症・診断日
#1	肺炎(2/4)		2/2・2/4
#2	不十分な身体診察(2/4)		2/4
#3	気管支喘息(2/4)		S55
#4	非弁膜性心房細動(2/4)		H14.8
#5	腰痛(2/5)		2/5
#6		胃潰瘍の既往(2/4)	H2 H8

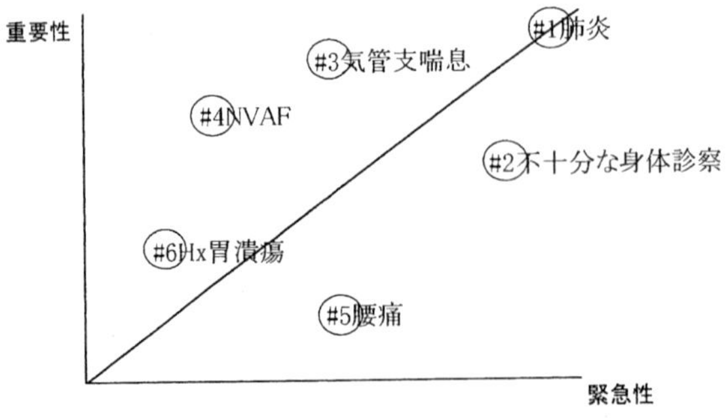

❹ 2次元展開図付き問題リスト

a. 入院時問題リスト(initial problem list)

入院初日に上記の基礎データをもとに，入院時問題リストを作成する．最初の問題リストなので完全なものが作成できるわけではない．入院時点でとらえられた問題点を列挙し，入院後の診療の指針としていく.

非活動性のプロブレム(inactive problem)が分かれている場合は既往歴などが，一時的プロブレム(temporary problem)が分かれている場合には感冒等の一時的な内容はそこに該当する.

b. 問題リストの変更

入院後，適宜問題リストの変更(updated problem list)が行われる．発熱と下血のため入院した患者が，精査により咽頭炎とそれに使用したスルタミシンによる出血性腸炎といったように単純な変化の場合は，矢印を書き診断名が変更したことを記載するだけで十分である(❻(a))．しかし，呼吸困難と発熱，心房細動で入院した患者が，実は気管支喘息と肺炎さらに心房細動による心不全のための呼吸困難であり，心房細動は非弁膜症であるため虚血性心疾患が原因として考えられ，肺炎により発熱しているなどといった場合は複雑である．このような場合，診療の指針として最適な問題リストを改めて書き直す必要がある．また，その際，最新の問題リストが表紙になるようにする(❺(b)).

(a) PROBLEM LIST(入院)

NO.	Active(記載日)	Inactive(記載日)	発症・診断日
1	発熱(2/4) → 咽頭炎(2/5)		2/2
2	下血(2/4) → 出血性腸炎(2/5)スルタミシンによる		2/4

(b) PROBLEM LIST(入院)

NO.	Active(記載日)	Inactive(記載日)	発症・診断日
1	呼吸困難(2/4)		2/2
2	発熱(2/4)		1/31
3	心房細動(2/4)		2/4

⬇

1	肺炎(2/5)		1/31
2	うつ血性心不全#4による(2/5)		2/3
3	気管支喘息発作(2/5)		2/4
4	頻拍性非弁膜性心房細動(2/4)		2/3

❺ 問題リスト(入院)

5-3-3 入院時評価

問題リストの作成の際に，基礎データの所見より問題点ごとの臨床判断を記載する．主治医としての現状の評価や今後起こりうる問題点の抽出から初期計画に至るまでの思考過程を提示するように心がける.

通常，診療録に初期データ作成時の入院時評価(initial assessment)を記載する欄が設けられていないことが多い．しかし，これを記載することにより最初の臨床判断を明確にし，入院当日の診療録として完成することが可能である．基礎データの診療録に経過記載用の用紙を挟んで書き込むことを勧める.

5-3-4 初期計画

初期計画(initial plan)はプロブレムごとに記載するのではなく，計画別に記載するほうが理解しやすい場合が多い．列挙したすべてのプロブレムに対してアセスメントを行い，短期的および長期的な計画について列挙する．

a．診断計画

診断計画(diagnostic plan；Dx)は，問診，身体所見，検査など，診断にかかわる内容の計画を記載する．診断を進めていくための計画(診断計画，Dx)と病状経過をモニタリングするための計画(モニタ計画，Mx)を別々に作成すると理解しやすい．

診断計画ではおもに検査内容が中心となり，検査の内容を列挙するが，具体的日程の決まっているものについてはそれを並記する．検査を行う理由や目的については通常記載しない．採血では，特記すべき項目についてはそれを並記しておく．高血圧患者の原因診断のための TSH，カテコールアミン，レニン活性などがその例である．

モニタ計画では，不整脈患者の心電図モニタや心不全患者の尿量や体液 IN/OUT バランスなどのように，継続的に評価すべき項目を列挙する．通常は診察項目はあまりプランに入ることは多くないが，ビンクリスチン(vincristine)を使用したときの末梢神経障害などに対する神経所見などの診察項目についても考えなければならない．

b．治療計画

入院時の治療計画(treatment plan；Tx)は，入院後すぐに行わなければならない基本オーダーと短期的治療計画，そして長期的治療計画とに分けて考えると明確になる．

基本オーダーは内科に限らず共通であり，安静度，食事，蓄尿，検温など具体的に記載する．看護師への指示内容も含め入院に際し行う基本オーダーである．これらのオーダーは，詳細な診察をする前に外来での状況や患者の基本状態の把握が終わった時点でなされることが多く，基礎データが出来上がる前に迅速にオーダーし記載しておくことが多い．ただし，当日中に基礎データを完成し変更すべき内容について再検討しなければならない．安静度は，診察を進めていく中で患者の身体機能評価がより正確に行われ，訂正が必要となることもある．食事についても，一般食か治療食かについて食生活の詳細な情報を得たうえで変更となることも多い．

短期的治療計画として，現状直面している病態に対する処方(内服薬，吸入薬，塗布薬など)，点滴，手技(小手術)，リハビリテーションなどを記載する．さらに，予測される変化への対処法についても十分に記載しておかなければならない．低血糖時のインスリン皮下注射や発熱時の対処など具体的な計画を提示しなければならない．

長期的治療計画では，今後開始する予定の治療について記載する．現状として予測される診断について，条件設定とともに計画を記載するが，具体的である必要はない．ネフローゼ症候群で腎生検上巣状糸球体硬化症と診断されれば，ステロイドパルス療法を行うとか，骨髄穿刺をして急性前骨髄性白血病が確認できれば ATRA(all-trans retinoic acid)を投与するなどといった内容である．

c. 教育計画(educational plan；Ex)

入院時の患者教育は，患者のための医療を安全・確実に提供するためには必要不可欠である．医療訴訟の多くは患者教育の不十分さに起因していることはいうまでもないため，情報を提示することだけに眼を奪われるのではなく，患者が理解して同意するように最大限注意を払う必要がある．

① 疾患の認識に関する教育

疾患の認識は診療の基本である．病名告知や病状説明，予後に関する説明などがこれにあたる．いつ，誰が，誰に，何を，どのように教育をするのか入念な計画が必要である．患者にとって病状の理解が困難である場合や冷静さを失う場合などは，患者のみに説明をするのではなく家族などの同伴者を設定し確実な理解を促すとともに，患者の精神的な支持を期待する．そのためには，十分な基礎データの構築をし，患者の背景を推し量っておかなければならない．守秘義務を前提とすれば，まず患者自身に説明をすることが基本となる．しかし，悪性腫瘍など精神的な負担が大きい内容の場合，医療スタッフがどのように支持をし，またどのように話を進めていくべきなのか十分に計画しておくことが必要とされる．

② 検査に関する教育

特に侵襲的な検査計画については，その必要性と危険性を理解しインフォームド・コンセントを得ていかなければならない．教育は利点と欠点を平等な立場で説明していくことを心がけ，その最終判断を患者の責任としてゆだねることとなる．非侵襲的な検査であっても，HIV 検査のように患者の意向が重要な意味をもつものや，特殊で高価な検査などは当然患者との合意が必要となる．

診療録には教育内容とその日程・時間を記載するが，書面でのインフォームド・コンセントが必要な場合はその旨を記載する．

③ 治療に関する教育

治療には効果と副作用の二面性があり，効果も総効率(寛解率)がありすべての患者に同様に有効であるわけではない．検査と同様，教育はそれらを平等な立場で説明し，主治医としての判断を提示すべきである．急性骨髄性白血病の治療に対し患者が否定的な見解をもち主治医の判断と一致しない場合，患者が治療に対し正しい解釈をしたうえでの見解であれば無理強いすべきではない．

診療録には，教育内容とその日程・時間および同伴者(看護師，家族など)を記載し，書面でのインフォームド・コンセントが必要な場合はその旨を記載する．

5-3-5 経過記録の作成

日々の診療はそれをする前に診療計画を立ててから行う．前日の診療のアセスメントを記載する時点で問題点を再確認し，翌日行うべき診療についての計画を立てる．診療計画は P(計画，plan)に記載する特定の内容だけでなく，翌日どのような面接や身体診察を行うべきなのかといったことまで十分に考えておかなければならない．計画性のない診療からは，高いレベルの診療は生まれてこない．

経過記事は問題点ごとに SOAP を記載する方法と，診療時間ごとに記載し A(アセスメント，assessment)を問題点に分けて記載する方法がある．しかし，心

12/1/2002

S) 倦怠感、疲労感はほぼなくなりました。日に日に改善しているようです。口渇もなくなり。気分も良いです。食事療法の重要性は理解したし、カロリー計算も十分できるようになった。しかし、仕事が大変で外食も多いので、今の食事療法を継続していく自信がない。収入が途絶えているので早く退院したい。

O) T=36.5℃、BP=128/60-60mmHg(右腕)、P=72bpm整、R=12回/分、意識清明
異常口臭なし。浮腫なし。
呼吸音正常、ラ音なし。心音正常、心雑音なし。
腹部は皮下脂肪により膨隆
しているものの軟。
圧痛、筋性防御を認めない。
肝脾触知せず。背部叩打痛。
WBC 5800, RBC 430万, Hb14.1, Ht 45.2, Plt 19.3万
AST 20, ALT 28, LDH 280, g-GT 45, TP 7.9, Alb 4.8,
TC 230, LDL-C 135, TG 148
Daily profile BB138, AB190, BL148, AL196, BS144, AS230, 21'152
ECG: normal , Stress ECG (master double); negative study,
Carotidartery ultrasonography: IMT 0.7(rt), 0.8(lt)

A) #1. 糖尿病
(1) 血糖コントロール
食事療法により食前血糖値はいずれも140mg/dl前後にコントロールされている。糖毒性の解除により安定してきていると考えられる。食後血糖値が260前後と高いためアカルボースの投与を併用することとする。
(2) 合併症
神経症、網膜症は現在のところ明らかではない。腎症はhyperfiltrationを認めるものの、尿蛋白の異常は認めずWHO stage Iの範疇と考えられる。治療は現時点においては、血糖コントロールのみで良いと思われる。また動脈硬化の危険因子としての評価は、明らかな他の危険因子を有しないもの の、血清LDLコレステロールが135mg/dlと冠動脈疾患がなく危険因子の存在する治療目標値に達していないため、摂取コレステロールの制限など食事療法を行っていく。心電図、負荷心電図、頸動脈IMTに異常は認めていない。
(3) 原因・増悪因子
入院時の検査では、肝機能障害、甲状腺機能異常は認めない。膵疾患は血清・尿中アミラーゼ、画像診断ともに異常を認めていない。
(4) 教育
糖尿病教室に参加し食事療法の必要性などについて知ってはいるものの、それを実行する意欲はあまりないようである。
#2. 入院による収入の途絶
日雇い労働であるため、入院により収入が途絶するため入院期間を最小限にしたいとのこと。現状では、外来管理も十分可能なため、明日患者及び家族と面接し方針の決定をする。

P) DxP) 血液検査 (4/10) : 血算、電解質、AST, ALT
BS daily profile 連日
TxP) 食事療法 1600kcal、コレステロール300mg以下
ExP) 糖尿病教室 (4/4) : 食事療法の必要性とカロリー計算
患者および家族と面接(4/4) : 家庭での糖尿病管理の問題点について

古谷伸之

6 経過記録の例

不全であっても肺炎であっても呼吸状態の評価が必要となるため，S(主観的データ，subjective data)とO(客観的データ，objective data)はプロブレムごとに分けないほうが実際的である．また，心不全であっても肺炎であっても血液ガスや血液検査，患者教育を行い，かつそれぞれが別々に実施されるわけではないのでPもプロブレムごとに分けないほうが実際的である．したがって，診療の実際に則した方法としては後者が優れており，以下後者に従って解説する．

a. 日付と時間の記載

内科診療では日付の記載だけでなく，時間の記載も重要な意味をもつことが多い．関節リウマチのように，朝に症状が強い場合には，夕方の診療だけでは十分な病態の把握ができないことが少なくない．診療内容のオーディット(audit)を受けるためには診療時間の情報を忘れないように気をつけなければならない．また，急性呼吸不全などでこまめな呼吸状態の評価と酸素投与や人工呼吸器の設定を行わなければならない場合は，いつどのような状態から評価をし，治療内容を変更したのか記録しなければならず，時間の記載がより重要な意味をもつようになる．

b. 主観的データ(S)

自覚症状は，患者の病態を最も鋭敏に反映した指標であることはいうまでもない．たとえば，肺炎で入院した患者に抗菌薬を投与し翌日CRPがさらに上昇している場合，抗菌薬が無効のため上昇しているのか，有効であり上昇したCRPが下がってくる途中をとらえたものなのか困ることがあるが，患者の「点滴をしてから急に体が楽になりました」という言葉で効果を憶測することが可能である．

日々の診療では，まず自由回答型の問いかけ(open ended question)で患者の訴えを十分に聞いていくことから始め，それが終わってから問題点に従った診療計画のもと問診をする．確認すべき症状は，それがあってもなくても記載することが前提である．たとえば，狭心症のため入院した患者に胸痛の有無は問診しなければならないが，胸痛がない場合も「胸痛がない」ことを診療録に記載する．記載がない場合は胸痛がないのではなく「問診していない」と解釈される．

また，内容は明確に提示されることが重要である．記載方法は「患者の言葉」でも「医学用語」に置き換えたのもでもよいが，重要なことは記載内容が患者の訴えを正確に表していることである．患者に「今日は，いかがですか」と話しかけて，「調子いいです」と答えたからといって，診療録に「調子良い」と記載してはいけない．何が，どのように「調子良い」のか明確にし，その内容を記載するべきである．さらに，正確に診療録を記載するためには，誤認しやすい言葉に気をつけなければならない．患者が「動悸がします」と訴えた場合，そのまま「動悸」と記載すべきではない．「動悸」という訴えには，脈を強く感じる「動悸」と頻脈を自覚する「動悸」と脈の乱れを自覚する「動悸」があり，患者の指し示している状態がいずれかを把握しなければ，そのまま誤診や医療過誤につながっていく．

解釈モデルは経時的な変化がみられるものであり，重要な内容については頻繁に確認していかなければならない．糖尿病の教育入院などの場合，教育の成果を評価していくことが主要な問診項目となり，それをもとに更なる教育計画を立てなければならない．したがって，食事療法の何が理解できて何ができなかったのか，何が実行可能でどこに困難があるのかなどを十分に問診し評価していかなければならない．

c. 客観的データ(O)

診察所見，検査所見，画像診断，治療経過，患者への病状説明の内容など，患者の主観的内容(S)以外の情報を記載する．なお，S と同様に，記載されていない所見は「診察されていない」と判断され，「正常」であるとは理解されない．

心電図モニター，尿量，IN/OUT バランス，バイタルサインなどのモニターデータについては，毎日記載しなければならない．心電図モニターはその一部を診療録に貼付し所見を記載する．

患者の訴える「痛み」は S に記載されるが，診察により得られた「圧痛」の所見は O に記載する．診察所見は，入院時身体所見と同様に図示して経過を明らかにすると理解しやすい．

検査所見は，その日に得られたすべてのデータを記載する．記入の省力化のため，24 時間 CCr などのように m*l*/min, *l*/day, m*l*/min/1.73sqm, m*l*/min/gCr などと単位が複数あり紛らわしいもの以外は，単位を省略してよい．以前に検査を行った項目であっても結果が後日出てくることは少なくなく，当日の検査結果以外についてもチェックしておかなければならない．さらに，確認すべき検査項目について結果が出ていない場合も，「HbA1c　結果明日」といったようにその旨を記載しておくとよい．

画像診断は基礎データと同様，できるだけスケッチを記載し，画像を評価したことを提示するとともに臨床評価の根拠を明らかにする．特に，肺炎における胸部単純 X 線や CT などは，反復して行われるため前回の評価との差異を明示すべきである．シンチグラムや 3DCT など具体性が高く，スケッチが十分な意味をもたないものは所見だけの記載でもよい．

治療経過や患者への病状説明の内容などは，S の内容と思われがちであるが，客観的な事実であるため O に記載する．特に病状説明の内容については詳細な内容が必要であり，できれば看護師や他の医師など複数の者が同席し，説明者，同席者，対象者(患者，家族など)を明示するとともに，それぞれ記載もしくはサインすることが望ましい．

記載または評価されていない検査データについても，患者は医療費を支払っている．そのようなデータは無駄となるため，すべての検査について記載・評価すべきであり，そうでなければ検査を行うべきではない．

〈定型的記載方法について〉

欧米では，臨床検査データの記載の簡略化と明瞭化のため，定型的な記載方法を使用する医師が多い．日本でも採用する医師がいるが，日本では慣習化した正式な記載方法ではないことを念頭に使用することを勧める．

〈検査状況の併記について〉

血液ガス分析など，検査データによっては検査条件の記載が重要な意味をもつ

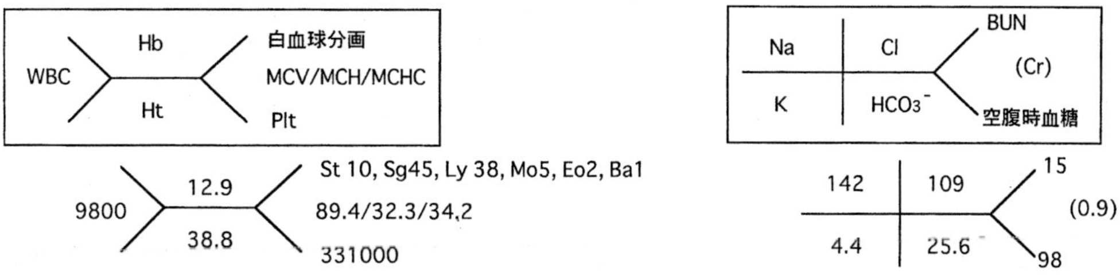

BGA 14:50 (RR20/min, SIMV:TV 500, I/E 0.5, FiO2 0.4)
pH 7.459, $PaCO_2$ 35.0, PaO_2 64.4, HCO_3^- 24.0, BE 1.5

7 定型的検査データ記載例と血液ガス分析記載例

ものがある.

d. アセスメント(A)

診療録の中で最も重要な部分がアセスメントである.患者から得られたデータをもとに,医師がどのように解釈し診療計画を立てているのかを提示する.したがって,他の医師や研修医,看護師など診療チームのメンバーが共通の概念をもって診療できるよう,明確に提示されていなければならない.しかし,丁寧な記載を心がけるあまりアセスメントが冗長になりがちであるが,無駄が多く読む側の理解も得難くなるため,簡潔かつ明瞭・詳細な表現ができるようトレーニングしていかなければならない.

アセスメントは問題点ごとに記載する.問題志向型(problem oriented)である利点は,患者のすべての問題に配慮し見落としが最小限となることであるため,すべての問題点はここで列挙されておく必要がある.たとえ,詳記を記載しなくても,常にその問題の存在を認識することが重要である.糖尿病等のように1つの問題点として評価するには内容が多様な問題点については,(1)血糖コントロール,(2)合併症の評価,(3)原因・増悪因子,(4)教育,などのように小項目を設けると思考が明確化し見落としが少なくなる.ただし,糖尿病性網膜症が明らかな合併症として存在する場合は基本的治療内容が異なるため,それを糖尿病の一小項目としてではなく,問題点として評価すべきである.

e. 計画(P)

計画は初期計画と同様,診断計画(Dx),治療計画(Tx),教育計画(Ex)に分けて記載する.アセスメントで計画したプランを統合し,行うべき項目(To Do 項目)を具体的に作成する.現在の処方および点滴内容についても常に再検討できるよう,毎日内容を記載することが望ましい.

診療録への記載は,できるだけ簡潔に箇条書きで記載することを基本とする.計画への理由づけはアセスメントで行っているのでここには記載しないよう心がける.

5-3-6 中間サマリー

自分が診療を担当できない休日などの前に,その間診療を担当することとなる医師への申し送りとして,中間サマリー(weekly summary)を記載する.通常何らかの問題が患者に起こったときのみ，患者を担当していない医師が患者の診療にあたるため，患者の全体像を示した「全体経過」と，プロブレムごとに予測される「起こりうる問題点」について主治医としての方針を明示する「プロブレム別詳記」に分けて記載すると便利である．

5-3-7　退院時サマリー

退院時サマリー(discharge summary)は，退院したその日のうちに記載する．時間が経てば経つほど記憶は不明確となり，記載するタイミングを失い意欲も減退する．また，退院した当日から患者が外来受診(緊急を含め)する可能性があるため，すぐに必要とされる可能性も高い．

内科の退院時サマリーは，一般的には内科学会認定医・専門医試験の際に提出する症例記載用紙のフォーマットに準ずることが多い．さらに，亜専門分野別にその診療の特色にあったフォーマットでつくられることがある．いずれにしても，外来診療医がどのような情報を必要とするのか十分に考えたうえで，必要な記載項目を網羅しなければならない．限られたスペースの中で必要十分な内容を外来診療医に効率良く呈示するよう配慮する．

5-4　外来診療録

外来診療録も基本は入院診療録と同様であるが，外来診療の診療形態に合わせた診療録の特徴がある．また，外来診療は大きく分けて2種類の概念がある．慢性疾患を中心とした長期診療外来と，感冒など短期的に解決が可能な短期診療外来である．通常，短期診療はその期間が過ぎれば以前の状態に復帰することが可能と考えられるものであるため，全身状態の管理よりも対象とする問題点の解決に重点を置いた診療となる．もちろん，長期診療外来受診中にも，短期診療外来を必要とする問題点が起こることもしばしばである．高血圧，高脂血症で通院している患者に，マイコプラズマ肺炎が起こった場合などがそれに相当する．

POMRは入院診療におけるPOSを目的としたものであるため，外来診療での有用なモデルはあまり提示されていなかった．しかし，入院診療録と同様に考え，外来診療の特性をふまえて解釈することは可能である．

5-4-1　初診時診療録

初診外来の場合も入院診療録と同様，主訴，現病歴，既往歴，家族歴，生活歴，解釈モデル，ROS，身体所見など基礎データ作成用のフォーマットが用意されている施設もあるが，多くの場合，自由記載形式すなわち罫線のみであるため，後者に従って説明することとする．また，ここでは通常経過記事の記載に用いるSOAPに分類して記載していくこととする．

a.　主観的データ(S)

患者との医療面接で得た情報を順に記載する．したがって，医療面接は診療録

12/1/2002

S) CC：２週間前よりの38℃台の稽留熱、吸気に増悪する右上腹部痛

HPI：それまで健康診断などで異常を指摘されたことはなかったが、２週間前より急に３８℃台の発熱と右上腹部の突っ張るような鈍痛痛、食欲不振、倦怠感を認めた。腹痛は吸気時に増悪を認めるとのこと。自宅安静にて経過を見ていたが、改善傾向を認めないため１週間前に吉川医院を受診。診断は不明であるが、経口抗菌薬（AMPC1000mg分４）と解熱薬（アセトアミノフェン1.5g分３）を投与された。解熱剤により一時的に体温は低下するものの解熱せず、さらに３９℃を超えるようになった。また、腹痛は右上腹部痛は強くないものの増悪傾向を認めたため本日再度同医受診となる。血液検査上、白血球13900/μl、CRP 26.5mg/dlと高値のため入院精査加療を目的として当院転送となる。経過中咽頭痛、咳嗽、喀痰、呼吸困難などの症状を認めず、他の腹痛や下痢・便秘も認めなかった。排尿排便に異常を認めない。食事は以前と比べ特に変化なく、生もの、脂っこい物、アルコールなどは摂摂取していないとのこと。

PMH：３８歳　梅毒　ペニシリンによる治療を行い完治。

その他、特に入院歴、健康診断での異常などなし。

薬物歴：常用薬なし。

１週間前よりサワシリン　４C分４，ビオフェルミンR　３T分３　７日分

アセトアミノフェン 0.5g　発熱時のみ頓用

薬物過敏：なし　食物過敏：なし

海外渡航歴：五年前　イギリス観光一週間

喫煙：なし　アルコール：機会飲酒のみ

家族歴：独身。兄弟なし。両親は健在で父親が高血圧、母親は健康。

解釈モデル：熱が長く続いているため難病ではないかと心配している様子。

O) 意識清明、体温 39.0℃、脈拍 124拍／分・整脈、血圧 124/70mmHg、呼吸数 22回／分・浅く速い呼吸。

腹部：グル音の亢進減弱なし。腹壁は平坦で圧痛・筋性防御なし。

腫瘤触知せず。

肝叩打痛および圧痛を認める。

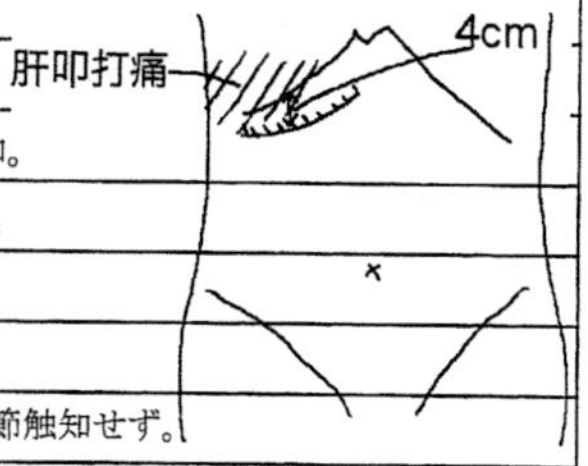

肝下縁は肋骨弓下4cmに硬く平滑に触知。

胆嚢触知せず、Murphy徴候を認めない。

肋骨横隔膜角叩打痛なし。

肛門診察は拒否。

リンパ節：頭頸部、腋窩、鼠径リンパ節触知せず。

皮膚：チアノーゼなし。黄疸、腹壁静脈の怒張、クモ状血管腫を認めない。

発赤、紫斑、浮腫、色調の変化等なし。

眼瞼結膜に貧血なし。眼球結膜に黄染なし。口腔・咽頭部に発赤・腫脹なし

甲状腺：正常大に触知。萎縮、腫脹、腫瘍、結節なし。

8 外来診療録の例（初診）

胸部：胸部視触診上形態・呼吸運動に異常なし。打診上肺野は清音で領域に
異常を認めない。肺肝境界は第５肋間。呼吸音正常、副雑音なし。
四肢および神経診察：省略。

A) #1　感染症

細菌感染が最も疑われる。白血球増多、炎症反応高値、頻脈、呼吸促迫は
一致する。#2より肝膿瘍の鑑別が最も重要と思われる。菌性、アメーバ性
ともに白血球増多をみとめるが、感染源ははっきりしない。アメーバ性で
届け出が必要。

腹部以外に局所症状ないが、鑑別のため髄膜刺激症状の確認をする。

#2　右上腹部痛

肝腫大と叩打痛より肝占拠性病変が疑われる。＃１より肝膿瘍がもっとも疑
われるが、肝臓癌、肝炎、脂肪肝でも起こりうるため注意する。

P) ExP) 血液検査（至急）：CBC、生化学一般、CRP
　　尿検査一般
　　便鏡検（至急）
ExP) 培養；血液、尿、便
　　腹部超音波検査（至急）
　　診察：ホモセクシュアルの問診、髄膜刺激症状、肝縦径の確認
TxP) 末梢静脈ルート：生食500ml 40ml/hr
ExP) 現在疑われる疾患とホモセクシュアル問診の理由について

古谷伸之

8 外来診療録の例（初診）（続き）

記載が経時的に詳細にできるようコントロールする必要がある．

＜外来初診医療面接での注意点＞

・長期外来診療では最初の数回の診療で計画的にすべての項目を把握するよう心がけるが，短期外来診療では患者のもつ問題点と解釈モデルに応じて収集すべき情報を選択しなければならない．
・最初の会話で患者の主訴をつかむ．
・次に，症状発現の前までさかのぼって，ゆっくりと時間軸に沿って情報収集をする．
・症候の時間的関係(特に因果関係に関するもの)を明確にする．
・患者は経過を急いで話そうとする傾向にあるが，どうしても先に進んでしまう場合はその時点での詳細な記載をするスペースを残して記載し，その後立ち戻って問診・記載を行う．
・現病歴のあとに必ず解釈モデルを記載する．
・既往歴は特に既往疾患，薬物歴，薬物アレルギーは必ず確認する．
・生活歴は，生活習慣病などの長期外来診療の場合に特に大きな意味をもつことが多い．短期外来診療でもペット飼育歴や海外渡航歴などが重要な意味をもつことが多いが，鑑別診断に応じて聴取する．
・家族歴は家族内集積が予測される疾患に関しては，予測される疾患に関する家族内集積の有無を問う必要がある．

b.　客観的データ(O)

短期外来診療の場合，身体診察はおもに鑑別診断と関連した部位を行い，関連性の低い部位については必ずしも行わなくてもよい．長期外来診療では，Sと同様に最初の数回の診療でHead to Toeの全身診察を行っておく必要がある．

検査データの記載や画像診断については，入院診療と同様であり，行われたものすべてを診療録に記載しなければならない．

c.　アセスメント(A)

入院診療と同様，問題リストに従ってすべての問題点の考察を記載する．考察はできるだけ簡潔に必要十分な内容を記載するように心がける．初診外来の場合，鑑別診断として何を考えて，そのためにどのような検査・治療を行うのかということが明確に提示されていなければならない．また，継続して行う診療計画についても明示されている必要がある．

d.　計画(P)

入院診療と同様に診断計画(Dx)，治療計画(Tx)，教育計画(Ex)に分けて箇条書きで記載する．また，次回外来での計画についても記載しておく．

5-4-2　外来問題リスト

外来の問題リストは，通常の問題リストのほか，感冒などの短期外来診療に対応した一時的問題リスト(temporary problem list)を作成すると便利である．しかし，短期外来診療であっても，全身疾患として今後重要な既往歴となりうるものに関しては，通常の問題リストに記載する．一時的問題リストはあくまでも補助的なものと考える.

5-4-3　経過記録

経過記録の体裁は，基本的に入院診療と同様である．しかし，通常再診外来の診療時間は十分に長くないため，簡潔で効率的な診療録記載が要求される．しかし，診療録記載を医療面接など他の行為と同時進行で手際よく行えば，短時間でも充分な SOAP の記載が可能である.

a.　主観的データ(S)

基本的に入院診療と同じであるが，問題点に対応して聞かなければならないことについては，陰性所見であっても必ず記載するように心がける.

b.　客観的データ(O)

入院診療と同様，診療したすべての内容，すべての検査データについて記載する．前回の診療との結果の比較を行えるように注意する．バセドウ病患者などでは甲状腺の触診の所見を図と解説で記載しておくと，経過をとらえやすい.

また，長期診療外来では，定期的に(半年から 1 年に一度は)全身診察によるスクリーニングを心がけるように配慮すべきである．むしろ，医療機関を受診している患者ほど，一般の健康診断を受けない傾向にあるため注意が必要である.

c.　アセスメント(A)

評価は入院診療録と同様，問題点ごとに行う．当日評価した問題点についてそれを記載するが，評価していない問題点についても，いつどのような形で評価するのかを記載しておかなければならない．記載は，できるだけ簡潔に必要十分な内容が網羅されていなければならないが，前回の診療との相違点，経過の中での特筆事項が内容の中心となる.

d.　計画(P)

入院診療と同様，診断計画(Dx)，治療計画(Tx)，教育計画(Ex)別に記載するが，次回の外来診療計画も記載しておくとよい．次回診療で確認すべき内容，出すべき検査オーダーなど具体的に記載しておく．高脂血症では，次回外来で摂取コレステロール量を記載した食事管理ノートを確認するが，採血による血清脂質の確認は 3 ヶ月後に行うといった内容である.

5-5　署名・サイン

診療録の最後に必ずサインをする習慣を身につける．サインは，その診療録の責任を明示するものであり，診療録に不可欠なものである．記載者個人が明確に特定できるサインを診療日ごとではなく，診療録記載ごとになされなければならない.

6 外　　科

外科医は毎日処置に追われ，診療録(カルテ)書きはついおろそかになる．筆者自身も自慢できるほど立派な診療録を書いてきたわけではない．しかし，「外科医は手術が“イノチ”だ．カルテなどゆっくり書けるはずがない」と開き直れる時代は終わってしまった．診療情報開示が迫られる中，外科的診療を行う各科でも，開示に耐えられる記録を作成することが求められている．今まで，あまり顧みなかったことへの反省をここに外科の診療録のポイントは何かと考え，提案してみたい．

6-1　外科診療の特徴

6-1-1　チーム医療

外科診療はチーム医療である．たとえ個人医院でも看護スタッフの補助は必要であり，心臓手術を行うには，外科医に麻酔医，人工心肺担当者，看護師，臨床検査室など多数の職員がかかわる．術前・術後管理にはさらに多数の職種が必要である．いくら手術のうまい院長・外科医がいても，チームがなければ診療は成り立たない．

6-1-2　手術をするということ

手術は外科診療のハイライトである．しかし，好き勝手に手術はできず，倫理をわきまえなければならない．一般に，医師が患者さんのもつ病気に対処法を提示し治療するという診療行為は，臨床倫理の 4 つの要素，① 医学的適応，② 患者さんの意向，③ QOL(quality of life，生活の質)，④ 周囲の状況，を考慮したうえで成り立つとされる[1]．からだに侵襲を加える治療法である手術に際しては，これらの要素についてより深く考えなければならない．すなわち，手術は医学的に必要か，患者さんは手術を望んでいるか．患者さんの QOL は回復するか，低下しないか，手術は社会的に容認されるか，といったことに yes と答えられてはじめて，手術は正当化されるのであり，特に患者さんの意向を重視したインフォームド・コンセントは不可欠である．そして，手術室での診療は外科医の能力が最大限に発揮される行いであり，治療の成功を左右し，ひょっとしたら医療事故の現場となる．

6-1-3　計画的診療とダイナミズム

外科診療には計画性がある．一定の手術であれば，術前術後の患者さんはほぼ一様な経過をたどる．したがって，あらかじめ入院を計画して手術し，術後経過を予測して退院日を設定することもできる．近年，効率的な診療を目指してクリニカル・パスが導入され，周術期管理をクリニカル・パスとして設定することも行われるようになった．さらにEBMに基づく各疾患の診療ガイドラインがつくられて，手術適応や手術法も標準化される可能性もある．

しかし，たとえ計画性があり，経過が一様とはいっても，患者さんの状態は時々刻々変化し，診療はダイナミックである．手術中は分刻みで状態が変わり，術後も時間ごと，1日ごとに様態が変化するといった具合である．

6-1-4 併存疾患と合併症

患者さんには手術の対象となる疾患だけでなく，様々な併存疾患がある．特に高齢者では併存する内科疾患は多く，たとえば消化器外科疾患の手術でも，循環器疾患，呼吸器疾患，肝疾患，腎疾患などの有無と程度を適切に把握することが求められる．併存疾患により手術法の変更や合併症対策が必要になる．

一方，手術に伴う合併症が生じうる．麻酔に関する合併症や，術中出血，臓器損傷など手術操作に伴う術中合併症，術後は，循環器，呼吸器合併症，腎不全，肝障害，術後出血，縫合不全，術後感染，精神障害といった様々な合併症が生じる[2)]．

6-1-5 緊急・不測の事態

手術・診療は，計画的にできるものばかりではない．くも膜下出血に対する脳動脈瘤手術，解離性大動脈瘤破裂に対する大動脈置換術などでは突然患者さんが入院し，緊急手術となる．外傷・熱傷といった救急患者さんは24時間，時を選ばず来院する．また，計画では手術後順調に回復するはずでも，術中術後何が起こるかわからない．手術に伴う合併症，医療事故，医療過誤とみなされることも含まれる．

6-2 外科における診療録の概要

6-2-1 外科診療の特徴と診療録

外科診療の中心はインフォームド・コンセントが必要な手術である．多くの職種のスタッフからなる診療チームが，手術を頂点として時々刻々変化する病状に対し，時間を追って評価しては必要な処置を次々に計画実行しながら，診療はダイナミックに展開していく．一方，一定の病態・疾患に関してはこれらの変化は予測可能で計画的治療が可能である反面，緊急手術が行われたり，診療過程で予期せぬ合併症が日常的に起こり，様々な経過が複雑に入り乱れる．

このようなダイナミックな診療の中では，患者さんの病態に関する情報量は膨大であり，ときに決断は瞬時に下される．外科医が診療録の記載に費やす時間は必然的に少ない．そんな中で，外科診療録には次のような満たすべき条件があるように思われる．①インフォームド・コンセントの下で行われた手術などが正確に記録されること，②計画的治療における診療録は，定式化され，簡素化されたものとなりえること，③時間の推移とともに変化する患者さんの状態を要領よく把握できる診療録であること，④チーム医療に耐えられるよう，誰が見てもどのように治療されているかわかること，である．

6-2-2　外科診療に必要な診療録

以上を考慮すると，外科診療における記録のモデルがおのずと出来上がってくる．以下の項目が含まれるとともに，チームの誰が見てもどのように治療されているか把握できることが期待される．

①インフォームド・コンセント

手術は侵襲的治療手段であるだけに，インフォームド・コンセントを得たことを書面すなわち診療録に残す．6-3 節に詳述する．

②病歴と現症

術前評価には，患者さんのデータベースが不可欠であるので，その基礎となる患者さんの状態を把握する病歴と現症は省略できない．クリニカル・パスにより計画的に治療される定型的疾患の患者さんでは見落としのない記録，緊急患者さんでは迅速に状態を把握した記載が求められる．

③術前ノート(preoperative note)

患者さんの術前評価は必須で，術前評価をまとめた術前ノートが記載される．術前ノートには，術前診断，予定手術，術前検査結果と併存疾患の有無の評価が記載される(❶)．

④手術記録

手術記録は外科診療録の中心的な部分である．6-4 節に詳述する．

⑤術後経過記録

外科の病棟診療は手術終了から始まるといっても過言ではない．手術から無事回復しているかどうか，時々刻々変化する状況を評価し，ときには追加の外科的処置が行われる．診療録には，診療経過が迅速・的確に記録される．

6-3　インフォームド・コンセント

6-3-1　外科におけるインフォームド・コンセントと診療録

一般に，患者さんと医師は，お互いが意識するしないにかかわらず，医師が患者さんのもつ病気に対処法を提案し，患者さんの同意を得て治療するという営みを行う．これは，インフォームド・コンセント，日本語では「説明した上での同意」といわれ，患者さんの自律性を尊重していることの実地診療上の現れである．

インフォームド・コンセントはすべての診療行為における患者さんと医療従事者との間の対話全体から得られるもので，書面すなわち記録に残されるものはその一部にすぎない．診療行為には，患者さんへの影響が軽微な診察や採血から手

術前診断：S 状結腸癌(2 型，Stage Ⅲ)
予定術式：S 状結腸切除
術者・助手：○○，□□，△△
予定麻酔：GOS-T
臨床検査結果(例)：
　血液型：A 型 Rh(＋)，血清梅毒反応：(－)HB Ag (－)HCV Ab (－)，
　WBC 3900，RBC 437 万，Hb 12.8，Plt 19.4 万，ESR 14/hr，GOT 18，GPT 20，
　LDH 356，BUN 14，Cr 1.2，Na 139，K 4.1，Cl 100
　尿所見：蛋白(-)，尿糖(-)，潜血(-)，沈渣異常なし
　CEA 8.2，AFP 5.0，CA 19-9 10.0，GFR 71
　胸部 X 線写真：異常なし
　血液ガス分析(Room Air)：pH 7.383　$PaCO_2$ 37 mmHg PaO_2 85 mmHg
　腎機能：PSP　テスト：35% 15 分値，Ccr：80 m*l*/min
　心電図：陳旧性下壁梗塞あり
　呼吸機能検査：% VC 90%，% FEV1.0 80%，最大換気量 100*l*/分
術前併存疾患(次の各疾患・状態がないかチェックし，あるものについては手術可能性の評価，術前管理法について記載する)
　中枢神経疾患
　心疾患
　呼吸器疾患
　高血圧
　腎機能障害・尿路系疾患
　肝機能障害
　低栄養・低蛋白血症
　水分・電解質異常
　内分泌疾患
　貧血
　出血傾向
　糖尿病
　免疫不全
　高齢者
　小児

術前処置：
　輸血：濃厚赤血球　2 単位準備
　術後呼吸器合併症予防：スパイロメトリィ訓練
　血栓予防薬：なし
　術前抗生物質：CEZ　2g DIV
　術前輸液：夜間より開始 80 ml/hr
　術前処置：大腸手術前処置
　インフォームド・コンセント：Dr. ○○により取得済み

❶ 術前ノート(例：75 歳　男性)

術のような侵襲的治療法まで様々であり，どの行為へのインフォームド・コンセントを書面として記録に残すべきかについては議論があるが，我々の病院(東海大学病院)における指針は別紙のとおりで，日常的な診療行為や侵襲度の少ない処置行為については書面は不要としている(❷)．

外科医は，患者さんに手術的治療を提案し，同意を得て手術する．患者さんが小児であったり，自分では意思表示ができないときには代諾者(多くは家族)が同意する．手術は侵襲的治療法であることから，術後の苦痛はいうまでもないが，手術を選択しない場合の経過，手術した場合の結果や麻酔の必要性，術中術後に

――― インフォームド・コンセントについての理解／心得 ―――

(1) インフォームド・コンセントは、口頭によるもの、書面によるもののいずれであっても、Good Clinical Practice を果たす責任を免ずるものではない。また、法律的な免罪符にならないことは言うまでもない。
(2) 診察・検査計画～手順、治療方針～手順、看護計画～手順など、すべての診療～看護行為において、説明、納得、同意からなる対話であるインフォームド・コンセントが不可欠な要素であり、書面による承諾はこの一部を成すものに過ぎない。
(3) 説明に際しては、傷病の性格と現状、当該医療行為の必要性と内容、状況に応じた内容の変更、起こり得る危険性／後遺症などについて、遺漏のないように留意する。また代替法（他の選択肢）がある場合にはそれについても説明する。
(4) 説明は相手が理解できる言葉で行ない、当該医療行為の種類、侵襲度、患者側要件などの状況の違いに応じて、話の内容の深さやバランスを適宜に調整する。
(5) 予定医療行為についての承諾が得られない場合には、その必要性などにつき医療提供者側も再考する機会とする。最終的に承諾が得られなければ、その医療行為は行わないことになるが、その場合にもその後の診療で患者側が不利に扱われることのないように配慮する。

書面によるインフォームド・コンセントの要否とその確認
(1) すべての侵襲的医療行為において、そのたびごとに、それに先立って書面によるインフォームド・コンセントを本人から得ることが原則である。
　註１：侵襲的医療行為であっても、同一のものが繰り返し施行される場合には、２回目以降は書面によるインフォームド・コンセントを省略できることがある（例：腹水反復貯留の腹腔穿刺など）。
　註２：緊急例などで書面によるインフォームド・コンセントを得ることが不能の場合には、その旨を診療録に記載し、複数の医療担当者が署名する。
(2) つぎに掲げる医療行為では、その行為の必然性が診療録から読み取れるものであり、かつ口頭の説明によって承諾が得られていれば、書面によるインフォームド・コンセントは不要である。
　① 通常の日常的な診察～診療行為・看護行為
　② 日常的な検体検査、そのための検体採取行為
　③ 非観血的・非侵襲的人体検査
　④ 侵襲度が小さい人体検査(例：内視鏡検査、単純Ｘ線写真、ＣＴ、ＲＩ検査など)
　⑤ 侵襲度が小さい処置行為(例：注射一般、輸血、胃管挿入、吸引、導尿、浣腸など)
(3) 侵襲的医療行為が実施される部門では、その実施に先立って、原則として当該部門の責任者が、得られているインフォームド・コンセントについての確認をする。

2 東海大学病院インフォームド・コンセント指針

不測の事態が起こりうることを十分患者さん・家族が理解し，同意したうえで治療に臨むことになる．診療に関する情報をどの程度患者さんに開示するかについては議論があるが，患者さんが治療を受けるにあたって患者さん自身が主観的に必要と考える情報を提供するというのが一般的であろう．

手術のインフォームド・コンセントは，侵襲的治療である手術について患者さんが自律的に選択するということで，患者-医師間の信頼関係に基づく外科治療の根幹をなすものであり，必ず記録にとどめる．ただし，生死を左右する緊急事態で同意を得る時間的余裕がない場合はこの限りではない．

6-3-2　インフォームド・コンセントの書式

外科診療録の中に「手術承諾書」などと名がつき，「手術の結果については一切

異議は申し立てません」などと記載したものをみかける．しかし，このような文言はインフォームド・コンセントの「手術について患者が自律的に選択する」という考えとは別のもので，インフォームド・コンセントの書面には不適切である．手術結果についての責任を免じるものでも法律的な免罪符にもならないことをまずは自覚すべきである．

書面には，① 診断，② 手術方法と期待される結果，③ 手術に伴う合併症の危険性，について十分に説明したうえで治療方針に同意することを記録にとどめるのが一般的である．これらをどの程度記載するかは，個々の患者-医師関係の中で決められるべきであろう．麻酔・手術に伴う様々な合併症が羅列された文書もみられるが，不慮の事故まですべて網羅した文書を作成することは現実的ではない．筆者は，「合併症等の不測の事態が起こる可能性があること」を口頭で説明し，書面は簡潔な記述にとどめ，合併症が生じたときには最善の対応をすると説明して納得していただいている．患者さんが治療を自律的に選択して同意したことを記録に残すことが目的であり，同意した治療について何を開示したかを残すための記録ではないと考えるからである．

書面には，同意を得た日時，患者さん本人，同席者とその続柄，説明医師，同席医師，同席看護師等の署名が記される．年齢，病状により患者本人から同意が得られない場合には，代諾者(多くは家族)に本人欄の署名を記載してもらう．年長児(小学生以上)で病状が理解できる場合には，自筆で署名することもある(❸)．

6-4　手術記録のモデル

6-4-1　手術記録に魂を入れる

医療は“art”であるといわれるが，手術はその典型かもしれない．外科医は，1つ1つの手術について，どのような所見があり，何を行い，どのような結果を得たかを積み重ね，経験を繰り返し，内省することで，“art”を磨く．その貴重な手術を記録することは，経験をあやふやな記憶にとどめず，技術を磨く材料として蓄積するための大切な作業である．

一方，手術記録はたとえ誤りが記載されても，それは事実とされ，記載されなかったことはなかったこととして消し去られる．振り返って症例を検討したり，報告するときの材料になるだけでなく，万一手術結果が思わしくなかったときには，正確な手術記録は自らの医療行為を正当化するものとなろう．後の貴重な資料となることを意識して手術記録を記載したい[3]．

6-4-2　手術記録記載の心構え

a．記載の順序

手術記録には，まず患者さんや手術の基本的情報を書き込む．患者氏名，年齢，性別，手術年月日，術前診断，術後診断，手術術式，麻酔方法，手術時間，手術医名，麻酔医名などを標準的な用語を用いて，丁寧な字で記録する．

東海大学病院：説明・同意書

医療行為（検査・投薬・処置・手術など）の名称／内容

☆ 急性虫垂炎手術について

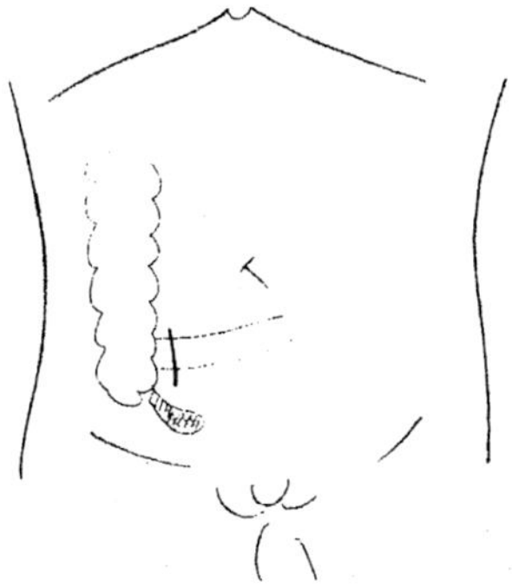

○月○日（○）
入院の上緊急手術を行います。

☆ 手術の危険性について

☆ 全身麻酔について

(1) 上記の医療行為について、その必要性と内容、また、状況に応じた内容の変更、起こり得る危険性／後遺症などについて説明をいたしました。

平成○○年 ○○月 ○○日 ○○時

説明担当医師： 東海 一郎 （自署）

（同席医師）： 伊勢原 次郎 （自署）

（同席ナース）： 神奈川 花子 （自署）

(2) 私は上記の説明を受け、納得しましたので、実施に同意します。

東海大学病院殿　平成○○年 ○○月 ○○日 ○○時

患者本人： 糟屋 望 （自署）

*親族／代理者(続柄)： 糟屋 星一（父） （自署）

**同席者(続柄)： 糟屋 台子（母） （自署）

（*親権者などの親族、または代諾者が署名して下さい）
（**説明を一緒に受けた方があれば署名して下さい）

3 東海大学校病院：
説明・同意書（例）

続いて本文には，患者さんの略歴，麻酔・消毒方法，手術手技と手術所見の順に，手術手技と手術所見は原則的には時間を追って記載する．術中合併症や不測の事態についても記載することはいうまでもない(❹)．

b.　手術後できるだけ早く書く

忙しい外科医には，わかっていてもなかなか実行できないことがたくさんある．手術後できるだけ早く手術記録を書くというのも，その1つである．記憶が鮮明なうちに記録することを心がける．

c.　正確な用語で表現を統一して書く

正確な用語とは，誰がいつ読んでも手術内容が理解できるようにするための「共通語」である．その科あるいは病院でしか通じない言葉，いわば「隠語」は使わず，場所が変わり，時が変わっても理解できるよう用語集に基づく解剖用語，手術用語を使いたい．正確な用語で記録しようと努める結果，理解の不十分な点，技術の不足が明らかになる．

ものの程度を記述する言葉はたくさんあるが，「やや」とか，「極めて」などの言葉は正確な記述には不向きである．「なし」「軽度(少量)」「中等度(中等量)」「高度(大量)」の基準を自分なりに定め，これに従って記述する．

色や形，性状，大きさなどの決まり文句もある．後で振り返るときのためにも，基準を自分なりに定めておくのが大切である．例を示す．

- 液体の色，性状についての決まり文句：　透明，混濁，漿液性，血性，膿性，粘稠性，黄色，無色，赤色，暗赤色など
- 大きさについての決まり文句：　米粒大，小指頭大，母指頭大，手拳大，小児頭大など
- 形についての決まり文句：　不正形，円形，類円形など
- 硬さについての決まり文句：　軟，硬，弾性硬など

d.　平易な日本語で書く

手術記録は平易な日本語を用いる．日本語で書くか，英語などの外国語で書くか議論のあるところかもしれないが，同じ事実を伝えるには日本語を使うほうがよい．日本語の文章に英単語を混ぜることも単語の勉強の段階を過ぎるまでであろう．

e.　スケッチを活用する

手術には重要な節目がある．皮膚切開をどう加えたか，病変の肉眼所見はどうか，どのように血管を処理し，どのように縫合したか，など，記録にはその節目の部分のスケッチを入れることで，手術の要点を明示的に記録したい(❹)．

f.　大切な手技・手術の難しかった点を書く

手術記録に大切な手技，難しかった点を記載し，後で読み返すのが理想的な手術上達法である．記録にとどめることで，頭の中にも残る．そうすることで経験は次の手術に生きてくる．

g.　ルーチン化した手技は省略する

同じ疾患では手術手技が一定の部分がある．たとえば，腹部外科では開腹・閉腹操作は定型的である．初めのうちは糸の掛けかた，糸の種類など基本的手術手

2002年12月13日手術

術前診断　　急性虫垂炎
術後診断　　同上(gangrenous appendicitis, perforated)

手術名　　虫垂切除術

術者　上野　滋　第1助手　○○○○ Dr.　第2助手　△△△△ Dr.
麻酔医　□□□□ Dr.　麻酔法　GOS-T　手術時間　16：40－17：20　40分
出血量　少量　輸血量　なし　輸液量　380 ml
合併症　なし

チューブ／ドレーン　なし　手術創　汚染創

手術内容（手術所見、適応、困難であった点、手術手技、術前術後の状態、合併症の状態他）

患児は１２歳男児。２日前より腹痛と嘔吐・下痢を訴え、急性虫垂炎の診断で緊急手術となった。患児を仰臥位として、触診すると右下腹部はやや緊満していた。臍と右腸骨上棘とを結ぶ線上の腹直筋外縁に沿って約 4cm 皮膚切開を加えた（図①）。腹直筋鞘前葉を外縁より約1cm 内側のところで縦切開を加えて腹直筋を露出した。腹直筋を筋鉤で内側に圧排して後葉を露出、後葉と腹膜を挙上しながら尖刃刀で切開を加え，さらにクーパー筍刀で縦切開して開腹した。

開腹と同時に黄色混濁した腹水が噴出した。腹水を採取、細菌学的検索に供した。腹水を可及的に吸引すると創直下に盲腸が見え，これを探って虫垂を引き出した．虫垂は先端が幅約１．５cm 大に腫大し，壁の一部が壊死に陥っていた。gangrenous appendicitis で同部より穿孔、腹膜炎を呈したと考えられた．中部に膿苔が付着、根部にいたると比較的腫脹は軽度となっていた．

虫垂間膜を把持して根部を挙上せんとしたができず、虫垂壁が脆弱になっていることからあまり無理に挙上することはせず，間膜を３－０絹糸で結紮切離していった(図②)。その結果，虫垂を根部で結紮切除、虫垂断端は、３－０絹糸で盲腸壁に巾着縫合で埋没した(図③)。

ダグラス窩、上行結腸周囲を吸引後、ガーゼで十分清拭した。腹膜を３－０吸収糸で縫合閉鎖後生食水５００ｍｌで創を洗浄、３層に縫合閉鎖して手術を終了した。

切除した虫垂を開くと、虫垂には先端に糞石を認め，その根部よりに高度の炎症と壊死があり、この部で穿孔したものと思われた．他の壁の炎症は中等度で、虫垂壁の一部壊死が認められたことから、gangrenous appendicitis と診断した。

図①

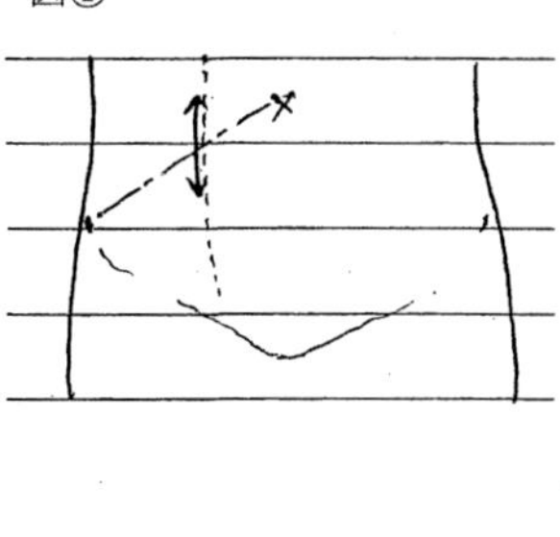

図②

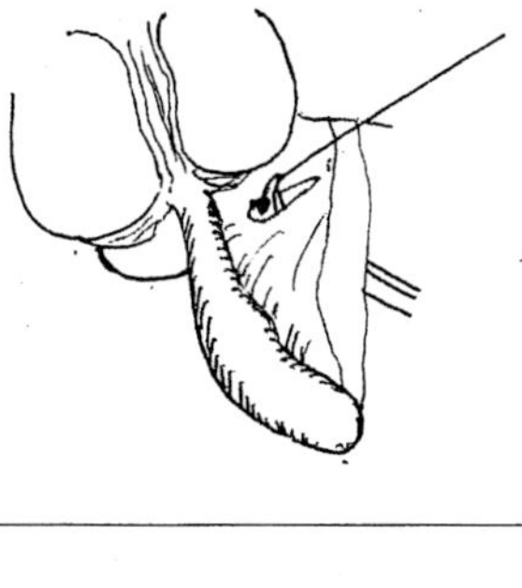

図③

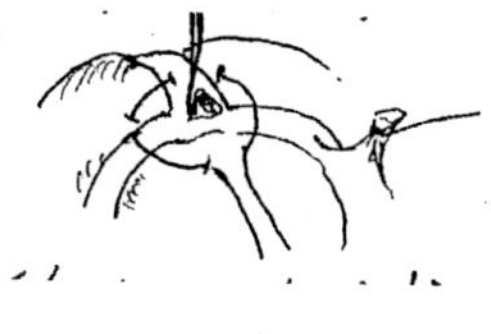

❹ 手術記録１(東海大学手術例(急性虫垂炎))

技の修得には大切であろうが，慣れると定型的になる．ルーチン化した手技については簡単に記述する．

h.　症例ごとに異なる所見に敏感になる

同じ疾患の手術でも手術所見は同じではない．病変はどこにあるのか，どのような病変なのか，ほかの所見はないのか，など，症例ごとに異なる手術所見に敏感になり，所見に応じて手術をどのように行ったかを記載する．学問的な興味をもって症例を集積するときは，学会などで定めている規約や分類にのっとって病変部所見・手術方法などを記述する．

6-4-3　すばやく手術記録を書く

a.　ワープロを活用する

ワープロを活用すれば短時間で記録できる．手術手技が一定で，日常的に繰り返される手術であれば，あらかじめワープロに手術記録用文書ファイルを用意し，症例ごとに異なる所見だけを書き加えることで手術記録は完成する（❺）．

（　　　）年（ ）月（ ）日 手術
術前診断　　　（右、左、両）鼠径ヘルニア
術後診断　　　同上

手術名　　　ヘルニア根治術（Ｐｏｔｔｓ法）

術者　　上野　滋　　第１助手　○○○○ Dr. 第２助手　△△△△ Dr.
麻酔医　　□□□□ Dr.　麻酔法　□□□□　手術時間　○：○－○：○ △分
出血量　　少量　　輸血量　　なし　輸液量　□□ ml
合併症　　なし
チューブ／ドレーン　　なし　　手術創　汚染創

手術内容（手術所見、適応、困難であった点、手術手技、術前術後の状態、合併症の状態他）
（　）歳（　）ヶ月 男児
（　）歳（　）ヶ月時に発症。術前状態は、（　　　　　　　　　）。
患児を仰臥位として、（右・左・両）鼠径部に皮膚割線に沿って約３ｃｍの皮膚切開を加えた。皮下組織を鈍的に剥離したのち、外腹斜筋腱膜にいたり、鼠径靭帯を確認後、Potts法に従い、外腹斜筋腱膜に切開を加えた。無鈎鉗子で、ヘルニア嚢を把持して挙上し、精巣挙筋を嚢より剥離し、鼠径管後壁に鑷子を通し、ヘルニア嚢に切開を加えた。
ヘルニア嚢は（大きく、中等度で、小さく）、（厚かった、薄かった）。ヘルニア内容は、（　　　　　）であったため、これを腹腔内に還納した。
ヘルニア嚢の腹膜を鉗子で摘み、輸精管、精巣動静脈を剥して、ヘルニア嚢を挙上、腹膜前脂肪組織の高さで、１－０絹糸により、transfixing suture１針を加えてヘルニア嚢の高位結紮とした。
外腹斜腱膜・浅腹筋膜をそれぞれ３－０吸収糸で縫合閉鎖、皮膚をアロンアルファで接着して、ナイロンメッシュを当て、手術を終了した。
本手術で特記すべきことは、（
　　　　　　　　　　　　　　　　　）。

❺ 手術記録２（ワープロによる男児鼠径ヘルニア雛型）

ワープロで記載した手術記録は，同じ疾患の手術を再び行うときにも役立つ．術前に手術手技を思い起こし，手術に臨むことができる．手術後は，前例の手術記録を編集し直すことで，新たな症例の記録となる．これを繰り返すことで，その疾患に関する自分自身の標準的な手術法が完成することになろう．ただし，症

例ごとに他の例とは異なる点が必ずあり，これらの記載を漏らすことのないようにするのは当然であり，安易に同じ手術記録を転用してはならない．

b. クリニカル・パスと手術記録

外科的疾患のクリニカル・パスでは，計画的診療の中に手術も含まれる．手術記録は本来パスとは切り離して考えるべきものであるが，より効率的な診療録が求められれば，クリニカル・パス記載用紙の中に手術記録が組み込まれる．このような場合，手術記録には，必然的に主要な所見だけを記載することになり，詳細については記載されない．パスの対象となる疾患の手術は，ルーチン化されやすいので，手術に習熟した術者であれば簡便な手術記録でも十分であろうが，経験の乏しい術者であれば，丁寧に手術手技と所見を記載したものを別の記録として残すべきである．

6-5 POSによる外科の診療録

6-5-1 POMR(problem-oriented medical record，問題志向型診療録)

POS(problem-oriented system，問題志向型診療システム)はウィード(Weed, L.L.)によって提唱された患者さんのケアのための論理的な方法である．これに基づく診療録は，①データベース，②問題リスト，③初期計画，④経過記録の4つの基本的要素から成り立つ．診療の開始にあたって，データベースに基づき患者さんの問題リストが作成され，問題点ごとに計画が立てられる．経過記録では，やはり問題点ごとに主観的データ(subjective data)，客観的データ(objective data)，アセスメント(assessment)，計画(plan)，いわゆるSOAPが記載される．診療の時間的変化に伴って，患者さんの問題リストは継続的に更新され，問題解決の過程が診療録として記載される．患者さんの問題点を明示することで，診療への参加者あるいは部外者でもオーディット(audit)できる利点があるとされる[4]．

6-5-2 外科における応用に向けて

先に述べたように，チーム医療によってダイナミックに展開する外科診療の中でPOMRは活用しえるのか．活用するとなるとどのように運用するのが実際的か．ポイントは，問題リストの作成にある．外科診療では，手術前後で問題は激変する．術後からすべての問題が生じるといっても過言ではない．術前はできるだけ手術を安全に行えるよう評価し準備するが，いったん手術が始まれば，術中術後に生じる問題は併存疾患に関係するものもあるが，術前の患者さんの状態とは無関係のことも多い．外科診療におけるPOMRは術後速やかに問題リストを作成し，個々の問題の経過記録を記述することで可能となる．

6-5-3 外科におけるPOMRの試み

a. 問題リストの作成

外科におけるPOMRは術後に重点をおく．術後経過として通常考慮すべき問題は，疼痛，呼吸循環不全，腎機能不全，肝機能不全，感染，酸塩基平衡，代謝障害などであろうが，手術の大きさ，種類によって問題の数・種類は異なる．

手術が小さく，併存疾患がなければ，術後の問題は画一的なので“＃術後経過”としてまとめれば十分である．状態が複雑で様々な病態を考慮すべきときは，問題リストを作成することになる．緊急手術などで術前からの状態が問題であれば，当然その問題点をリストアップする（❻）．

術 前		日付	設定者	解決日
＃1	新生児管理	9/17	東海	
＃2	術前準備	9/17	東海	9/18
＃3	水電解質管理	9/17	東海	
術 後				
＃1	吻合部縫合不全	9/18	伊勢	9/26
＃2	呼吸状態	9/18	伊勢	9/23
＃3	循環状態	9/18	伊勢	＃7へ
＃4	水電解質管理	9/18	伊勢	
＃5	高ビリルビン血症	9/20	東海	9/26
＃6	栄養管理	9/26	厚木	
＃7	心室中隔欠損	9/24	伊勢	

❻ 問題リスト（例）

b. 経過記録の書き方

経過記録は問題ごとに記録する．記録時間が限られることから経過記録でSOに記述される事柄は，通常の主観的データ，客観的データの記述は看護記録で十分である場合はその旨を書けばよい．医師による観察・診察，創部やドレーンに関する情報を記述し，A, Pを記述する．経過が順調であれば，評価は短い1行で十分で，治療計画に従って処置できるか否かを判断すればよい（❼）．

重症で，経過が複雑になればなるほど，POMRを使いこなすことで患者管理の合理化を助ける．問題点を整理し，評価を明確にすることで，計画はより合理的なものになる．チーム医療を行ううえで監査しやすいシステムを用いれば，誰もが治療の状況を把握しやすく開示にも耐えられ，思わぬミスを避けることにもつながる（❽）．

経過記録

2002，○，○ POD #2

S) おなかちょっと痛い．おなかすいた．
Nausea (－)　排ガス(＋)，排便(－)
O) BT. 36.5℃
Abdomen：soft, flat: B.S：normal
Tenderness：(－)
Wound：clear, bleeding (－)

A+P) Fever (－)，創部もclearで今のところinfection認めず．Antibiotics off とする．
本日朝より，bowel sound: normalであったため，昼より流動食開始．
食後nausea (－)，vomit(－)．だが若干腹痛あったため，流動食までとする．食欲は良好．このまま調子よければ，流動より3分，5分と上げてゆく予定．

Dr. サイン

7 経過記録(例：急性虫垂炎術後2日目)

#1　縫合不全
S+O)　activity good. 発熱なし．ドレーンからの流出物：白色透明で増量なし．
A)　徴候なし．
P)　経過観察

#2　呼吸状態
S+O)　皮膚色良好．CPAP(FiO2　30%)にて SaO2　100%を保つ．RR　30台．胸部X線写真上無気肺なし．
A)　経過良好
P)　本日気管内チューブ抜去．

#3　心室中隔欠損・循環状態
S+O)　BP　80/48mmHg　HR　120/min　心音　収縮期2/6聴取．
A)　前日と著変なく，心不全徴候なし．
P)　経過観察

#4　水電解質管理・栄養管理
S+O)　大泉門陥凹なし．皮膚turgor低下なし．尿量　3 ml/kg/day.
Na　140mEq/L　K　4.5 mEq/L　Cl　100 mEq/L．手術後絶食続く．体重　2100 g (前日より10g減)
A)　水電解質バランスOKも，栄養補給されておらず，低栄養状態．
P)　本日より経管栄養開始．胃管より5ml/回で．それに伴い，輸液量減量．

#5　高ビリルビン血症
S+O)　光線療法中．黄疸あり．T.Bil　8.9 mg/dl　Unboud Bil 0.55 mg/dl
A)　黄疸軽減
P)　本日光線療法中止．

Dr. サイン

8 経過記録(例：先天性先食道閉鎖症術後5日目)

6-6　計画的診療における診療録

6-6-1　クリニカル・パス

たとえば，鼠径ヘルニア日帰り手術では，患者さんはあらかじめに外来で診察と術前検査を行い，インフォームド・コンセントを得て，麻酔科受診と外来でオリエンテーションを受ける．手術当日は，病棟でチェック後手術室に入り，定型的なヘルニア嚢高位結紮による標準術式が行われる．術後は，全覚醒後飲水開始，昼食後鎮痛解熱用坐薬 1 個を処方されて退院する．約 1 週間後に再診，精算はこのときに行う．

このような，クリニカル・パスは，定型的な外科的疾患では医師だけではなく医療チーム全体が効率的に診療を進めるために有効と考えられ，採用が進んでいる．パスではあらかじめ定められた診療手順に従って治療が進み，患者さんの問題点も予測され，生じうる問題点に対する対処法も決められている[5]．

6-6-2　バリアンス

クリニカル・パスにはバリアンスという考え方が付随している．バリアンスは，パスどおりには治療が進まない事態をさす．予測された問題点が生じなかったいわゆる「正」のバリアンスもあるが，予想外の問題点が「負」のバリアンスとして生じる．バリアンスが生じたときはパスから外れ，個々の患者さんの状況に応じた処置がとられる．

6-6-3　クリニカル・パスにおける診療録

クリニカル・パスに従った診療のできる外科的疾患での診療録には，術前のインフォームド・コンセント，術前評価，手術記録，術後経過のチェックがパスの記載用紙に含まれる．また，バリアンスが生じたときの問題への対処を診療録にどのように記載するかも問題である．クリニカル・パスに従った治療が順調に行われたときには，診療録は単純なチェックリストとなる．しかし，いったんバリアンスが生じたときは，POS に従って問題リストに挙げ，問題に対する経過記録を記載していくことになる．

様々に治療経過が変化する外科診療を一定の診療録のモデルに当てはめるのは難しいが，次のようにまとめることができる．① インフォームド・コンセント書面と手術記録はその目的を認識したうえで診療録にとどめることが欠かせない．② 術前評価は必須である．③ 定型的で計画どおり経過の進んでいる患者さんの経過記録は定式化されたクリニカル・パスなどの診療録ですませることができるであろう．④ 重症・緊急疾患，合併症，不測の事態の生じた症例については，チーム医療の中で問題を共有しやすく，情報開示にも耐えられる POMR を用い，外科診療のダイナミズムを損なわない診療録を作成することができる．

文　　献

1) Jonsen AR, Siegler M, Winslade WJ : Clinical ethics. In : A Practical Approach to Ethical Decisions in Clinical Medicine, 4th ed, McGraw-Hill, 1998.

2) 玉熊正悦監修，冲永功太編：併存疾患・合併症管理の手引き．別冊・医学のあゆみ(ベッドサイド管理シリーズ)，医歯薬出版，1996.

3) 上野　滋：手術記録，医学生・研修医のための発表の仕方・文書のかきかた—レポート・文書・症例提示・学会発表のコツ—(日本医学教育学会監修，日本医学教育学会発表技法ワーキンググループ編)，pp38-44，篠原出版，1997.

4) Hurst J, Walker H : The Problem-Oriented System. In : The Williams & Wilkins Company, 1972.

5) 済生会熊本病院クリニカルパス推進プロジェクト編：クリニカルパス運用事例集，日総研出版，2001.

6) McMiller K : Being a medical records clerk. In : Assembly of the Medical Record, pp 49-123, 1992.

7 産婦人科

診療録の記載方法を指導する成書が少ないのが本書の企画理由であるが，産婦人科においてはさらに少ないのが現状である．ぜひ，本書を読まれてご意見があれば連絡をメールでいただければ幸いである（アドレスno-miyamoto@kmh.gr.jp）．

産婦人科における診療録も他の科と同様に，内容が科学的で患者さんの問題点をともに解決していくというPOMR（problem-oriented medical record，問題志向型診療録）を基本とすべきである．本書のPOMRの部分を参考にしていただきたい．また，記録の良否は適切な内容が充足しているかによるので，詳しくは産婦人科診断・治療学の参考書を参照されたい．

7-1　産婦人科の特徴

産婦人科は母親と胎児の両方の健在を期待されるため，訴訟の多い科である．訴訟は患者さんとの信頼関係が十分に構築されなかったところに発生する．すべての患者さんに十分な信頼関係を築くのは困難な仕事であるので，少なくとも不信や不満を与えないように丁寧なインフォームド・コンセントを行い，記録に残す必要がある．信頼の獲得はよい診療録の基本となる．

日本では，産婦人科医はどの施設も人手不足である．不足を補い，事故を起こさず，患者さんに満足のいく診療を行うためには，患者さんとスタッフの協力が得やすい，見やすくわかりやすい診療録の作成を目指す必要がある．

7-2　データベース

産婦人科はプライバシーに触れる面が多いので，データベース収集には十分な注意を払う必要がある．信頼を失わないよう問診表の最初に「お書きになりたくないことは，書かなくて結構です」の文言を一言入れておくことは重要である（❶）．基本的には患者さんは，問題点と関連ないことは聞かれない自由を有している．夫にも知られたくない秘密は存在することがあるので，どこまで夫に話してよいのか確認する必要がある．特に，妊娠歴は話していないことが多いので注意を要する．プライバシーに触れることは，問題点や症状に関連があるときの場合だけ聞いたほうがよい．

産婦人科問診表　　**お名前**

以下の質問にお書きになりたくないことは、書かなくて結構ですが、診断上必要な情報ですので可能な限りお願いいたします。当てはまる所に○をつけてください。

（身長　　cm　体重　　kg）

住所：　川崎市　横浜市　東京都　その他

来院理由

・出血　・おりもの　・かゆみ　・腹痛　・腰痛　・生理不順

・生理痛がひどい　・がん検診希望　・赤ちゃんがほしい　・妊娠かどうか

・この病院でお産したい　・その他（　　　　）

月経に関して

・最終月経は（　月　日から　月　日まで）

・初潮は　才

・周期は　日おきで　（順・不順）　日間続く

・量は　（少・普通・多い）

・かたまりが　（でる・でない）　生理痛は　（ひどい・ある・ない）

・閉経は　才

結婚は　・していない　・している　（　　才の時）

性経験は　・ない　・ある

妊娠したことは　・ない　・ある：お産は　回（　才、　才、　才の時）

（そのうち帝王切開は　回）

流産・早産は　回（　才、　才、　の時）

（そのうち人工流産は　回）

今迄の通院・入院・手術などをしたことは

・ない　・ある；喘息　高血圧　糖尿病　そのほか（　　　　）

薬のアレルギーが　・ない　・ある：薬品名（　　　　）

家族の方で通院・入院・手術などをしたことは　・ない　・ある（　　　　）

なぜこの病院を選びましたか

・紹介（　　　　より）

・その他（　　　　）

❶ 問診表

7-3　現病歴・既往歴

産婦人科では医学一般の現病歴・既往歴のほかに，月経・妊娠に関する項目が必要とされる．常に主訴との関連を考えながらデータを集める習慣をつけるのが基本となる．

- 妊娠歴：　妊娠は同じことが繰り返し起こる．前回，中期で子宮口が開いた人，妊娠中毒症も再発が多い．このような既往は忘れずに問題リストに明記する．
- 手術歴：　妊娠中絶・子宮内手術は子宮腔内癒着を起こすことがある．子宮外妊娠は反復が多い疾患である．子宮筋腫の核出術は腸管との癒着がみられることが多い.

・職業歴： 風俗関係の仕事の方では性器感染症の可能性が高い.

・ストレス要因： 肉体的・精神的なストレスが強いと月経周期に変調をきたすことが多い. 体重の極端な増加や減少は月経周期に影響を与える. ハードな運動, 肥満やダイエットによる無月経, 職場の人間関係のもつれによる無月経がある.

患者さんの書かれた問診表は, 重要な根拠なので必ず診療録の中に綴じ込む.

7-4 問題リスト

病因と症状を併記したほうが初期計画の作成などに便利である. 疑わしい病名は問題リストに載せない.「子宮外妊娠の疑い」と書かないで「妊娠に伴う下腹部痛」と記載する.

診断計画に鑑別診断として, 切迫流産と子宮外妊娠を挙げておく. 明らかに一時的な問題は一時的問題リスト(temporary problem list)の欄を設けると問題リストの数が増えない. 今, まったく症状がない問題点も方針の決定に影響を与える場合があるのでリストに載せておく. 手術予定の患者さんに起こりうる症状や合併症, たとえば「環境の変化による不眠状態」「術後腸閉塞の潜在的状態」などは, 問題リストに載せないで診断計画で発生の防止・早期発見に努める. そうでないと問題点だらけの問題リスト・初期計画となり, 時間のロスとポイントのわかりにくい診療録となる.

例 1：問題リスト

番号	発生月日	診断と症状・所見	解決月日
#1	03/10/12	卵巣癌(癌性腹膜炎)	
		腹水貯留による腹部膨満感	
#2	03/09/22	骨粗鬆症による腰痛	
#3	02/08/22	脳梗塞(inactive)	

例 2：一時的問題リスト

番号	発生月日	診断と症状・所見	解決月日
a	03/09/11	風邪	03/09/15
b	03/09/20	毛囊炎	03/09/25

7-5 初期計画

初期計画は次の 3 つに分けて記載するとわかりやすい.

診断計画

治療計画

教育計画

7-5-1　診断計画

診断の際には電子カルテのような初期計画の支援システムが存在することが望ましい．通常の紙カルテの場合にはワープロなどで工夫して支援システムをつくるとよい．

■ 診断計画	■ 治療計画	■ 教育計画
術前検査	子宮全摘	使用説明書
胸部 XP	両側付属器摘除	子宮全摘＋両側付属器摘除
心電図	大網切除	節廓清
採血	リンパ節廓清	輸血説明書
感染症	骨盤	
尿路系	傍大動脈	
IP		
膀胱鏡		
腸管系		
上部消化管ファイバー		
大腸ファイバー		
癌関連		
CT		
MRI		
腫瘍マーカー		

❷ 卵巣癌の入院時初期計画

❷のように，疾患ごとに一番重症例の計画を雛形として準備しておく．雛形から不要な計画を除けば漏れのない，患者さんの状態に適した計画となる．雛形はチェックリストにもなり計画の漏れがなくなる．この計画を最初から手書きで 1 人 1 人作成していては，時間がいくらあっても足りない．

計画は患者さんのわかりやすいように，第 2 章で述べたルンバ(RUMBA)の法則に従って立案する．

例 1：骨粗鬆症の患者さんには，「良く歩いて下さい」と言わず，「1 日 1 万歩歩いて下さい」という現実的なわかりやすい具体的な指示を行う．
外来の診療記録は，簡略に計画の要点だけ記載する．自分の施設のルーチンの方法を決めておくと一言だけで他のスタッフに意味が通じる．

例 2：不妊症一式：採血の種類と予定検査
術前一式：術前の胸部単純 XP，心電図，採血の種類

7-5-2　入院の初期計画

入院の初期計画はクリニカル・パスで作成するとわかりやすい．

① クリニカル・パス(❸)

クリニカル・パスをチェックリスト形式にしておけば，順調な方はそこの記載だけで記録を終了できる．バリアンスが発生した場合だけ，その問題点について SOAP で記載する．

腹腔鏡下卵巣嚢腫摘出術を受けられる方へ　（クリニカル・パス）

H.14．3作成

＿＿＿＿＿様　主治医＿＿＿＿　担当看護婦＿＿＿＿＿　手術日　／＿＿　時予定

月／日	／　手術前日	／　手術当日	／　1日目	／　2日目	3日目	4日目	5日目
清潔	入浴可 入浴：毛を剃った後	禁	ベッド上で、ナースが体を拭きます	シャワー浴可			
安静度	フリー	ベッド上 寝返り可 寝返り可です	歩行開始	フリー		抜糸後、退院 →	
食事	常食 ２１時より 禁飲食	禁飲食	食事開始、食事内容は Dr 指示による	朝：常食			
検査	採血		採血				
処置	剃毛 浣腸	浣腸 前投薬 点滴 抗生物質　酸素吸入 →	点滴抜去 バルーン抜去 →		←→	全抜糸、退院診察	←→
与薬	麻酔科医より指示された薬	麻酔科医より指示された薬					
指導説明	入院生活案内 手術オリエンテーション 主治医の診察 主治医より手術説明、麻酔医より説明 （手術同意書提出）	・肺合併症予防のため深呼吸をしましょう	・創の治りを促進させ、腸の動きを良くして排ガスを促すために歩行しましょう ・水分を十分に取りましょう	・病棟内、ディルームまで少しずつ歩行距離を伸ばしましょう	←→	・ナースより退院指導 ・個人差がありますので状態によって変更になります → ・主治医より手術後の説明	←→
観察	検温 合併症の有無 現病歴の経過	検温 意識レベル、疼痛、性器出血、創出血、嘔気、腹部状態、気腹症状等の程度	観察続行 →				
成果目標	□手術の必要性が理解出来自ら手術を希望 □Dr・麻酔医ナースからの説明の不明確な部分の確認ができる	□全覚醒 □体温・脈拍・呼吸・血圧が安定している 創部・性器出血がない 循環障害や気腹症状が安定している	□創痛が自制内 □トイレまで　歩行出来る □バルーン抜去後４時間以内に自尿がある □出血がない □排ガスがある □気腹症状が安定している	□排ガスがあり排便が有る □一人で歩行が出来、ディルームまで歩行できる □気腹症状が安定している	→	□創癒合が正常である □シャワー浴が出来る □感染徴候や出血がない	

退院時にナースステーションにお返し下さい

❸ 腹腔下手術のクリニカル・パス

患者さんは自分の受けるケアを把握しているので，それ以外の処置が間違って行われることが防止でき，医療事故防止効果もみられる．

・教育計画：　協力者が同伴していれば，了解を得て，一緒に説明したほうがよい．その際，協力者の名前も記載しておく．癌などの悪性疾患は，その後の精神的なケアやフォローのことがあるので，1 回目は悪性の可能性のみ示唆し，次回には協力者の同伴を求める．診療録も断定的に記載しないで病理結果を待って診断確定の記載を行ったほうがよい．

　子宮筋腫・卵巣嚢腫など良性疾患でも治療方針を決定する際には，経過観察するか手術するかどうかで患者さんが悩むことが多い．

・説明書利用：　説明は，「言った・言わない」の問題が残るので必ず文章での提示が望ましい．説明を診療録に全部書くと多量の記載のために大事なポイントがわかりにくくなる．利用した説明書の種類を同意書に明記する．説明書以外の個別な問題を同意書に追記しておけば，ポイントが理解しやすい同意書となる．

② 説明書(❹)

子宮筋腫は閉経となれば自然に退縮していく良性疾患なので，治療の必要性を明示する．治療法も網羅しておく．現時点で一般的でなくても記載されていないと十分な説明がされていない，とみられるような危険がある．子宮筋腫の手術で肺塞栓を起こし不幸な結果に終わった場合と，薬剤療法や子宮動脈塞栓術を説明しておかないと説明不足の非難が出るおそれがある．初診は「○○らしい」と述べて，確認の検査を行い，この説明書を渡して，「次回に確認できたら，それに従って説明しますので，眼を通しておいてください」と話しておく．最初に読んでおいていただいて，次に質問を受けつけるのが無駄のないわかりやすい説明になる．

③ 手術説明書(❺)

合併症は，稀でも重要なものは必ず記載しておく．特に肺塞栓は重篤になるので必須である．

・患者さんの理解と反応：　説明がすんだら質問を受けたり，ポイントを患者さんに話してもらうと自分の説明をどう理解したかがわかる．そして，説明にどう反応したかも忘れずに具体的に記載する．

④ 手術オーダー書(❻)

基本線を決めておき○をつければすむ設定にしておくと，看護師・事務員が動きやすい．

⑤ 指示書(❼)

❼のような指示書を基本的な抗癌剤ごとに準備しておき，患者さんと看護師に渡しておく．看護師が何時にどの薬の点滴を実施すればよいかわかり，患者さんは自分の点滴の内容を確認できる．副作用も，嘔気対策などのチェックしやすいスタイルになっている．

子宮筋腫

■ 子宮筋腫とは
女性の４人に一人程度発生すると言われる子宮の良性の疾患です．
ホルモンの働きで大きくなって行きますので閉経になると自然に縮小していき治療が不要となります．

■ 診断
ごく稀に悪性の肉腫を合併する可能性がありますから，慎重な診断が必要となります．しかし，それらが異常なくても手術してみて初めて診断がつくケースもあります．

▲診断方法：
・超音波（エコー）：これによって子宮の大きさと性状を見ます．
・腫瘍マーカー：血液の成分で悪性の場合に上昇します（但し，良性でも上昇することも割とありますので単純には断定できません）．
・ＣＴ／ＭＲＩ：やはり腫瘍の大きさと性状を見ます．エコーよりは多くの情報が得られます．
・子宮鏡：子宮の内腔の状態と筋腫の突出度を見ます．

■ 治療
筋腫による苦痛が無ければ経過観察で良いでしょう．大きくなる速度が早い場合には治療された方が良いと思います．
妊娠への影響；子宮の内腔に近い筋腫は流産の原因となります．子宮の内腔より遠い所に出来た筋腫は大きくても妊娠には影響が少ないです．

▲手術方法
・子宮全摘：子宮をそっくり取ります．核出術より再発の心配が無く，核出術よりは出血も少ない．詳しくは手術の説明書を参照ください．
・筋腫核出術：子宮が残るので妊娠は可能ですが，筋腫の数と部位により手術の侵襲が異なります．次のような問題もあります．
再発の可能性があります．
出血が多くなります；筋腫をくり抜いた周囲から出血して止血しにくいことがあります．
癒着；核出部の出血が止めにくいため，周囲の腸管などに癒着することがあります．癒着防止シートで予防します．
子宮の筋肉に傷が入りますので妊娠時には子宮破裂の可能性が少し増え，帝王切開になる確率が増えます．

上記の手術は筋腫への到達方法として次のような方法があります．
・腹腔鏡下手術：内視鏡を用いて行う方法で傷が小さく本人の苦痛は少ないのですが開腹手術に比べて時間が掛かり止血操作などがやりにくい面があります．
当院では腹腔鏡下の筋腫核出はしておりません．
・開腹：従来からの方法で傷は大きめですが手術の時間は早く合併症の発生は腹腔鏡よりは少なく実績は安定しています．
・ＴＣＲ（経頚管的切除術）：膣の方から子宮鏡を用いてお腹を切らないで粘膜下筋腫を切除する．侵襲は一番少ないのですが対象は粘膜下筋腫だけです．

▲薬物
月経を止めて貧血を予防し子宮を縮小させる．
急には効かないので半年間使用します．
副作用；更年期症状，骨粗鬆症，肝機能障害などが稀に起こるが症状の具合を見ながら使用する．

▲血管塞栓術
血管造影で子宮に行く血管を閉鎖して筋腫を縮小させる．
子宮を残せますが，疼痛，出血や壊死した部分の感染の可能性がある．
当院では実施していないので，多数の経験のある施設で問い合わせをしてみてください．

4 子宮筋腫説明書

骨盤内・傍大動脈リンパ節廓清について

I，リンパ節廓清の必要性

子宮頸癌・体癌・卵巣癌においては癌の状態によっては患部ばかりでなく、骨盤内のリンパ節に癌が転移する可能性があります。
特に子宮体癌・卵巣癌においてはリンパの流れから骨盤内に留まらず傍大動脈のリンパ節に癌が転移する可能性があります。

II，術式

1，皮膚切開
骨盤内リンパ節の廓清には、状況に応じて正中切開を臍より上まで、傍大動脈節の廓清にはみぞおち近く迄の切開を必要とします。

2，後腹膜剥離
リンパ節は内臓を覆っている腹膜の後ろ側にあります。腸をよけて腹膜を目的のリンパ節の側まで切開します。

3，リンパ節摘除
血管の周囲に張り付いているリンパ節をはがして切除します。

4，ドレーンの設置
リンパ液が貯まりすぎないようにお腹の外に誘導する管〔ドレーン〕を入れて、腹壁に固定します。

III，手術の危険性としては

1，血管損傷および輸血
リンパ節は血管に張り付いているものが多く、廓清の際には血管ごと切除したり、剥離によって出血が多量となる事があります。
出血の量によっては輸血が必要となることがあります。
（輸血に副作用に関しては輸血の同意書を良く読んだ上で承諾をお願いします。）

2，腸閉塞
お腹を開けている時間が長くなりますので腸管の動きが悪くなったり、癒着によって腸

❺ 手術説明書（リンパ節廓清）

の通りが悪くなることがあります。

3，腸管損傷

腸管周囲を手術しますので腸管損傷が起きる可能性があります。その状態によって修復手術を行います。

4，尿管・腎臓損傷

尿管は子宮の直ぐ側に存在し、リンパ節廓清の際にも剥離する必要があるため、損傷の危険性があります。その状態によって修復手術が必要となります。

5，リンパ嚢腫、リンパ浮腫

リンパ節廓清後はリンパ管の交通が遮断されるため、リンパの流れが回復するまでリンパ液が貯まりすぎないようにドレーン（排出させるための管）をしばらく入れておく必要があります。感染の危険性がありますのでドレーンはリンパ液の流出量に応じて抜いて行きます。ドレーンを抜いた後はリンパ液がしばらく貯まった状態が続く事があります。リンパ行路は再開通してきますので、徐々に貯留が減少していきます。

再開通が不十分だったり、しばらくして炎症などでリンパの流れが悪くなるとリンパ液の貯まり（リンパ嚢腫）が出来たり、足がむくむリンパ浮腫が出来ることがあります。
リンパ浮腫にはマッサージや弾性ストッキングが有効となります。

6，肺塞栓

安静の期間が長くなりますと、エコノミークラス症候群と同様の、足や骨盤の静脈に血栓が出来て、それが肺に詰まる事があります。肺塞栓は非常に危険ですので、予防には麻酔が覚めたら、安静中でもなるべく足を動かすようにして下さい。

7，動脈塞栓

リンパ節廓清を行うためには、動脈周囲を剥離したり、視野を良くするために、よけたりする必要があります。そのような操作によって血栓が出来たり、動脈硬化などがある場合には動脈を狭くしている粥が剥がれて、動脈が詰まり末梢に血が行かなくなることがあります。その場合には、詰まっている物の融解や除去の手術が必要となることがあります。

5 手術説明書（リンパ節廓清）（続き）

emergency　**緊急帝切オーダー**

99-28[redacted]-6
ハマ[redacted] トウ[redacted]
19[redacted]0831　F

主治医　宮本 尚彦

手術日　2 月 10 日　0 経産　39 週　3 日

【適応】
胎児仮死、予定帝切陣発、CPD、回旋異常、Termination、その他（　　　　　）

術前オーダー　帝切決定以後は禁飲食。採血、点滴、前投薬は入力。

* 剃毛　：　全剃毛
* 抗生剤テスト　：　無・有（　　　　　）
* 浣腸　：　無・有（ NE 500 mℓ、GE120 mℓ、　　　）

術後オーダー

☑ 通常オーダー　→　尿量チェック・バルーン抜去は routine で施行
翌日昼から A 法で産科常食へ　嘔気時 プリンペラン 1 A　i.v.
疼痛時 ペンタジン 30 mg　i.m.　熱発 38.5 ℃ 以上 ボルタレン坐剤 25 mg
血圧上昇時（180 mmHg and/or 100 mmHg 以上）アダラート 1 T　舌下
抜糸は病棟医施行　横切開 − 4 日目に全抜糸
縦切開 − 4 日目に半抜糸、5 日目に全抜糸

☐ 特別オーダー　→　追加 パンスポリン1g セット 帰室時開始

* 予測オーダー　：　翌日正午以後の予測オーダーは、C/S routine で
不眠時 レンドルミン 1 T 服用、疼痛時 ボルタレン坐剤 50 mg 挿肛、頭痛時 カロナール 2T 服用
胃痛時 MX 1P 服用、便秘時 レシカルボン坐剤 1T 挿肛、下痢時 タンナルビン 1P 服用
嘔気時 ナウゼリン坐剤 60mg 挿肛、熱発時（38.5 ℃ 以上）ボルタレン坐剤 25mg 挿肛
血圧上昇時（収縮期 180 mmHg 以上 and/or 拡張期 110 mmHg 以上）アダラート 1T　舌下

その他オーダー

※ check list
☑ ope 室連絡　☑ ope 伝票　☑ 小児科連絡　☑ baby 係　☑ 助手

6 帝王切開の手術オーダー書

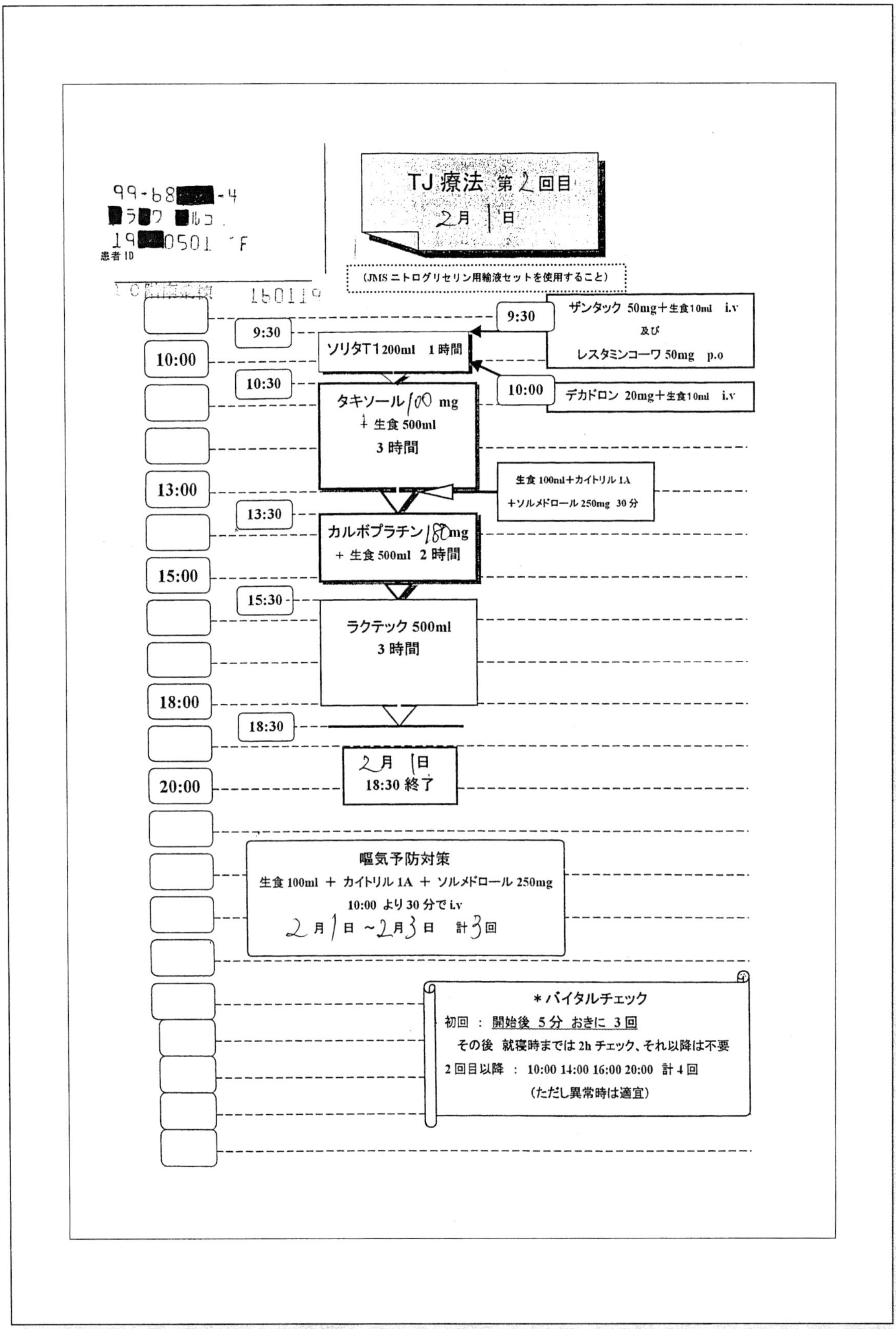

99-68[redacted]-4
[redacted]ラ[redacted]ワ [redacted]ルコ
19[redacted]0501 F
患者ID
160119
TJ療法 第2回目
2月1日
（JMS ニトログリセリン用輸液セットを使用すること）
9:30
ザンタック 50mg＋生食10ml i.v
及び
レスタミンコーワ 50mg p.o
9:30
ソリタT1 200ml 1時間
10:00
10:00
デカドロン 20mg＋生食10ml i.v
10:30
タキソール100 mg
＋生食 500ml
3時間
生食 100ml＋カイトリル 1A
＋ソルメドロール 250mg 30分
13:00
13:30
カルボプラチン180mg
＋生食 500ml 2時間
15:00
15:30
ラクテック 500ml
3時間
18:00
18:30
2月1日
18:30 終了
20:00
嘔気予防対策
生食 100ml ＋ カイトリル 1A ＋ ソルメドロール 250mg
10:00 より 30 分で i.v
2月1日～2月3日 計3回
＊バイタルチェック
初回 ： 開始後 5分 おきに 3回
その後 就寝時までは 2h チェック、それ以降は不要
2回目以降 ： 10:00 14:00 16:00 20:00 計4回
（ただし異常時は適宜）

7 抗癌剤治療指示書

7-6　経過記録

問題点ごとのSOAP形式が基本である．産婦人科ではクリニカル・パスが便利である．医師と看護師が同じ場所に記載し，自分の指示が確実に実施されているか，看護師の進言をどのように医師が対応しているか，などお互いに抜けがないかどうかチェックするシステムが望ましい．その際は自分の記載がどこにあるか確認しづらいことがあるので，看護師は黒のボールペン，医師は青のボールペンで記載する，と決めておくと，前回の自分の記載がすぐにわかる．もちろん，記録は他のスタッフが読める日本語にすべきである．

カンファレンス，教授回診，部長回診，他科依頼の結果などで検討した内容も記載する．これがオーディットとなり，チーム医療が実践されている証拠となる．

例：帝王切開4日目後の発熱

S：咳・咽頭痛・胸部痛(－)，頻尿・排尿時痛(－)，排ガス(＋)下腹部痛(－)，乳房痛(－)，オッパイも良く出ている．

O：夜間のみ39.5度，咽頭の発赤・圧痛(－)，胸部のラッセル音(－)，乳房の発赤・腫脹・硬結(－)，腹部は柔らかく，圧痛・抵抗(－)，創部は発赤・腫脹(－)，子宮底は臍下3横指・圧痛(－)，帯下は粘血性で悪臭(－)，右腰部叩打痛(＋)

A：右腎盂腎炎が弛張熱，右腰部叩打痛(＋)から可能性が高い

P：

診断計画：尿培養，帯下培養，CRP，WBC

治療計画：飲水，抗生剤

教育計画：腎盂腎炎の可能性が高いです．尿に細菌が入って起きる病気ですので，尿量が増えれば細菌数が減って早く改善します．毎食後と食間に200 ml以上の水分を摂ってください．母乳を与えても大丈夫な抗生剤がありますので，これを尿量を増やす目的もあり点滴で朝・夕の1日2回で3日間実施します．3日目には抗生剤が効いて熱が下がると思います．細菌と薬の相性が合わなくて治りが悪い場合は，細菌培養の結果と血液の結果を見てまた検討し直します．

このように，クリニカル・パスから外れて発熱などのバリアンスが発生した場合は，その問題点を問題リストに挙げる．初期計画でその原因を確定するため呼吸器感染，乳腺炎，創部感染，子宮内感染，尿路感染を想定してデータを集める．SOAPで記載し問題点をどのように処理・検討しているのかがわかる経過記録を作成する．上記のような記載ならば担当医が何を想定し問題に対処しているのかわかるので，スタッフ，同僚医師のピアレビュー(仲間同士の検討)や指導医によるオーディットがしやすい．また，教育効果の向上にも寄与する．

①温度表(❽)

正常分娩後に必要なチェック項目(体温・脈拍・食事量・尿量・排尿排便回

○崎△子 様 32才 病名 SS 40W1d 0経陣発

暦日	8/10	11	12	13	14	15	16
病日	1		3		5		7
		1	2	3	4	5	6

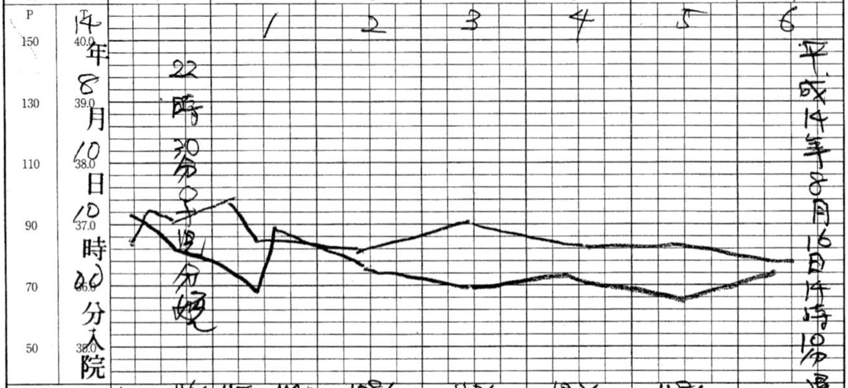

	8/10	11	12	13	14	15	16
血圧	120/60 116/80	118/70 104/68	108/68	110/60	102/70	118/76	
食種							
摂取量	10						
尿量	mℓ	mℓ	mℓ	mℓ	mℓ	mℓ	mℓ
尿回数	2+3	6	7-8	7	8	8	
便通	0	0	2	1	0	2	
体重	63						
安静度							
清潔							
処置 悪露		60					
再悪露		20/80					
乳房の状態 乳房							
乳輪							
乳頭	[形: やや大きい] [軟度 硬目]						
症状 子宮底		2F 2	3	3	4	中央	中央
子宮硬度		良 良	良	良	良	良	良
悪露の量		少	少	少	少	少	少
創部腫脹		± ±	−	−	−	−	−
後陣痛		+ −	±	±	−	−	−
創痛		+ ± ±	±	±	−	−	−
乳緊		− − −	− ±	±	+	+	+
乳汁分泌量		− − −	− +	+	++	++	++
痔痛		+ + ++	++ +	+	+	±	−
サイン							
備考 身長							

A4 上44.5 13.12 20,000 後出血 380ml

温度表フローシート

8 温度表

ID No 12-3456

Name ○崎△子

age 32

身長 166 cm　体重 58 kg　LMP　BBT　CRL

Gr.	2 ×
Para.	0 × g

EDC 8/9

LMP 5/2 ～

血型 (　　)

ZXP I

HBs (—)
HCV (—)
STS (—)
RT (32)
CT (—)
HIV (—)

Date	W＋D	Dr.	蛋白	糖	体重	Hb	血圧	子宮底	児頭	児心音	浮腫
	20										
	21										
	22										
H14.4.18	㉓+6	宮本	−	−	64.1		128/77	21	／	＋	−
	24										
	25										
H14.5.9	㉖+6	宮本	−	−	65	10.0	130/80	24	／	＋	−
	27										
	28										
H14.5.30	㉙+6	宮本	＋	−	65.5		132/79	26	／	＋	−
	30										
	31										
H14.6.20	㉜+6	宮本	±	±	66.3		134/90	28	↓	＋	−
	33										
H14.7.4	㉞+6	宮本	±	＋	66.5		125/77	30	↓	＋	−
	35										
H14.7.18	㊱+6	宮本	±	±	67.4		138/87	32	↓	＋	＋
H14.7.25	㊲+6	宮本	−	−	67.7		138/85	31	↓	＋	＋
H14.8.1	㊳+6	宮本	−	−	68.1		143/90	32	↓	＋	＋
H14.8.8	㊴+6	宮本	−	−	68.5		141/92	32	↓	＋	＋
	40										

9 妊娠経過表①：実物は①と②がA4の見開きの状態になるよう診療録にセットする．

Comment

Guthmann

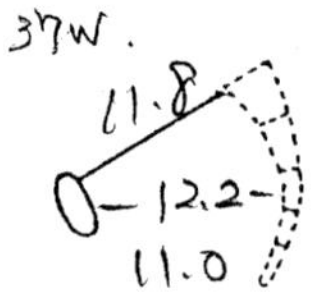

分娩方針 経腟へ

P. P.	C. leng	Os	
／	2.5	0	
／	2.5	0	時々ハル、Ⓟ安静、ウテメリン
head	2.5	0	推定1840g 30w3D 0.5SD
head	2.5	0	
head	2.5	0	推定2570 35w6D 0.6SD
			Ⓐ Ⓟ 中毒症で母児に危険
head −3	2	0.5	Ⓢ 手足ムクム 減塩食
−3	2	1.5	$E_3 \geqq 20$.
−2.5	1.5	2.0	$E_3 \geqq 20$
−2	1.0	2.5	$E_3 \geqq 20$.

分娩予約

当院

他院

(　　)

血糖

(　　)

入説

／

(　　)

血2 ／

9 妊娠経過表 ②

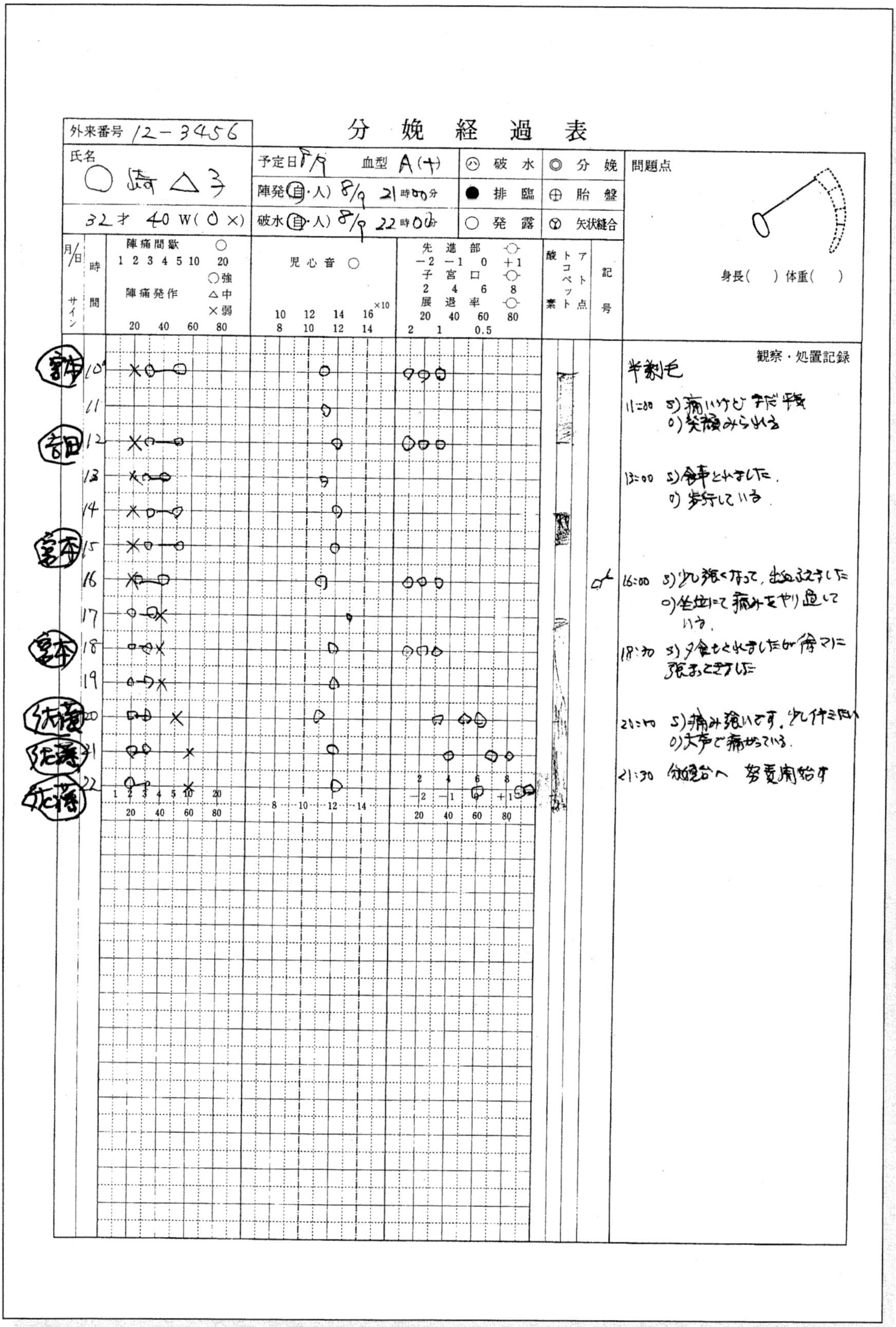
外来番号 12－3456
分娩経過表
氏名 ○崎△子
32才 40 W（0 ×）
予定日 8/9
血型 A（+）
陣発（自・人）8/9 21時00分
破水（自・人）8/9 22時00分
⊘ 破水
● 排臨
○ 発露
◎ 分娩
⊕ 胎盤
矢状縫合
問題点
身長（ ）体重（ ）
月/日 サイン
時間
陣痛間歇 1 2 3 4 5 10 20
陣痛発作 20 40 60 80
○強 △中 ×弱
児心音 10 12 14 16 8 10 12 14 ×10
先進部 −2 −1 0 +1
子宮口 2 4 6 8
展退率 20 40 60 80
2 1 0.5
酸素
トコペット
アトト点
記号
観察・処置記録
半剃毛
11:00 S）痛いけどまだ平気 O）笑顔みられる
13:00 S）食事とれました。 O）歩行している
16:00 S）少し強くなって、出血ふえました O）坐位にて痛みをやり過している。
18:30 S）夕食もとれましたが徐々に強まってきました
20:00 S）痛み強いです。少し休みたい O）大声で痛がっている。
21:30 分娩台へ 努責開始す
宮本
吉田
宮本
宮本
佐藤
佐藤
佐藤

⑩ 分娩経過表

数・子宮底，乳房の状態など)を記入する．経過が一目で見れるので状態の把握が早い．

必須項目以外のことは一般的な経過記録のページに記載する．

② 妊娠経過表(❾)

一覧性のよい表形式の診療録を採用する．尿糖・尿蛋白，子宮底の変化，体重の変化，胎児の胎位・胎向，血圧・浮腫の変化が一目でわかる．SOAP 欄を右に設け，項目以外の患者さんの状態を記載する．以前のデータがこのページに変わったところで抜けることがあるので，問題リストに載せるべき項目を表の上部のチェックリストで確認する．

③ 分娩経過表(❿)

分娩の 3 要素の変化が一目で見れるようになっていて経過が認識しやすい．経過が長引いて次の用紙に移るときは要約を右上のメモ欄に記載する．患者さんの訴えやそれ以外の観察項目は SOAP 形式で横の空欄に記載する．

・手術記録： 若い医師は手術を学び始めなので，術式の記載が主で所見が抜けている記録も多い．手術中の所見をどのように処置し，どうなったかの記載が重要である．

7-7 緊急時の記載

異常が起きた場合には，SOAP で書くことにこだわらず，所見と処置を正確に時系列に沿って記載する．1 人を経過記録の記載専門に役割を与えると重要な処置や所見が漏れなく記録できる．後から思い出しての記載は不正確であり，時間もかかる．緊急事態の発生した患者さんには，その後も変化がなくても訪室時の所見は逐次記載する習慣をつける．訪室の回数も誠意の現れとみなされる．

よい診療録こそ患者さんに信頼の厚い診療を提供するキーワードであり，我々医療サイドのスタッフの安全を守る鎧であることを肝に銘じる．そして，患者さんとともによりよい記録づくりに普段からの手入れを怠ってはならない．

8 小 児 科

診療録を，“患者さんの診療過程で得られた情報のすべてを含む”ものとして述べることとする．医師の記載義務として「診療終了後に遅滞なく記載する」（医師法24 条）とあるが，特に小児科では状況が変化しやすいだけに，より重要である．また情報開示を当然として受け止め，診療録においても患者さん参加型の医療を進めていく時代に入ったと思われる．一方，医療訴訟の増加傾向に対応し，法的にも医療者防衛の観点で正確な事実が記載されている必要がある．特に小児科領域では，子どもを取り巻く親とかの言動内容も記載しておくことが重要になる．さらには，医療の質を評価したり，臨床研究あるいは教育のためにも，事実に基づいた止確な診療録は重要である．

記載に際しては，紙カルテであれば，当然 “読むことができる”が前提となるが，電子カルテであれば，読めない字の問題は解決される．しかし，内容が患者さんに理解できることを念頭において記載する必要がある．日本語で記載するかどうかについては，それぞれの施設での規則によるが，患者さんだけでなく他の医療者が理解できる必要がある場合には，日本語記載を考慮する．本章では，小児科特有の点を考慮し，我々の施設（倉敷中央病院，以下 当院）での実例を示しながら，診療録記載のポイントを述べてみる．

8-1　外来診療録

8-1-1　予診票と問診

小児科では一般的に診察する患者さんの数が多く，十分に情報を得る時間的余裕がないことがある．したがって，できるだけ待ち時間中に予診票なりを使用して，受診理由の情報を得ておく必要がある．当院では，前もってご家族などに記載していただいた予診票をそのまま貼る「質問用紙貼付」欄を設けている．

小児では，発達歴，予防接種歴は重要なので，診察時にさらに質問しながら確認する必要がある．発達歴では，受診の内容に応じて，出生に至る状況，運動面の発達（頸のすわり，お坐り，歩行など）だけでなく，知的なあるいは情緒的な発達についても聴取する．ご家族，特に母親の子どもへのかかわり方の観察で得られた情報も記載しておくとよい．予防接種歴では，できるだけ母子（健康）手帳を持参していただいて参考にする．ときに，「三日ばしか」と「はしか」を勘違いされていたりなども経験するところである．

また，医療訴訟との関連でもアレルギー歴，特に薬物，食べ物などについては必ず聴取するよう習慣づけておく．もし，既往があれば赤字で記載するなど，他

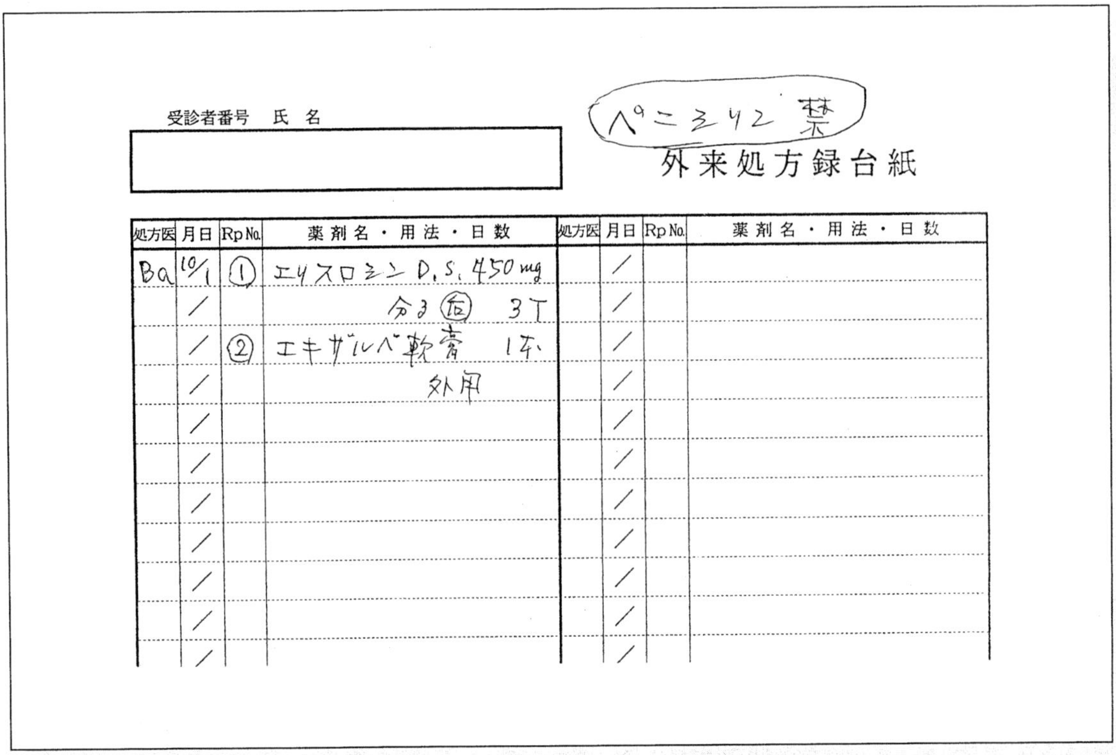

(ペニシリン禁)

外来処方録台紙

受診者番号　氏　名

処方医	月日	Rp No.	薬剤名・用法・日数	処方医	月日	Rp No.	薬剤名・用法・日数
Ba	10/1	①	エリスロシンD.S. 450mg		/		
	/		分3 ㊧ 3T		/		
	/	②	エキザルベ軟膏 1本		/		
	/		外用		/		
	/				/		
	/				/		
	/				/		
	/				/		
	/				/		
	/				/		
	/				/		

人にも目に付きやすいように工夫する．薬物であれば，処方欄にも記載する(たとえば，赤字で「ペニシリン禁」)(❶).

❶ 外来処方録台紙(禁忌事項)

家族歴については，喘息では家族の喘息とかアレルギー病患の有無，熱性痙攣では両親の幼少時の熱性痙攣の既往などを聴取することも必要であろう．

8-1-2　診察所見

全身を要領よく診察し，その所見を可能な限りチェック方式で記載できるようにしておく(電子カルテの場合は，テンプレート方式で要領よく入力できるように工夫する)．所見内容は，あまり詳しくしすぎないほうがよいと思われる．当院の外来初診所見用紙を ❷ に示すが，チェック項目は少なくして，必要なら他の所見は余白に記載するようにしている．図については現在は印鑑を使用したりしているが，電子カルテでは図を選択することで対応できる．

8-1-3　検査，処方，病名

検査や処方については，診療録あるいは画面でご家族などに確認していただきながら，指示を出す習慣にしておいたほうがよい．病名はそのつど記載する必要がある．この点は，レセプト(保険診療)との関連でそれぞれの施設での対応があるものと思われる．特に検査したときや処方したときには，それぞれの対応病名が必要であることを認識しておくことであろう．小児科では，原因究明のため多くの検査を行ったときや，外用薬とか点眼薬の処方を依頼された場合に，病名記載を忘れやすいようである．病気によっては，診断書類に初診日が必要なことがある．したがって長期にフォローする必要がある疾患の場合には，1年とか数年

現　症

体温 38.2℃　　年齢 4 歳　カ月　日

皮膚

蒼白 ⊖・+　　チアノーゼ ⊖・+

浮腫 ⊖・+　　黄疸 ⊖・+

発疹 ⊖・+　　出血斑 ⊖・+

胸郭変形 ⊖・+

心臓

心雑音 ⊖・+

脈拍

脈拍数　　/分

リズム (整)・不整

体重：15 kg

呼吸

呼吸数　　/分　努力性(−)

頭部・頸部

大泉門　　cm × 　　cm

膨隆 −・+　　陥没 −・+

眼脂 ⊖・+　　結膜充血 ⊖・+

扁桃

腫脹 ⊖・+　　発赤 ⊖・+

滲出液・膿 ⊖・+

咽頭発赤 −・⊕

コプリック斑 ⊖・+

苺舌 ⊖・+　　舌乾燥 ⊖・+

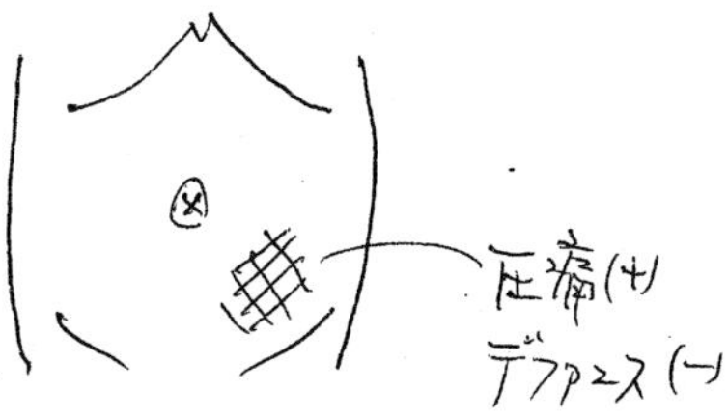

頸部リンパ節腫脹 ⊖・+

肺

ラ音 ⊖・+

腹部

肝腫脹 ⊖・+(　　cm)

脾腫脹 ⊖・+(　　cm)

腫瘤 ⊖・+

ケルニッヒ徴候 ⊖・+

項部強直 ⊖・+

バビンスキー反射 −・+

PTR　右(　　)　左(　　)

次回 3月5日・(診察)・投薬・指示(有　無)

新処方貼付（要・不要）注射(　　)

薬剤情報提供（(有)・無）包交(　　)

診断(確・仮) 感冒性胃腸炎

R/O 細菌性腸炎

（腹痛が強い、持続する、血便をみるまでは便持参、再来のこと

2 外来診療録(現在)

に1回の受診としても，初診日を残しておくようにする．

8-1-4 その他

紹介状，その返事，診療情報提供書(逆紹介を含む)などは，必ず写しを外来診療録に貼付しておく．また，外来で依頼された各種診断書類は，必ずコピーを貼付しておくことが重要である．

当院では，予防接種，注射・輸液指示は，それぞれ別のページを作成している．

再診の場合は，新たな問題であれば，初診と同様に情報を得る必要があるが，ほとんどの場合は，感染症とかフォローアップが多いので，簡単に現病歴，身体所見を記載する．特殊外来では専用の印鑑(電子カルテでは「専門外来テンプレート」)などを使用して，受診箇所をわかりやすくしておくと便利である．

当院では1患者1診療録となっているので，他科情報は容易に参照できるし，端末画面で検査データや処方も参照できる．

8-2 入院診療録

8-2-1 患者基本情報

1ページ目は患者基本情報が記載されている．小児の場合，短期の入院といえども，予防接種歴とアレルギー歴は必ず聴取するよう習慣づけておく(電子カルテでは新たな情報を加える)．院内感染を配慮するときに重要な情報となる．アレルギー歴は，薬の処方や注射薬の選択，食事の選択などに必要な情報である．当院では，❸のように左上に「禁忌(特記事項)」内に記載するようにしている．基本情報は看護情報として聴取することもあるので，重複しないようにする．入院時ご家族に「ご入院される方へ」の質問用紙を記入していただき，その情報を利用するようにしている．

8-2-2 身体的所見

入院の場合はネガティブ情報を含めて，すべて記載するようにする(❹に一部を示す)．特に皮膚所見とか，肝臓・脾臓などの触診所見などは図示するとわかりやすい．場合によっては写真を撮影して貼付しておく．

8-2-3 入院診療計画書など

入院時に書く必要がある書類に，入院診療計画書がある(❺)．看護関係の項目はあらかじめ表に入れておき，簡単に記入できるようにしておく．クリティカル・パスが作成してあれば，患者さんへは患者さん用のパスで説明し，クリティカル・パスを貼付すればよい．今回は，心臓カテーテル検査入院の説明・同意書(❻)，診療用パス(❼)，患者さん用パス(❽)を例として示す．インフォームド・コンセントについては，❻に示したように，説明項目はチェック方式とし，同

受診者番号

財団法人 倉敷中央病院入院病誌

主治医：AB／YZ

小児科

禁忌（特記事項）　卵 注意

← 薬物、食物アレルギーも記入する

初診	2003 年 1 月 10 日	点検日 1/18
入院	2003 年 1 月 12 日	科主任又は代行者確認サイン ◯
退院	2003 年 1 月 17 日	

1 病棟 5 階（㊡・南）　転科転棟　科　病棟　階（西・東）　転医

氏名：倉敷 太郎（㊚・女）　明・大・昭・㊥ 10 年 10 月 10 日生　年令 4 年 2 ケ月

現住所：倉敷市美和 1丁目1-1　本籍（都・道 府・県）　親の職業

転帰：①治癒 ②軽快（○印） ③未治 ④悪化 ⑤事故 ⑥死亡　剖検（無・有 No.　）⑦検査入院

紹介医：無・㊒（住所氏名）○○医院 △△先生

診断	入院時診断
気管支喘息	気管支喘息
気管支炎	咽頭炎
膿痂疹	

家族歴

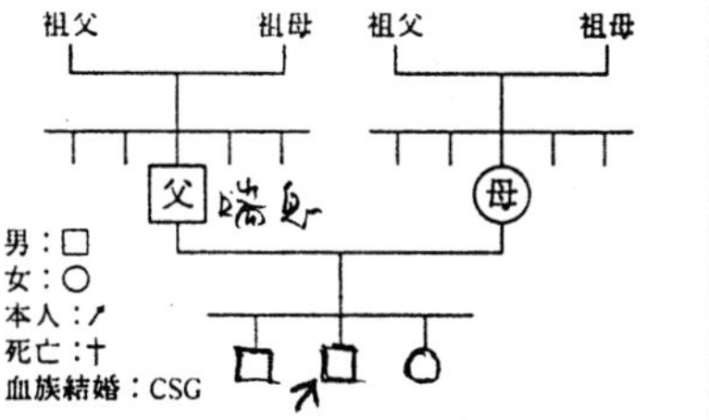

男：□　女：○　本人：↗　死亡：†　血族結婚：CSG

①心疾患（－・＋），②腎疾患（－・＋），③肝疾患（－・＋），④喘息（－・㊉），⑤結核（－・＋），⑥血液疾患（－・＋），⑦神経疾患（－・＋），⑧糖尿病（－・＋），⑨膠原病（－・＋），⑩癌（－・＋），⑪性病（－・＋），

アレルギー（ピリン系剤，造影剤，抗生剤，食物など）
本人：卵で蕁麻疹
家族：父：ペニシリン

発達歴	既往歴	予防接種
同胞：3 人中 2 番目	仮死：㊀・＋	ポリオ：未・㊈
出生時体重：2950g	高ビリルビン血症：－・㊉	3混（DPT）：未・㊈（Ⅰ1・2・3，Ⅱ）
在胎週数：39 週 0 日	けいれん：㊀・＋（　歳）無熱・有熱	麻疹：㊍・済
笑：　カ月	麻疹：未・㊈（　歳）	
頸定：3 カ月	百日咳：㊍・済（　歳）	
初歯：6 カ月	風疹：㊍・済（　歳）	
坐：7 カ月	流行性耳下腺炎：㊍・済（　歳）	
這：　カ月		
独立：　カ月	水痘：未・㊈（　歳）	
独歩：13 カ月		
識人：　カ月	反復性扁桃炎：㊀・＋（　回/年）	BCG：未・㊈（　年　月）
発語：　カ月	入院歴：－・㊉	ツ反応：－・＋（　年　月）
栄養法：	3才：喘息発作	－・＋（　年　月）
母乳を飲ませた期間：4 カ月		

主訴：発熱，咳嗽，喘鳴

現病歴
1/9 発熱 咳嗽
1/10 救急センター受診
内服薬処方
1/11 喘鳴出現，発熱持続
1/12 症状軽快せず，食欲低下
（近医より紹介され来院）

T 300007　　1　　A－1

3 小児科入院病誌

入　院　時　所　見

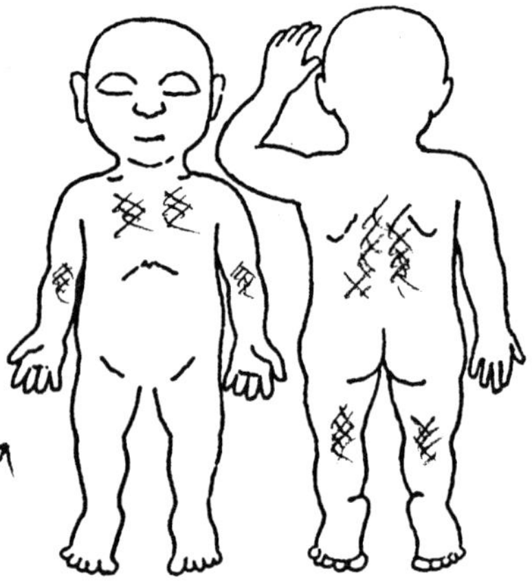

I．身　長： ＿＿＿ cm

体重：＿＿＿ kg（同身長の標準体重＿＿＿ kg）

脈拍数：80 ／分

呼吸数：30 ／分

血圧：＿／＿（測定部位＿＿＿）

II．全身状態

1．重症度：重症・中等症・軽症
2．意識障害：⊖・＋（レベル＿＿＿）
3．緊急性：－・⊕＿＿＿
4．肥　満：⊖・＋＿＿＿
5．るいそう：⊖・＋＿＿＿

III．皮　膚

1．黄疸：⊖・＋＿＿＿
2．蒼白：⊖・＋＿＿＿
3．皮膚緊張：良・不良＿＿＿
4．発疹：－・⊕ アトピー性皮膚炎
5．色素沈着：⊖・＋＿＿＿
6．浮腫：⊖・＋＿＿＿
7．創　：⊖・＋＿＿＿

IV．頭　部

1．形態の異常：⊖・＋＿＿＿
2．頭髪の異常：⊖・＋＿＿＿
3．大泉門：閉鎖・開存（＿＿ cm×＿＿ cm，膨隆・平坦・陥凹）
4．骨縫合離開：⊖・＋＿＿＿
5．頭蓋癆：⊖・＋＿＿＿

V．顔　面

1．顔貌の異常：⊖・＋＿＿＿
2．眼
　i．眼脂：⊖・＋＿＿＿
　ii．結膜の異常：⊖・＋（眼球：黄疸・充血・出血，眼瞼：充血・貧血）
　iii．瞳孔の左右不同：⊖・＋＿＿＿
　iv．対光反射の異常：⊖・＋＿＿＿
　v．眼球振盪：⊖・＋＿＿＿
　vi．斜視：⊖・＋＿＿＿
　vii．眼球突出：⊖・＋＿＿＿
　viii．その他：＿＿＿

3．耳・鼻
　i．耳漏：⊖・＋＿＿＿
　ii．鼻　汁：－・⊕ 少し
　iii．その他：＿＿＿

4．口唇・口腔
　i．口唇の異常：－・⊕（乾燥・チアノーゼ・発赤）ヤン
　ii．口　臭：⊖・＋＿＿＿
　iii．う　歯：－・⊕＿＿＿
　iv．歯肉の異常：⊖・＋＿＿＿
　v．舌の異常：⊖・＋（乾燥・苺舌・乳頭増殖）＿＿＿
　vi．口腔粘膜の異常：⊖・＋（発赤・アフタ・が口瘡・粘膜疹・コプリック斑・出血斑）
　vii．扁桃の異常：⊖・＋（発赤・腫脹・膿苔）＿＿＿
　viii．咽頭発赤：－・⊕＿＿＿
　ix．後咽頭の異常：⊖・＋（腫脹・後鼻漏・その他＿＿＿）

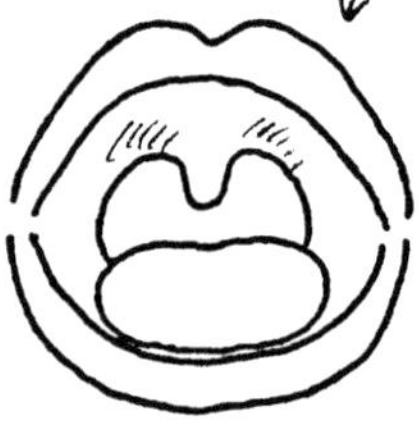

2

4 入院時所見（一部）

入院診療計画書 平成　年　月　日

診療科：　　　　ID:　　　　患者氏名：　　　　様

今回の入院につきまして，現時点での診療計画は以下の通りです。なお，この説明は現在の病状から予測される範囲のものです。病状等に変化がございましたら，その都度ご説明をさせていただきます。ご不明の点がございましたらお申し出ください。

1．入院期間：約　4　日間　入院日：8/20　退院予定日：8/23
2．病　　名：無菌性髄膜炎，脱水症
3．症　　状：発熱，頭痛，嘔吐
4．治療計画：手術予定日：　　　　検査予定日：

経過（手術日・退院日）		8/20 日目 入院日	8/21 日目	8/22 日目	/ 日目	/ 日目	/ 日目	8/23 日目 退院日
治療 薬剤（点滴・内服）		点滴 ──────────→						
処置								
検査		ルンバール						
安静度	①病院内フリー ②病棟内安静 ③病室内安静 ④ベッド上安静	──────────→						
食事種類 1.絶食 2.水分 3.食事内容（栄養士による指導含む）	①自立 ②器具・装具によりセルフケア可 ③介助が必要	─────→	頭痛なければ ──────→					
清潔 1.入浴 2.シャワー浴 3.(清拭)	①自立 ②器具・装具によりセルフケア可 ③介助が必要	─────→						
排泄 1.トイレ 2.ポータブル (3)床上排泄 4.バルンカテーテル 5.その他	①自立 ②器具・装具によりセルフケア可 ③介助が必要	─────→						
患者様およびご家族への説明		背中から髄液を採取します。点滴もします。						発熱なく頭痛が軽快すれば退院です。

担当医（主治医）：　　　　入院病棟：　　　　担当看護師：

5 入院診療計画書

～心臓カテーテル・心血管造影検査（心カテ・アンジオ検査）について～

倉敷中央病院心臓病センター小児科

［目的］　直径１～２mm程の人工の細い管（カテーテル）を直接心臓の中に挿入して採血をしたり血圧を測定し、また心臓の中に造影剤（レントゲンで見える液体）を流して心臓の動きや形、血管の走行や位置関係などを評価します。

［方法］　通常足の付け根（鼡径部）のところから針を刺し（大腿静脈および動脈穿刺法）、シースという血液が逆流するのを防止する弁のついた管を血管に留置して、そこよりカテーテルを挿入します。大腿静脈が閉塞している場合や特殊な手術の後などでは首（内頚静脈）から穿刺を行う場合があります。以上の穿刺法では傷は３mm前後で１か月後にはほとんどわからない程度となりますが、ごくごくまれには皮膚を１cm前後切開して直接血管を露出させてからカテーテルを挿入しなければならないこともあります（静脈切開法）。その場合には検査の後で皮膚を縫う必要があり、傷痕が少し残ります。

［検査中の麻酔］　通常は点滴のところから静脈麻酔薬を投与して眠っている間に行います。中学生以上で安静がたもてる場合には前投薬と穿刺部の局所麻酔のみで行うことが可能です。

［検査時間］およそ２～３時間です。

［結果］検査終了後、担当主治医の方から御家族にシネフィルム（映画のフィルムのようなもの）を見ていただきながら説明を致します。

［合併症］検査を行う上での起こりうる合併症について説明致します。

（手術する説明が済めば）

☑ 出血	☑ 穿孔
☑ 血栓	☑ 結び目
☑ 不整脈	☑ 発熱・嘔吐
☑ 感染	☑ カテーテル治療に伴う合併症（別紙）→別の説明書を用意
☑ 造影剤	☑ その他；チアノーゼ発作の誘発

以上、心臓カテーテル・心血管造影検査について目的、方法、起こりうる合併症などについて説明を行いました。

年　　月　　日　　　　主治医＿＿＿＿＿＿＿＿＿＿印

以上の十分な説明をうけ、患児＿＿＿＿＿＿が上記検査を受けることに同意します。

年　　月　　日　　＿＿＿＿＿＿＿＿（続柄；　　）印

＿＿＿＿＿＿＿＿（続柄；　　）印

302445

C−1

6 心カテ・アンジオ検査説明・同意書

心臓カテーテル検査(診療用)

ID　　　　　　　　　主治医

患者名　　　　　　　　　様　　受持看護婦

項目＼日付	心カテ前日 月　日	心カテ当日 月　日 心カテ前	心カテ当日 月　日 心カテ後	心カテ後１日目 月　日	out come
検査	□心カテ前検査 血液検査 胸部X線 UCG ECG □セファメジンα 皮内テスト □検査データチエック	心　カ　テ			・心カテ後合併症がない
診察 薬物治療	□入院時診察 □外来処方薬 □服薬指導	□絶食時間までに内服 □前投薬 １時間前 内服or坐薬 30分前皮下注 □ヘパロック □セファメジンα iv	□排尿後または指示後点滴抜去 □外来処方薬開始	□退院時診察	
観察 処置	□バイタルサイン測定(BPTPR) □剃毛 □身長・体重測定 □足背印つけ	□バイタルサイン測定(BPTPR) ２回 □ペンレス貼付 □カテ出し前排尿	□バイタルサイン測定 カテ後観察４回 □第１尿の排尿時間と量をチエック	□バイタルサイン測定(TPR) □包交	
食事	□病院食	□絶飲食 (検査３時間前から)	□全覚醒後特変なければ 20～30ml飲水可 30分後嘔吐なければ 食事開始可	□病院食	
日常生活行動　清拭	□清拭・入浴		□必要な場合は部分清拭	□清拭	
日常生活行動　排泄			□床上排泄	□包交まで床上排泄	
日常生活行動　安精度	□フリー	□フリー	□床上安静(シーネ固定) 乳幼児は状況により判断	□包交後フリー (心カテ後24時間)	・退院後の生活指導が理解できている
教育指導	□入院時オリエンテーション □病歴聴取 □心カテ前オリエンテーション □床上排泄練習(２回) □心カテ前説明(医師より) □同意書受領	□検査所要時間の説明	□心カテ結果説明(医師より) □心カテ後の注意事項の再度の説明 (安静、食事、飲水) □説明後理解度確認		
その他	□ヨード問診票 □血管造影室連絡表 □麻薬・注射伝票			□見舞金支給申請書 □退院時生活指導	
バリアンス					
実施責任者及び実施済サイン	深　日　準	深　日　準		深　日　準	

K　　※　深夜―赤　日勤―黒　準夜―青でチエック

7 クリティカル・パス(心臓カテーテル検査－診療用)：□の項目は，施行したらそのつどチェックする．

心臓カテーテル検査を受けられる方へ

患者氏名＿＿＿＿＿＿＿＿＿＿＿＿様　主治医＿＿＿＿＿＿＿＿＿＿　受持看護婦＿＿＿＿＿＿＿＿

日付 項目	カテーテル前日 月　日	カテーテル当日 月　日 カテーテル検査前	カテーテル当日 月　日 カテーテル検査後	カテーテル検査後1日目 月　日
検　査	・血液検査、尿検査、心電図、心エコー、胸部レントゲンなどをします ・抗生剤の皮内テストをします	心　カ　テ		
診　察 薬について	・外来処方薬は、つづけて飲んでください ・退院までに薬剤師による服薬指導があります	・鎮静目的で 坐薬をいれます （　時　分） 飲み薬をのみます （　時　分） 注射をします （　時　分） ・処置室で点滴と抗生剤注射をします （　時　分）	・排尿後または医師の指示後点滴を抜きます	・ガーゼを交換して固定板を除去します （　時頃）
観　察 処　置	・朝、昼、夕3回検温があります ・足に印をつけます ・身長、体重を測ります ・必要なら毛ぞりをします	・痛み止めのシールを貼ります （　時　分） ・手術衣に着替えます （　時　分） ・朝と注射の後、検温をします ・カテーテル検査室へ行きます （　時　分）	・カテーテル検査室後4回観察をしますのでその都度検温があります （　時　分） （　時　分） （　時　分） （　時　分）	・朝、昼、夕3回検温があります
食　事	・病院食です	・カテーテル検査3時間前から絶飲食です （　時　分）	・しっかり目が覚めたら20ml程度飲水し30分様子を見て、吐かなければ食事ができます	・病院食です
日常生活について　清潔	・入浴できます		・必要な場合は体を拭きます	・必要な場合は体を拭きます
日常生活について　排泄	・ベッド上で寝たまま排泄する練習を2回します	・カテーテル検査前に排尿を済ませておきましょう	・ベッド上で寝たまま排泄します ・カテーテル検査後始めての排尿時間と量をチエックします	・ガーゼ交換が済むまで、ベッド上で寝たまま排泄します
日常生活について　安静度	・制限はありません		・足を板で固定するため、ベッド上で安静にしていてください ・検査した方の足を曲げないように抱っこしてもいいです	・ガーゼ交換が済んだら制限はありません
説　明 その他	・主治医よりカテーテル検査に関する説明があります ・看護婦よりカテーテル検査に関するオリエンテーションがあります ・準備するものは （　　　　　） です	・注射の後、こちらでも十分観察しますが呼吸状態に注意してください	・主治医よりカテーテル検査の結果説明があります ・こちらでも十分注意しますが足を曲げてしまった場合、出血していないか注意してください	・主治医より退院後の生活や次回受診日についての説明があります ・看護婦より退院後の生活について説明があります

8 クリティカル・パス（心臓カテーテル検査－患者さん用）：説明しながら予定時間を記入していただく．

時に同意書として使用できるようにしている．

8-2-4　経過記録，指示録など

問題リスト，経過記録については，POS に準じた記載を心がけている．研修医の指導にも使用できるし，看護師が理解するのに適しているように思う．当小児科では指導医も記載するので，記載したらサインを入れることを原則としている．

指示については，一般指示，検査指示，処方指示，注射指示を別個に扱って指示をするようになっている．ただし，化学療法剤については，❾のごとく医師，薬剤師ともにダブルチェックをしてミスを防ぐようにしている．

8-2-5　退院時サマリー

退院時サマリーは，端末に❿に示す入力画面を開いて入力することができるようにしている．特殊な疾患では，⓫(川崎病の場合)のごとく，別入力画面で情報を入力しておく．

8-2-6　総合周産期母子医療センター(NICU)

NICU(Neonatal Intensive Care Unit)では，⓬に示す入院病誌を使用している．退院時サマリーは，別途データベース用の入力画面から入力して，それが紹介病院(または医院)への返事になるようにしている(⓭)．また，ご家族へは「退院される方へ(退院療養計画書)」をお渡ししている．その際一言「何か変わったことがあったり，心配なことかあればご連絡下さい」と記載するようにしている．

8-3　各種書類

各種書類は，原則外来診療録に貼付するようにしている．入院時のみの同意書類などは入院診療録に貼付してもよい．

診療録の中で，小児科で特に配慮すべき項目を中心に，当院の診療録を示しながら述べてきた．今後コンピュータ化された時点で，電子カルテ・マニュアルを改めて作成する必要がある．研修医の行為については，特に述べなかったが，病院での内規で指導を受ける範囲を明確にしておく必要がある．

とにかく，正確により早くをモットーとして診療録を記載していただきたいものである．

小児科化学療法指示録（1/5）

プロトコール名：小児脳腫瘍 protocol (Regimen 1)　　2001.11.22 改訂

病棟名（　　）　患者名（　　）　年齢（　　）　ID（　　）

体重（　　）kg　身長（　　）cm　体表面積（　　）㎡

薬品名：オンコビン　1.5mg／㎡＝　　mg　　第1日

エンドキサン　1000mg／㎡＝　　mg　第1，3，5日

ベプシド　100mg／㎡＝　　mg　　第1，2，3，4，5日

ブリプラチン　90mg／㎡＝　　mg　　第5日

施行上の注意：原則として中心静脈（ブロビアックカテーテル）を使用。
点滴静注は原則としてすべて輸液ポンプを使用。

月　　日（　　日目）

済	予定時刻	実施時刻	ルート	用法	薬剤名（規格量）	指示量	施行量	ペース所要時間	施行者
					ソリタ T2（500ml） メイロン（20ml） ヘパリン				
	9:00		側管	静注	ガスター（20mg） 生食（20ml）	mg ml	A A		
	9:00		側管	点	カイトリル（3mg　3ml） 生食（　ml）	ml ml	A	ml/時 維持止め	
	10:00		側管	静注	**オンコビン**（1mg） 生食（20 ml）	＿mg ml	＿V		
	10:00		側管	点	**エンドキサン**（500mg） **エンドキサン**（100mg） 蒸留水（20ml） 生食（　ml）	＿mg ml ml	＿V ＿V A B	ml/時 維持止め	
	11:00		側管	点	**ベプシド**（100mg） 5%TZ（　ml）	＿mg ml	＿V B	ml/時 維持止め	
	21:00		側管	静注	ガスター（20mg） 生食（20ml）	mg ml	A A		

指示医	
確認医	
薬剤師	
薬剤師	
指示受	

❾ 小児科化学療法指示書（1日分のみ）

小児科退院時要約

サマリ記載者：

受診者番号	氏名	性別	生年月日 年齢
入院期間	―	主治医	
前回入院	―	紹介医	

診断名	主病名	併存症	続発症
	咽頭炎	気管支喘息	顔面湿疹
	熱性痙攣．		

転帰	フォロアップ

- 主訴・入院目的：
- 現病歴：
- 入院経過：
- 主な入院検査結果：
- 今後の方針：

検査データは、データベースから時系列でコピー可能.
図示も可能.

- 退院時処方　処方歴からコピー可能

⑩ 小児科退院時サマリー

発症年月日：　　，□エルシニア感染症，Wt:　　kg, Ht:　　cm

□同胞例，MCLS 診断基準　／6 項目（□不全型）　｜　，　回目再発，初発年月日：

γglb（品名　　）：□追加投与，　　g/日（　　－　　），　　g/日（　　－　　），計　　mg/kg/d　　日

発熱	－	二峰性	－	三峰性	－	発疹	－
二次疹	－	三次疹	－	結膜充血	－	ﾘﾝﾊﾟ節腫大	－
口腔内発赤	－	口唇発赤	－	手足発赤	－	いちご舌	－
硬性浮腫	－	膜様落屑	－	下痢	－	腹痛	－
心不全	－	腎不全	－	病名 1	－	病名 2	－

ｱｽﾋﾟﾘﾝ　　mg/日：　－　，　－　｜　ﾌﾛﾍﾞﾝ　　mg/日：　－

ｱﾝｷﾞﾅｰﾙ　　mg/日：　－　，　－

【入院時血液検査】	Hct	Hgb	WBC	Plt	Alb
GOT	GPT	Cr	BUN	LDH	CRP
IgG	IgA	IgM	ASO	C3	C4
CH50					
【尿検査】	Pro	Occ	WBC	B2m	NAG
Cr					

Plt 最低値：　　，Alb 最低値：　｜　井戸水使用（ND），水培養（ND）

Yp 凝集素価（ND）　入院月日:　，2A:　，5A:　，4B:　，5B:　，2 週:　，2A:　，5A:　，4B:　，5B:

Yp 便培養（ND）　年月日：　，直接法（　）／増菌法（　）

心カテ（ND）　年月日：　，CathNo.

心エコー（ND）　LCA：（　　mm），RCA：（　　mm），MR：　→grade　，PE：

便中 YPMgene（　　），全血 Vb ﾚﾊﾟﾄｱ（　　），血清 YPM 抗体（　　），SRL/PCR（ND）

退院後	月日	NCHYPMAb	院内凝集素	退院後	月日	NCHYPMAb	院内凝集素
2 週				1ヵ月			
3ヶ月				6ヶ月			

入院経過に貼布する．

11 川崎病退院時サマリー

倉敷中央病院入院病誌

産	科
受持医師	
分娩立合医師	

新生児　未熟児

小　児　科	
受持医師	

入院 20　年　月　日（出産日齢　）
退院 20　年　月　日（日齢　）

点検日　月　日	
科主任又は代行者確認サイン	

児コード		**氏　名**		**出産場所**	①本院　他院（②医院 ③助産所）④その他
母コード		母氏名　才		回経産 回経妊	分娩予定日 20　年　月　日
出産日時：	年　月　日　時　分			**在胎期間**：	週　日（　カ月）
男 女 不明	胎位・胎向・胎勢　第　位			単胎，　胎　第　児	生産　死産

①BBT ②LMP+USG(11Wまで) ③LMP ④USG(11Wまで) ⑤その他(?)

体重　g	SGA LightGA AGA LGA 不明　－・＋　SD	母WaR－・＋	1分　分　分	血液型
		Apgar Score		ABO　Rho(D)　rh″(E)
身長　cm　**頭位**　cm　**胸囲**　cm		蘇生に要した時間　分　秒		母
出生より入院までの期間　日　時間　分				父
収容時体温　℃，入院時間帯 ①深夜 ②日勤 ③準夜		O₂ 使用　分		児

入院中の発育	出生体重復帰：日齢　復帰時体重　g　退院時体重　g
栄　養	日齢 13 まで　①母乳 ③粉乳 ④混合　日齢 14 以後　①母乳 ③粉乳 ④混合
	強制栄養　日齢　～日齢
先天異常	大奇形（　）小奇形（0，1，2，3 以上）

FHR：なし／外側／内側　内圧

入院中の異常

臍帯血検査	
ビ値	・
Hb	・
PLT	・
Ret	・
直ク	－±＋

HPT　%

40－
⓪無；②低出生体重児
41－呼吸器疾患：②RDS(Ⅱ，Ⅲ，Ⅳ) ④MAS ⑥PFC ⑧肺低形成 ⑩一過性頻呼吸 ⑬胸水 ⑭肺炎 ⑯PIE ⑱気胸 ⑳気縦隔 ㉒無呼吸発作 ㉔新生児慢性肺疾患（Ⅰ，Ⅱ，Ⅲ，Ⅳ，Ⅴ，Ⅵ）㉖横隔膜ヘルニア ㊾その他（　）
42－循環器疾患：④先天性心疾患（　）⑥低出生体重児PDA ⑧不整脈 ⑲心筋炎 ㊾その他（　）
43－血液疾患：②吐血・下血（真性メレナ，仮性メレナ，）④Vit.K 欠乏 ⑥血小板減少症 ⑧貧血 ⑩多血症 ⑫DIC ㊾その他（　）
44－消化器疾患：②初期嘔吐 ④唇裂 ⑥口蓋裂 ⑧幽門狭窄 ⑩腸炎 ⑫NEC ⑭消化管閉鎖 ⑯鎖肛　他（　）⑱ヒルシュスプルング病 ⑳腹膜炎 ㉒臍帯ヘルニア ㉔肝炎 ㉖胆道閉鎖 ㉜その他の小児外科疾患（　）
45－高間接ビリルビン血症：②(最高　mg/dℓ)〔日齢　日〕④(緑 黄 赤) ⑥UB(最高　μg/dℓ)(日齢　)
46－新生児溶血性疾患：②(黄だん型　貧血型　直接クームス（＋）のみ) ④〔抗　抗体〕
47－腎・泌尿・生殖器：②急性腎不全 ④尿道下裂 ⑥半陰陽 ⑧ポッター症候群 ⑩水腎症 ㊾その他（　）
48－頭蓋内出血：②硬膜外 ④硬膜下 ⑥蜘蛛膜下 ⑧脳内 ⑩脳室内（Ⅰ，Ⅱ，Ⅲ，Ⅳ）⑫後頭蓋窩 ㊾その他（　）
49－中枢神経系疾患：②低酸素性脳症 ④水頭症 ⑥脊髄髄膜瘤 ⑧新生児痙攣 ⑭脳梗塞 ⑯PVL ⑱孔脳症 ⑳難聴 ㉒脳奇形 ㊾その他（　）
50－代謝・内分泌疾患：②低血糖（成熟児30mg/dℓ以下，低出生体重児20mg/dℓ以下）④低Ca血症 ⑥低Na血症 ⑧先天代謝異常 ⑩くる病 ⑫微量金属欠乏 ⑭先天性副腎性器症候群 ⑯先天性甲状腺機能低下 ⑱高K血症 ㊾その他（　）
51－感染症：②敗血症 ④髄膜炎（化膿症，無菌性）⑥尿路感染症 ⑧膿痂 ⑨MRSA感染 ⑪GBS感染 ⑬カンジダ感染 ⑭HB母子感染 ⑮HCV母子感染 ⑯TORCH感染 ⑰先天感染 ⑱梅毒 ⑳腸管系ウイルス感染 ㊾その他（　）
52－分娩損傷：②頭血腫 ④帽状腱膜下血腫 ⑧上腕神経叢麻痺 ⑩鎖骨骨折 ㊾その他の骨折（　）
53－眼科疾患：⑧涙嚢炎 ⑩先天性涙道閉鎖・狭窄 ⑫未熟児網膜症（要治療）・盲（右，左）㊾その他（　）
54－染色体異常：②21トリソミー ⑤18トリソミー ⑮13トリソミー ㊾その他の染色体異常（核型：　）
55－四肢疾患：②多合指趾症 ⑥内外反足 ⑧四肢短縮症 ⑩LCC ㊾その他の骨系統疾患（　）
59－その他の異常：②母斑・血管腫 ⑥胎児水腫 ⑧新生児腫瘍 ㊾その他（　）

60－保育器収容
②収容期間（　日　時間）O₂（④最高濃度　%　⑥　日　時間）
産科適応 ⑫Apgar 7 以下 ⑭羊水吸引多量 ⑯羊水混濁 ⑱羊水血性 ⑳骨盤位分娩 ㉒帝王切開 ㉔SGA ㉕lightGA ㉖早産児（2500g 以上）㉘37週（2500g 以上）㉜鉗子分娩 ㉞吸引分娩 ㊳チアノーゼ ㊾その他（　）

61－処置
⓪無 ②輸液 ④Aライン（臍動脈、末梢動脈）⑥輸血（全血）⑦MAP ⑨血小板輸血 ⑪FFP ⑬アルブミン ⑮XIII ⑧交換輸血（　型D＋・－　mℓ×　回）⑩光線療法（　時間）⑫IMV ①HFO ⑭CPAP ⑯抗生剤（　）⑱循環器作用剤（DOP, DOB, ニトロプルッシド）⑲メフェナム酸 ㉑PGE ㉓インダシン ⑳STA ㉒利尿剤 ㉔フェノバール ㉖アミノフィリン ㉘抗HBグロブリン ㉚アルファロール ㉜VitE ㉞VitK ㉟GCSF ㊲EPO ㊴中心静脈カテーテル ㊵中心静脈栄養 ㊷PDA手術 ㊳手術（小外　脳外　心　形　眼　その他）㊹光凝固 ㊻冷凍凝固 ㊾その他（　）

62－検査
②臍帯血〔HDN疑い，母梅毒，母HB(＋)，母HCV(＋)，母ATLA(＋)，母HIV(＋)，その他　〕④血液ガス ⑥CPK-BB ⑨SPO₂ ⑩胸部X線 ⑫ECG ⑭UCG ⑯心カテ ⑱髄液 ⑳CT ㉒頭部エコー ㉔EEG ㉖細菌培養（　）③MRI ㉘ウイルス分離（　）㊿CRP ㉜IgM ㉞HT・TT ㊱呼吸心拍モニター ㊳血圧 ㊵染色体 ㊷血糖 ⑤ABR ⑮眼底検査

死産（原因）	①浸軟 ②分娩前死亡 ③分娩中死亡 ①母体側 ②胎児側 ③胎児附属物 ⑨不明	死因	
入院中死亡	生後　日　時間	剖検所見	
転科	生後　日　科へ　理由：		
退院後の追跡 不要・要	(03) 小児科 (04) 小児外科 (05) 産婦人科 (06) 整形外科 (07) 脳外科 (08) 皮膚科 (09) 泌尿器科 (11) 眼科 (12) 耳鼻科 (15) 形成外科 (16) 心臓血管外科 (19) 心臓病センター (20) 歯科		

⑫ 総合周産期母子医療センター入院病誌（NICU用）

倉敷中央病院周産期母子センターNICU　　　　*は必須入力

患児ID-NO：　　　　患 児 氏 名：XXXX　　　　よみ（　　　　　）

入院時体温：37.2 ℃最低体重：日齢9 （2904 g）出生体重復帰*：日齢12 （2916 g）経腸開始：日齢
経口開始：日齢　　ミルク100ml/kg/day*：日齢 8　経静脈栄養*：◉なし ○あり　輸液：○なし ◉あり 日齢8 ～9
中心静脈：　　日齢　～　動脈カテーテル：◉なし ○あり 日齢　～　保育器収容：日齢8 ～15

最低Hb 14.7 g/dl　　最低Plt 357000 /mm3
最高ALP　IU/l　　最高Cr 0.35 mg/dl
最低BS 76 mg/dl　　IgM 33.4 mg/dl 日齢8
最高TB 9.6 mg/dl 日齢 8
低Na（<130mEq/l）◉なし ○あり　高Na（≧150mEq/l）◉なし ○あり
高K（≧6.0mEq/l）◉なし ○あり　低P（<4mEq/l）◉なし ○あり
低Ca（<8mEq/l）◉なし ○あり　Ca++<1.0mmol/l ◉なし ○あり
入院時BGA（Venous）PH 7.366 PCO2 37.6 PO2 70.6 BE -3.7
最低BP：　/　mmHg　　手根骨X-p盃状：
ABR日付：　日齢　　ALGO：
頭部MRI日付：　日齢

培養：鼻腔 St. epidermidis
咽頭 St. epidermidis
外耳 St. epidermidis
臍 St. epidermidis

その他の検査値：11月17日胸部CT：肺野全体がスリガラス状。ウイルス性肺炎疑い。
11月18日：HSV-IgG65.4(+)、IgM0.28(-)、CMV-IgG52.9(+)、IgM0.39(-)、C.トラコマティス0.01(-)

呼吸器系作用薬　循環器系作用薬　鎮静・筋弛緩剤等

抗生剤　その他の薬剤・治療　その他の薬剤・治療
フロモックス

術式・心カテ

その他の検査

PDA：閉鎖：生後　時間　再開通◉なし ○あり
RDS：◉なし ○Ⅱ型 ○Ⅲ型 ○Ⅳ型　胃液SMR：
CLD*：◉なし ○I型 ○II型 ○III型 ○IV型 ○V型 ○VI型
Apnea：◉なし ○あり　Air leak：◉なし ○あり
PPHN：◉なし ○あり
IVH*：◉なし ○I度 ○II度 ○III度 ○IV度
脳室拡大：◉なし ○あり　水頭症：◉なし ○あり
Seizure*：◉なし ○あり 日齢　～
Cystic PVL*：◉なし ○あり　Non-c PVL：◉なし ○あり
眼底異常*：○なし ○あり　期　NEC：◉なし ○あり
MRSA感染症：◉なし ○あり　MRSA保菌：◉なし ○あり
その他の合併症*：◉なし ○あり

閉鎖：
S-T A*：◉なし ○あり 投与時間：生後　時間
酸素投与*：○なし ◉あり 7 日間 再投与　回
人工換気*：◉なし ○あり 日齢　～　日間
n-DPAP：◉なし ○あり （1日未満の場合）　hr
呼吸器：
V-P shunt：◉なし ○あり
リハビリ：◉なし ○あり
開始年月日：　開始日齢：
光凝固術*：◉なし ○あり
交換輸血*：◉なし ○あり　回
MAP血輸血：◉なし ○あり FFP：◉なし ○あり
血小板輸血：◉なし ○あり その他の血液製剤：
アルブミン：◉なし ○あり
光線療法*：◉なし ○あり　日間

臨床経過要約

11月X日（日齢8）呼吸障害のため搬送入院。多呼吸を認め、room airではSpO2が90%前後に低下する状態であった。炎症反応陰性であり、胸部X-p上含気まずまずであったため、酸素投与で様子観察とした。エコーでは頭蓋内出血は認めず、明らかな心奇形も認めなかった。11月X日（日齢11）落ち着いていた為、酸素投与中止したところ、やはりSpO2の低下を認めた。胸部X-pでは顆粒状陰影を軽度に認めていたため、同日胸部CT施行。肺野全体がスリガラス状で、ウイルス性の肺炎が考えられた。羊水混濁(+)であったが、CTからは否定的であった。HSV、CMV、クラミジア感染も考慮し、血液検査を施行したが、それぞれ血清学的には否定的であった。そのまま酸素投与で様子観察し、11月X日に再び酸素投与中止したところ、SpO2の低下は認めなくなった。11月X日の胸部X-pで顆粒状陰影の改善を認めており、酸素投与中止後も呼吸状態安定していたため、11月X日退院となった。
経過からは、何らかのウイルス感染に伴う肺炎が考えられた。

紹介病院　XXX 医院　　XXXX 先生侍史　　主治医：XXXX

Dr・検索

いつも大変お世話になっております。先日ご紹介いただいた XX 様の児 XXくんが上記のような経過で無事に退院されました。結局、ウイルス性の肺炎と考えています。念のため、当科で健診フォローしていきたいと考えています。ご紹介誠にありがとうございました。

⑬ NICUデータベース用

9 精神科

精神科の診療録は，精神症状を記載しなければいけないという特殊性も関係してか，散文的，科学性を欠く，精神科以外の医師が読んでもわからないなどという批判を耳にすることがあった．しかし最近は，精神科でも診療録を問題志向型診療録(problem-oriented medical record：POMR)を用いて記載する医師が増え，かつてみられたような主治医しかわからないような診療録は減ってきたようである．

2004(平成 16)年から始まる新臨床研修制度において，精神科は必修課目となった．精神症状の記載が重要なポイントとなる精神科診療録は，これまで精神科医以外には縁がなかったが，本制度によって臨床医を志す者すべてが精神症状を把握し，精神科診療録の記載方法の概要を身につけなければならない状況になったといえよう．

精神科における診療録記載方法といっても，他の診療科と多くの部分は共通している．「精神科は特殊だから」という考え方があるとすれば，なぜそうなるかを検討して，可能な限り解消すべきである．ただ，科ごとに詳細な記載を要する部分が異なっているのは当然であるので，本章ではそのあたりを強調しながら，精神科診療録作成上の注意を述べたい．最初に，最も詳しく記載されるべき入院時診療録の記載方法からみていくことにする．

9-1 入院診療録に記載するおもな項目

入院診療録に記載するおもな項目を ❶ に示した．精神症状に関する項目が独立している点が他の診療科とやや異なるかもしれない．しかし，常に心身両面から診療にあたるという原則を守るためには，あらゆる診療科で，記載の詳しさに差はあるとしても，独立した項目として記載されることが望ましい．

9-1-1 包括的な病歴

a. 主 訴

①誰の訴えかを明確にする

主訴に記載される内容は，患者自身の主観的な体験(気分が重い，自分の悪口をいう声が聞こえるなど)，態度や行動(興奮する，飲酒量が増えたなど)，身体面の不調(疲れやすい，食欲がないなど)などである．

精神科では患者自身が症状に困って来院する場合のほかに，家族など周囲の者が異常な言動に気づいて連れてくる場合がある．また自傷他害のおそれのある者

・主訴 ・現病歴 ・既往歴 ・家族歴 ・教育歴 ・性格傾向 ・生活史，職歴 ・その他 生活状況，生活習慣など 現在罹患している身体疾患とその治療の有無 過去の治療歴，前医との関係など	・精神現在症 ・身体現在症 ・検査所見 ・状態像と鑑別診断 ・患者本人や保護者への説明内容

1 入院時診療録に記載するおもな項目

に対する措置入院のための診察においては，警察や公的機関の職員が問題を説明する場合もある．主訴は，患者の状況を知っていて，診察場面で情報が得られる者すべてから情報を得て，気づいている問題点と，誰が気づいているのかを記載したほうがよい．たとえば「考えがまとまらない(患者)，ほとんどしゃべらない(患者の両親)」「何も困ることはない(患者)，夜中に起き出して家の中を歩き回る(患者と同居している長男)」のように，気づいている者が誰かを括弧に入れて記載することが多い．このように記載すれば，誰が問題を最も理解しているのかを診療録から把握しやすい．

② 専門用語を用いないで簡潔に記載する

主訴は，問題点を最も短時間に把握できる項目であり，簡潔に記載すべきなので，1〜2 行が目安であろう．ただし簡潔にするために，「隣の人がいつも自分のことを噂している」と書くべきところを「被害妄想」とは記載しない．たとえば「噂されている」といっても，自分のことを言われていると思い込み，周囲が指摘しても訂正できないようであれば妄想であり，実際には存在しない噂される声が聞こえているのであれば幻聴である．患者の訴えをどのような精神症状学の用語で記載するかは慎重に検討すべきであるし，安易な記載はその後の適切な診療の妨げともなりうる．

b. 現病歴

① 発症時期，発症様式と経過

現病歴には症状や問題点を起こった順に記載するが，精神疾患では以下の 3 点に特に注意を払うべきである．まず発症時期とは，主訴に記載した症状が出現した時期である．これはできるだけ正確に同定する必要がある．筆者は「ちょっと厳しめに採点した場合，まったく問題なく生活できていたのはいつ頃まででですか」のように質問することが多い．精神症状ともともとの性格が密接に関係していて発症時期を明確に同定できない場合はそれを明確に記載する．

第二に，症状や問題が「どの程度急速に起こってきたか」と「繰り返している

現　病　歴

X年　Y月　Z日

54歳　女性（実在する症例ではありません）　記載医師サイン [redacted]

主　訴：

大腸癌ではないかと思う

死んでしまえば周りに迷惑をかけないですむ

入院目的：　抑鬱症状の改善

発病および経過：

平成14年6月（53歳時）、検診により夫に胃癌が発見され、7月B病院外科にて胃全摘術を受けた。術後経過は良好で、退院後は自宅にて療養し、本人が夫の看病をしていた。10月ころより、「夫に癌が再発するのではないか」という不安を抱くようになり、妹に電話をかけて相談することが多くなった。もともと便秘がちであったが、平成15年3月、TVの健康情報番組で「便通の不良が大病の兆候である可能性がある」という内容を聞き、「もしかしたら大腸癌かもしれない」との心配をするようになり、近医内科受診するも、異常は指摘されなかった。
一時は安心したものの、4月に長男が独立し、夫と娘と3人暮らしになると、「自分にもしもの事があったら誰が夫を診るのか」と心配するようになり次第に便通に対するこだわりも増悪し、再び近医内科を受診した。異常は指摘されなかったが、不安は消えず、腹部膨満感、便秘を盛んに訴え、次第に入眠困難、中途覚醒、食思不振を認めるようになった。近医内科よりfluvoxamineを処方されたが、服用後より嘔気が出現したため、服薬を自らの判断にて中断した。夫の介護と、自分の体の不調について、妹に対して再び頻回に電話するようになり、妹の勧めにて平成15年5月30日当院当科初診となった。

うつ病の診断にて薬物療法が開始され、心気的な訴えと焦燥感が著明であったが、服薬については拒否的であり、家族が勧めてもほとんど服薬しなかった。また通院についても「お金がかかるから医者には行けない」と訴え、日中はほとんど臥床していた。やがて「自分の病気のせいで夫に満足な治療を受けさせられなくなる」「死んでしまえば周りに迷惑をかけないですむ」と希死念慮も出現したため、6月6日当科受診、即日医療保護入院となった。

2 精神神経科入院診療録：主訴，現病歴など生活歴：

同胞4名中第2子。精神疾患の遺伝負因はないが、父親は大酒家。
市立高校を中等度の学業成績で卒業後、地元の工場に事務員として約6年間勤務。24歳時結婚、退職し2児を設け、以後専業主婦である。子供の手が離れた42歳時よりアルバイトをしていた。48歳時、夫の父親と同居するためにA市に転居したが、50歳、夫の父親が肺炎で死去し、それ以後は夫と娘（19歳大学生）と3人暮らしである。息子（23歳会社員）は独立し単身生活をしている。元来、几帳面な性格。

病前性格：　明るく社交的で友人は多い方であったが、A市に転居後は親しい友人から離れてしまったこともあり、以前と比べて外出したりする事が少なくなっていた。

既往歴：

几帳面

18歳　虫垂炎にて手術
48歳　子宮内膜症

アレルギー：　なし

嗜好：喫煙　なし　　　アルコール　機会飲酒（ビール1本／日 程度）

常用薬剤：　なし

家族歴：

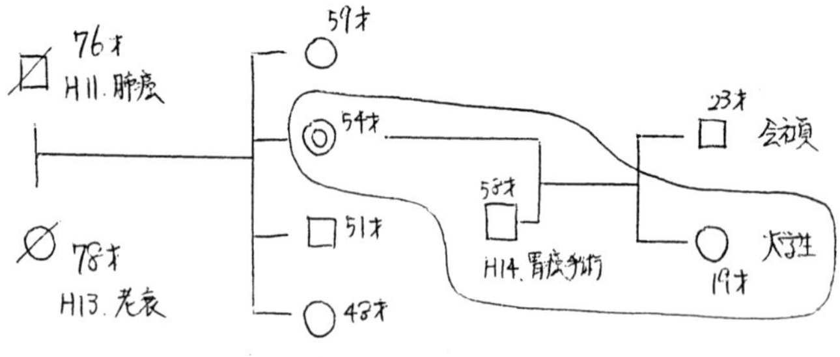

精神疾患の遺伝負因を認めない

3 精神神経科入院診療録：生活歴，家族歴など

X 年　Y 月　Z 日

現　症

記載医師サイン

I．精神症状

外見・概観：　表情は沈みがちで言葉数も少ない。頭髪、着衣にみだれはない。

意識・見当識：　意識清明、見当識障害なし。

知能・記憶：　特に異常を認めない。

知覚障害：　幻覚や錯覚はない

思考障害：　思考内容は悲観的な考えに陥りがちで、「夫と同じように癌なのではないか」「夫は死んでしまうのではないか」「お金がかかるので医者にはいけない」などの考えにとらわれている。（心気妄想）（貧困妄想）

感情・情動障害：　自らゆううつ感を訴えることはないが、表情や言動から強い抑うつ感があると推測される。

意　欲：　家事をやろうとする気持ちは強いが、かえって気がせいてできない。

自　我（意識）：　離人感やさせられ体験などの自我意識障害はみとめられない。

行　動：　じっと座っているのは困難ですぐに歩き出そうとする。

疎通性・病識：　一方的に不安を述べることが多く、疎通性は不良。病識も不十分で拒薬傾向がある

その他の特記事項

- 「いっそ死んでしまったほうが楽なのではないか」といい、希死念慮を認める。
- 自殺企図はない。
- 不安・焦燥が目立ち、集中して会話することはやや困難
- 「どうせ治らないから治療しても無駄だ」「私なんか生きている価値がない」などの微小妄想が強く、訂正不可能であった。

睡眠状態：　寝つきが悪く、中途覚醒、早朝覚醒あり

摂食状況、体重変化：　体重減少はないが、食事量はいつもの半分程度

社会的状況：　夫の介護を約半年行なった。夫は復職して約半年になる。
現在、大学生の娘、夫との3人暮らし。
昨年春まではパートタイムで仕事をしていたが、夫の発病を期に仕事はやめている。

2 精神神経科入院診療録：精神症状

II．身体所見

1）バイタルサイン

身長　145　cm　　体重　48　kg

体温　36.3　℃　血圧　116 / 84　mmHg　　脈拍　85　回/分

2）神経学的所見

脳神経領域：瞳孔　rt = lt　　対光反射　prompt　　眼球運動　intact

顔面神経麻痺　(−)　　嚥下障害　(−)　　舌　異常なし

上肢
下肢　｝正常
小脳症状

歩行　normal

病的反射　(−)

3）胸部　heart：I．II音 clear，no murmur，a little tachycardia

lung：normal respiratory sound，no rales

4）腹部　soft & flat

bowel sound：good

5）その他　neck：no swelling

III．まとめ

入院時診断：　うつ病（F32.3　精神病症状をともなう重症うつ病エピソード）

問題点と今後の方針：

問題点　① 夫の病気に対する不安

② 負担感強く，家事などが手につかない

③ 微小妄想と希死念慮

④ 拒薬傾向

今後の方針　① 自宅から離れて休養をとる

② 薬物療法

本人・家族への説明

- 家から離れて休養をとる必要があるので入院しましょう．
- 薬物療法（薬物調整）により，不安，負担などの症状を軽減していく予定です
- 薬物療法によって症状は軽減しますが，2〜3ヶ月ぐらいの入院が必要になるでしょう．

5 精神神経科入院診療録：身体所見，まとめ

検査所見総括

基本検査

1．血液、尿検査　TC 236　以外正常

2．胸部単純ＸＰ（H15年 6 月 x 日施行）　正常範囲

3．ＥＣＧ（H15年 6 月 x 日施行）　正常範囲

4．ＣＴ（H15年 6 月 x 日施行）　正常範囲

5．ＥＥＧ（意識障害、てんかん）

10~11 HZ　20~80 μV　O-dominant α が base.

薬剤性 β の 出現あり.

〔必要により追加〕

6．各種評価尺度（ＢＰＲＳ、ＨＡＭＤ、ＰＡＮＳＳ、ＭＭＳ、ＨＤＳ－Ｒ、ｅｔｃ）

HAMD　38　(6/x)

7．ＭＲＩ（　　年　　月　　日施行）

8．心理検査（　　年　　月　　日施行）

9．その他

6 精神神経科入院診療録：検査所見など

カルテNo.

心理検査		
・ロールシャッハ	・STAI	・WAIS-R
・SCT	・SDS	・ベントン視覚記銘力
・TEG	・YG	・三宅式記銘力
・P-Fスタディ	・CHQ	・BGT
・コース立方体	・INV	・
・	・	・
・	・	・

年　月　日オーダー　サイン

年　月　日実施　サイン

X年 Y月 Z日

夫とともに独歩入室

不安焦燥強く、落ち着いて会話を続けることは困難であった。希死念慮を認め、微小妄想にもとづく拒薬もみとめられる。このため医療保護入院にもとづく入院加療が必要と判断した。

入院に対して、保護者である夫の同意を得たから、○○病棟へ医療保護入院とした。

入院につき口頭および文書で告知した

指定医 [redacted]

不安焦燥が強く、刺激の軽減が必要と判断し行動範囲や面会を以下のように制限した。

X年　Y月　Z日　3：06 am・pm

・棟外行動範囲：禁止、医師付き添い、検査のみ、付個、付集、制限なし
・電話：禁止、可、その他
・面会：禁止、家族、その他
・外出：禁止、付き添い、単族
・外泊：禁止、付き添い、単族
・その他

医師 [redacted]

指定医 [redacted]

7 精神神経科入院診療録：精神保健指定医の診療など

か」という点，すなわち発症様式の記載である．2，3日前に症状が起こり急速に増悪したという急性疾患から，「数年前まで遡らないと調子のよい時期はなかった」まで様々であり，診断に対して寄与の大きい情報となる．また精神疾患では類似した症状や問題を経過中に繰り返すことが珍しくない．過去に同様の症状を認めたが治癒したとすれば，「今回も挿話性であるが，挿話を繰り返す可能性が大きい」などと推測できる場合がある．その場合，症状のなかった時期はまったく症状を認めなかったのか，軽い意欲低下などがあって完全に社会適応していたとはいえないのか，なども記載しておく．

② 環境要因重視の記載は避ける

精神症状が出現する前に，患者自身にとって大きな事件や環境の変化を認めることがある．たとえば「会社で人事異動があった後，うつ状態になった」とか「長男が交通事故を起こした後，錯乱状態になった」などのような場合である．精神医学の理論に基づかない，いわば「素人」的思考では，「人事異動や交通事故のストレスのために精神症状が出現した」と理解されやすい．しかし精神医学において，このような環境要因と精神症状が因果関係を有するかどうかの判断には慎重な検討が必要となる．したがって現病歴の記載においては，環境要因の変化と精神症状が現れた時期は明確に記載するが，それらに因果関係があるかのような記載はしない．因果関係を判断できるのであれば，そのように記載してもよいが，判断には時間を要するため，初診時あるいは入院時の診療録を記載する時点で判断できることは少ない．

c. 既往歴

身体疾患と精神疾患の既往歴について尋ねる必要がある．精神疾患であるが，治療を受けていない，あるいは精神科ではなく，内科など他の診療科で治療を受けている場合が少なくないので注意する．「病院には行かなかったにしても，気分が晴れず憂鬱な時期が続いたことはなかったか」「体調が悪いため内科で検査したが異常はなかったようなことはないか」「自律神経失調症などと言われたことはないか」「眠れないため内科で睡眠薬をもらったことはないか」などの質問は精神疾患の既往を探るのに有用である．

d. 家族歴

精神疾患に対する社会の偏見がなお根強いため，精神疾患の家族歴に関して適切な情報を得るためには，十分な精神医学の知識と面接技術を要すると考えておいたほうがよい．自殺既遂，あるいは未遂は家族歴に含めて記載する．しばしば出会う問題として自殺が「心臓マヒ」「事故」などと，家族から語られることがある．

e. 教育歴

最終学歴の確認に加えて家族が成績表を保管している場合は，可能な限り患者の同意を得て，見ておくと参考になる．かつては高校卒業，あるいは大学卒業というと，少なくともその時点では一定の知能を有していたことが保証されたが，最近は入学や卒業の基準に施設ごとのばらつきが大きいためか，大学卒業であるが知能はかなり低いというような，学歴と知能指数の解離に出会うことが少なくない．

f. 性格傾向

精神科ならではの必須記載事項に，性格傾向がある．性格傾向は問題となる精神症状出現前からの性格(病前性格)なのか，精神症状出現後性格が変化した結果なのかを区別して記載する．精神症状出現後の性格変化であり，実は精神疾患の症状の一部であるのに，もともとの性格であると見誤られることが多い．

g. 生活史，職歴

精神疾患の診断や治療において，発症前に社会適応がどの程度であったかは重要な情報となる．不登校，繰り返される転職，反社会的行為，違法薬物の使用などは注意して問診する．

h. その他

① 生活状況，生活習慣など

食欲，睡眠は精神疾患の症状としても重要である．食欲については1日のうちで変動があるか，極端な偏食がないかなどについても尋ねる．睡眠も単に「眠れない」ではなく，寝つきが悪い(入眠障害)，夜中に何度も目覚める(途中覚醒)，明け方早く目覚める(早朝覚醒)のいずれが強いかを判断する必要がある．飲酒量は可能な限り詳細に尋ね，それによって会社を休むなどの社会機能が障害されたことがあるかについても確認する．

② 現在罹患している身体疾患とその治療の有無

精神症状の原因として，身体疾患(症状性，脳器質性精神障害)やその治療薬(薬剤性精神障害)の脳への影響を忘れてはならない．身体疾患とその治療薬剤服用の有無は必ず確認し，ない場合はないことを明確に記載する必要がある．

③ 過去の治療歴，前医との関係など

診療録に独立した項目として取り上げることはないが，過去の治療歴や前医との関係などは記載しておく必要がある．今回は何を求めて受診しているかを確認し，治療目標を明確にしなければ後の治療が混乱しやすい．

9-1-2 精神現在症

精神現在症は精神科診療録特有の項目であり，精神疾患の診断や治療において極めて重要な情報が記載される．取り上げるべきおもな項目を挙げ，精神科医以外の医師でも出会う機会の多い症状を中心に簡単な説明を加える．おもな精神症状の分類を 8 に示すが，このような精神症状の分類はかなり難解であるのでさ

知覚の異常	意志・欲動の異常
思考の異常	自我意識の異常
記憶の異常	意識の異常
感情の異常	知能の異常

8 精神症状の分類

らに精神医学の成書を参照してほしい.

a. 外観, 態度

着衣, 結髪, 体痕, 姿勢, 表情, 話し方などに分けて検討する. 正常か異常かの判断が難しい場合が少なくないが, 判断しにくい場合はとりあえずその時点での状態と医師の判断を記載しておく. 診察時に得た情報の限りで特に問題がなければその旨を記載する.

「怒りっぽい」「感情が不安定である」などという患者に対する印象は安易に記載すべきではないが, 精神科臨床では精神症状の一部としてどうしても記載しなければならないことがある. 複数の精神科医で議論して記載の適切さを判断するくらいの慎重さが求められる.

b. 精神症状[1)]

① 知覚の異常

現実には存在しないものが知覚されることを幻覚という. 視覚, 聴覚, 触覚, 嗅覚, 味覚すべてに現れる. 視覚における幻覚が幻視であり, 中毒性精神障害を含む身体因性精神障害でみられやすく, 統合失調症では幻聴よりもはるかに少ない. 幻聴は実際にはない音や声が感覚的に実感を伴って聞こえることをいう. 幻触は, 本人からは皮膚に異常があると訴えられることが多い. 皮膚が「ムズムズする」とか「ピリピリする」という訴えのみでは, 本当の皮膚疾患や末梢神経障害との鑑別が難しいが, 「虫が皮膚を這っている」「誰かに性器を触られている」などと表現されれば精神疾患に起因する可能性が高い.

幻嗅との関係で注意すべきは「自分の体から臭いがでている」と訴える症状であり, 自己臭恐怖症状と呼ばれる. 自分で自分の臭いを感じれば知覚の異常であるが, 自分では感じないが自分から臭いが出ていると思い込んでいる場合は思考内容の異常と理解したほうがよい.

眠りに入りかける時期に「人の顔や景色がみえる」「音楽や声が聞こえる」と訴えることがあり, 入眠時幻覚と呼ぶ. ナルコレプシーで好発するとされるが, 健常者でもみられることがある.

② 思考の異常

思考の異常は, 患者の話や書いたものから判定される思考過程の異常(思路の異常)と, 思考内容の異常に分類される.

1) 思考過程の異常：　うつ状態では, 周囲から見ると, 考える速度が遅くなり, 思考が先に進まなくなる状態を認めることがあり, 思考制止と呼ばれる. 患者自身, 「普段と比べて全然物事が考えられない」と自分の状態が病的であることを自覚していることがある. しかし重症のうつ状態になると, 本人が自分は病的であると自覚することは減る.

躁状態では逆に考える速度が過度に速くなり, 思考が次々に新しい話題に跳ぶ. これを観念奔逸と呼ぶ. 統合失調症でみられる話のまとまりの悪さを連合弛緩, さらに思考の流れにほとんどつながりがなくなることを滅裂思考と呼ぶ.

2) 思考内容の異常：　妄想とは周囲がその内容が誤っていることをいくら指摘しても訂正できない誤った思い込みをいい, 統合失調症, 躁うつ病, うつ病,身体因性精神障害などでみられる．強迫観念とは考えている内容が不合理であるとわかっているにもかかわらず，考えてしまう状態をいう．たとえば，鍵をきちんと掛けたか気になって仕方がない状態であり，通常は何度も何度も実際に確認するという強迫行為を伴う．強迫観念に含めうる症状として人前で過度に緊張する対人恐怖，自分の健康状態を過度に気にかける心気症状などがある．

③ 記憶の異常

記憶の異常は通常，新しいことが覚えられないという記銘障害と，過去のことを思い出せないという追想障害に分ける．アルツハイマー型痴呆などの痴呆性疾患やその他の脳器質性精神障害でみられることが多い．痴呆症状が軽度であるときは，「記憶力が悪くなった」とか「物忘れが多くなった」と訴えることがあるが，重症になるとそれを自覚して自ら治療を求めることは減る．

「物が覚えられない」「頭にはいらない」などの訴えはうつ病や軽度の意識混濁などを背景に集中力や注意力が低下しているときにもみられる．

④ 感情の異常

ゆううつ感や不安感は健常時，精神疾患罹患時を問わず，最も自覚することの多い精神症状である．「ゆううつである」とか「気分が重い」は，自分が普段と違う状態で精神的に不調であると考えやすいが，一方で「この程度のゆううつ感は病気ではない」とか「ストレスがかかっているので当たり前」などと解釈して治療が遅れることも多い．

不安感の中には，急性に生じる不安と慢性に持続する不安がある．前者を中心とする病態は近年パニック障害と呼ばれており，薬物療法が奏功することが多い．後者は全般性不安障害などと診断される．

強い爽快気分は躁状態でみられる．近年話題になることの多い境界型人格障害では感情が極めて不安定になることがある．ちょっとしたことで，ひどく落ち込んだり，泣いたりするかと思うと，すぐ機嫌よく笑ったり，急に怒り出したりして，周囲を混乱させる．多発性脳梗塞などの脳器質性精神障害において，ごくわずかの刺激に対して激しい情動が表出され，泣いたり笑ったりすることがあり，感情失禁と呼ばれる．

⑤ 意志・欲動の異常

意欲の低下はあらゆる精神疾患でみられる．食欲低下はうつ病の好発症状であり，自ら普段と異なる状態を苦痛に感じることが多い．神経性無食欲症では食欲低下というより体重が増加することに恐怖を感じて自ら食事を拒否することが多いため，食欲低下とは区別すべきである．過食症では摂食量が増えるが，食欲亢進というよりも「食べないと気持ちが落ち着かないから食べてしまう」と述べることが多く，これも食欲亢進とは区別したほうがよい．

不眠もここに分類されることが多い．精神科受診理由として頻度の高い症状であり，あらゆる精神疾患でみられる．

⑥ 自我意識の異常

離人感とは周囲，自分の感情や行動，自分の身体に実感がなくなる状態である．「周りの景色にベールがかかっているように見えて，実感がない」「自分がやっているのに自分の行動だという実感がない」「自分の手足が自分のものとわかっているのに自分のものでないように感じる」などの言葉で訴えられる．

「自分の思考や行動が誰かにあやつられている」との訴えはさせられ体験と呼ばれ，統合失調症でみられる．二重人格は一方の人格が現れているとき，他の人格は表に出ず，互いにもう一方の人格のことを知らないのが典型である．

⑦ 意識の異常

身体疾患や薬物中毒などで明らかな意識障害を呈している場合はわかりやすいが，そのほかに注意すべき状態がある．第一に，ぼーっとした表情や話のまとまりの悪さで周囲から異常に気づかれ，うつ状態や痴呆が疑われるが，実は軽度の意識障害であることがある．第二は，せん妄と呼ばれる状態であり，軽度の意識障害に興奮や幻覚妄想を伴う．身体疾患患者でみられる症状であり，術後せん妄，夜間せん妄，振戦せん妄などの用語がある．興奮や幻覚妄想のみに注目して，意識障害を見落とし，統合失調症が発症したなどと誤診されることがある．

⑧ 知能の異常

生まれながらに知的能力の発達が悪い場合を精神遅滞，一度獲得した知的能力が低下した場合を痴呆と呼ぶ．知能検査や痴呆のスクリーニング検査がすでに実施され，得点がわかっている場合は実施日と得点を記載する．痴呆が疑われて検査を実施した場合，その年齢の標準範囲であれば問題ないと判断せず，もともとの知的能力を推測してそれと比較する必要がある．

9-1-3　身体現在症

精神科診療録においても，当然のことながら身体現在症を十分に記載しなければならない．一般に理学所見と神経学的所見に分けて記載する．

9-1-4　検査所見

血液や尿検査，各種の画像検査はその時点で結果が出ているものを記載する．

9-1-5　状態像と鑑別診断

このような現在症および検査所見を総合してどのような状態像であるかを記載することが多い．たとえば抑うつ状態，幻覚妄想状態，不安状態などであり，その状態像から考えられる鑑別診断を可能性の高い順に挙げる．様々な精神症状を認めるため，状態像を特定しにくい場合はその旨記載すべきであるが，可能な限り，担当医の判断がわかるように状態像を記載したほうがよい．

精神科では初期には診断がつかない症例が多いため，あるいは頭部画像所見など身体面の検査結果が判明するまでは診断できないため，などの理由で，状態像のみ記載して経過をみてよいという考え方がある．筆者はこの考えには反対であり，少なくともその時点で得られている情報の範囲で可能性の高い順に鑑別診断を挙げるべきである．その後の経過や検査所見などによって，確定された診断が鑑別診断の第 1 位に挙げた疾患と異なる場合は，診断に関する自らの思考プロセスを反省するよい材料となる．

診断名は何らかの診断基準に基づいて記載すればよいが，最低限，国際疾病分類(ICD)による診断名は記載すべきである．

9-1-6　精神保健福祉法に関係する記載

精神科病棟への入院は精神保健福祉法に基づいて行われるため，入院，入院の継続，退院などにおいて，行政への提出書類，患者本人への告知文，本人や保護者からの同意書などが多数あり，精神保健指定医の診察とそれに基づく診療録記載が求められる．

入院形態(措置入院，緊急措置入院，医療保護入院，任意入院など)，その入院形態とした理由，同意能力，入院後の処遇(行動制限，隔離，拘束，電話や面会制限)とその理由，それを患者および保護者に伝えたことなどを詳細に記載する必要がある．

9-1-7　患者本人や保護者への説明内容

診断，治療目標，今後行う予定の治療，予測される経過などについて医師からの説明内容とそれに対する患者本人や保護者の同意内容を記載する．質問があった場合は医師側の回答とともに記載する．

9-1-8　医療保険請求に関係する記載

保険者からの医療機関への支払いは出来高払いであることが多いため，その支払いを受けるためには実施した個々の医療行為を具体的に記載し，保険で認められているとおりの医療行為が適切に行われていることを示す必要がある．精神科では診断名と検査の整合性，入院精神療法の中で精神保健指定医が実施することが算定の条件となっているものなどが問題になりやすい．診療録に適切に記載されてない医療行為は，たとえ実施されていたとしても認められない．

9-2　入院中の診療録に記載するおもな項目

9-2-1　SOAPの形式の利用

入院中の診療録は，入院時診療録の各項目を，経過をみるという視点で重 みづけして記載すると理解すればよい．S, O, A, P の 4 項目に分けて記載するのもひとつの方法である．S(subjective data，主観的データ)には患者の訴えや自覚している症状を，O(objective data，客観的データ)には身体所見や検査所見を記入する．家族が「行動がおかしい」と訴えるが，患者自身は自覚していないような場合，S, O いずれに記載するか議論があろうが，医師それぞれが，あるいは可能であれば施設として決めておけば診療録記載にばらつきが少なくなる．

9-2-2　精神保健福祉法に関係する記載

閉鎖病棟への入院，隔離，拘束，電話や面会制限などの行動制限が実施されている場合，それぞれに応じた記載が必要である．それぞれについて指定医診察の要否，告知文必要性の有無，診療録記載義務，さらにそれらを開始した後の診察義務と診察回数の目安，診療録記載などが細かく定められており，これらは厚生労働省から変更や追加が絶えず出されているので注意して情報を得て，適切に診療録を記載しなければならない．

9-2-3　医療保険請求に関係する記載

入院時と同様，実施した個々の医療行為を具体的に記載し，保険で認められているとおりの医療行為が適切に行われていることを示す必要がある．たとえば入院精神療法は「一定の治療計画に基づき精神面から効果のある心理的影響を与えて，起因する不安や葛藤を取り除き，情緒の改善を図り，洞察へと導く」とあり，入院精神療法（Ⅰ）は精神保健指定医が実施し，30 分以上かける必要がある．診療録に要した時間と要点が記載され，それらがこの要件を満たしていなければ入院精神療法（Ⅰ）は算定できない．

9-3　退院時の診療録と退院時サマリー

退院時には退院時サマリーを作成し，入院診療録と外来診療録に添付することが多い．これには最終診断名，入院時治療経過，入院治療による転帰と退院時所見などが含まれる．薬剤アレルギーや身体合併症などのように外来で担当する医師に特に注意を促したい点は目につきやすいように記載する．退院時サマリーは「退院の数時間後に救急受診するかもしれない」という前提で早急に仕上げる必要がある．

9-4　外来通院患者の診療録に記載するおもな項目

外来患者の初診時記録は入院時の記載に準じて，また通院中の記録は入院中の記載に準じて考えればよい．通院精神療法は「患者や家族に対して，医師が一定の治療計画のもとに，危機介入，対人関係改善，社会適応能力の向上を図るための指示，助言の働きかけを継続的に行う」ことが算定の要件である．外来診察時は時間が限られているが，算定する場合，この内容が実施されていることがわかるように記載する必要がある．

診療録を記載する目的は医療活動の根拠，医療保険請求の根拠，医療機関の管理運営の資料，チーム医療の情報交換の場，法律上の義務，臨床研究の資料，医療関係職種の教育資料，地域医療計画の基礎資料，患者の歴史，正しい第三者の評価を得るため，などと多彩である[2]．

特に精神科においては精神症状の記載と精神保健福祉法に関係する記載が重要

であり，これらは精神科ならではという特殊性をもつとはいえ，誰にでも理解できるように記載することが求められる．

文　献

1) 宮岡　等：内科医のための精神症状の見方と対応，医学書院，1995.
2) 田村康二編著：上手い！と言われる診療録の書き方—実例で習う考え方，磨き方—(第2版)，金原出版，2001.

10 救急診療科

10-1　救急医療からみた診療録のあり方

診療録の記載は，診療科による違いより共通性のほうが大きい．したがって一定の原則的な記録方法を体得すると，いずれの診療科に身をおいても柔軟に対応できると思われる．一般に病院では，穴埋め式に記録していけば，診療科の特殊性を強く反映した一定レベルの診療録が作成できる場合(❶)と，共通の様式で，記録者が各科の特殊性を意識した記載を心がけなくてはならない場合(❷)とがある．診療科ごとの独立性が強い，大規模病院や大学病院のような前者の場合では，記録者は診療科による違いをあまり意識しないですむ．一方，後者では記録者が違いを意識して記載する必要がある．筆者は後者を推奨するが，その理由は，若い医師にとって，一定の診療録記載のパターンを体得することは1つのスキルであり，同時に，身についた医学的思考パターンにもなるからである．

患者の安全性を高めるリスクマネジメントが，救急医療でも重要な課題の1つとなっている．また，患者や家族の権利，市民の医療における選択権が拡大するに従い，医療の透明性を高め情報を開示する流れは，救急医療も例外ではない．リスクマネジメント，情報開示のいずれにおいても，適切な診療録の作成が前提となる．医療専門職ばかりでなく，患者や一般人が閲覧することを心にとどめて診療録を作成し，記載した後で記録者は必ず署名しなければならない．

本章ではそれらを踏まえたうえで，救急医療の特殊性からみた診療録記載の具体的なポイントを述べる．生命危機患者の優先，病院前救護活動，リスクマネジメントの視点，疾病診断の困難性と病態判断の重要性，チームアプローチの原則といった救急医療の特徴は，診療録に強く反映される．また特殊性の中には，診療施設の違いや，地域差のような個別なものもあり，注意しなくてはならない．

筆者が勤務した施設での経験や，文献から得られた重要な点を紹介する．救急で入院した患者の診療録は，基本的に専門診療科の記録であるので，ここでは救急外来，ER(emergency room)における診療録の作成を取り上げる．

一方，若い研修医にとって学会等の専門医資格の取得にあたり，診療録の一部を指定された様式で提出しなければならないことがある．救急領域も例外ではない．臨床研修の必修化により，救急診療も経験したという確認を求められるようになるため，必要事項を適切に記述するだけでなく，記録者が備忘として記憶にとどめられるような工夫をしなければならない．

以上のような背景から，まず救急医療の特殊性が診療録にどのような影響を与えているかを学び，次に，救急医療の診療パターンそのものが，診療録に反映さ

0003861653

Hospital Authority
Queen Mary Hospital
Accident & Emergency Department

PROVISIONAL DIAGNOSIS

TRIAGE CATEGORY ✓1 ○2 ○3 ○4 ○5
○ Upgrade ○1 ○2 ○3 ○4
✓ Waiting Hall ○ Wheelchair ○ Stretcher ○ Cubicle

Scan

TRIAGE NOTES CNS : ✓A ○V ○P ○U
Time : 5:45 Hrs By: N Pupils : R > = < L
BP 120/70 mmHg SaO2: ____% (Rm Air /____%O2)
Pulse ____/min (Reg / Irreg.) Resp. ____/min BH ____cm
Temp. ____°C (O / R / T) PFR ____L/min PN ____L/min
Chief Complaint: Vertigo
Allergy: ⊖
PH
LMP/Remark

Name: M… Yoshi AE No: 276067
ID No Sex: ♂ Age: 50 DOB Police Y/N
Date: 1/13 Time: 5:30 Status Amb Type
Tel: 047-335-9878
Address: Tokyo
Accomp. person

NURSING INTERVENTIONS
☐ Airway ☐ Bandaging
☐ Suction ☐ Neck Collar
☐ O2 ☐ Others :
○ Staff
○ Staff IOD
ATT: ○ 1st ○ 2nd ○ 3rd ○ Booster ○ Immune
Given by : Checked By :

INVESTIGATIONS

○ Blood	Result	○ Urine	Result	○ X-Ray Region	Findings ○ Films to SOPD Films to ward ☐
Sugar	118	RBC/WBC	/	CT (Head)	
Hb		Albu / Glu	/		
Amylase		R/M:C/ST			
		Preg.test		✓ ECG	
				○ USG	

○ STAT TREATMENT	Given By	Time	Checked By
1. Ringer 500	N	6:30	
2.			
3.			
4.			
5.			
6. ○ lignocaine 1% ____ ml ○ N2O			

Special Procedure / Minor Operation Done by____ ○ Dr ○ Nurse
○ Dressing ○ I&D
○ POP ○ Splint/Bandage
○ ST/S ○ Others
☐ catgut( )
20 10 1 2 3 4 5 6 7 8 9
No. of stitches: ○○○○○○○○○○○
Off stitches on Day ○○○○○○○○○○○ date( )

To ☐ OW ○ OT ○ CAT ○ ICU ○ CCU
Consult at ____ hrs: Trau ICU Surg Med O&T Paed O&G Eye ✓ENT Dental Psy Form 1,2,3 Vol.

DISPOSAL
✓ Home ○ Admit
○ Home + FU
○ Dead ○ Home + Refer to____
○ DAA ○ Transfer
○ DAMA ○ Disappeared
Time : ____ hrs Sign.____

Follow up: ☐ PRN ✓ General Clinic ○ # Clinic ○ Hand Class
FU date:
Sick Leave from ____ to ____
Dsch Medication:

○ ICS Card Issued ____
OPD Dressing ____
Amb./NEATS booked ____ hrs
Mort. van booked ____ hrs

○ AMI ○ Thrombolytic

Bite Injury :
○ Dog ○ Snake
○ Cat ○ Other ____ ○ Known ○ Unknown
○ Hyperrab ○ ARV ○ ARV Pending

Special Code A ○1 ○2 ○3 ○4 ○5
B ○1 ○2 ○3 ○4
C ○1 ○2 ○3 ○4

Poisoning :
Type: ○ Food ○ Gas ○ Fluid ○ Chemical ○ Drugs ○ Others
Nature: ○ Accident ○ Abuse ○ Industrial ○ Suicide ○ Domestic ○ Other

Special ○ BBA / BOA
Abuse Nature: ○ Physical ○ Psych ○ Sexual
Abuser: ○ Spouse ○ Parent ○ Others

23005

Last updated : 1999-08-20

1 定型化された救急診療録の例

HA251/QM (Rev 2/99)

INFORMANT self / spouse / father / mother / workmate / friend / others

ALLERGY: ⊖

PH: ⊖ **LMP** ⊖

CURRENT MEDICATION : ⊖

TIME & DATE OF INJURY ______ hrs on / /

CAUTION : Suicidal / Violent / Infectious

QMMS( )
0 1 2 3 4 5 6 7 8 9

Doctor's Signature

S/T

Time : ______ hrs

GCS:
E: ○ ○ ○ ✓
V: ○ ○ ○ ○ ✓
M: ○ ○ ○ ○ ○ ✓
1 2 3 4 5 6

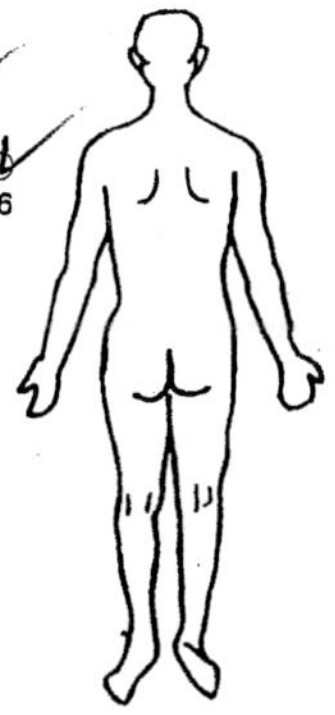

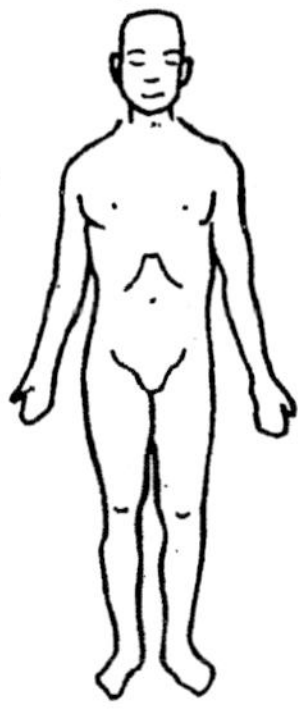

onset 1/13 AM 200 2 —
Continuous,
Nausea ⊕, Vomiting ⊖,
h/a ⊖, CP ⊖, DOB ⊖
Drug ⊖, Alcohol ⊖.
Physical Exam
HCF ↄ intact
Cbll ↄ intact / F-N
H-K
coordination
Cranial ↄ Nystagmus ⊖.
Hearing loss ⊖
Motor & Sensory ↄ intact

REASSESSMENT : Time : ________ hrs by Dr ________

SMO / CONSULTATION :
To ENT

Traumatic
○ Battered Child ○ Self-Inflicted
○ Battered Spouse ○ Industrial
○ Common Assault ○ Traffic
○ Domestic ○ Unclassified / Others
○ Indecent Assault
○ Sports

○ **Non-Traumatic**

Attendance Specialty
○ Dental ○ Derm ○ RT&O
○ Eye ○ Gynae ○ Med
○ Obs ✓ ENT ○ Paed
○ Burn ○ O&T ○ Surg
○ Psy ○ Others ______

QMMS( )
0 1 2 3 4 5 6 7 8 9

SMO Signature

Time : ________ hrs

❶ 定型化された救急
診療録の例(続き)

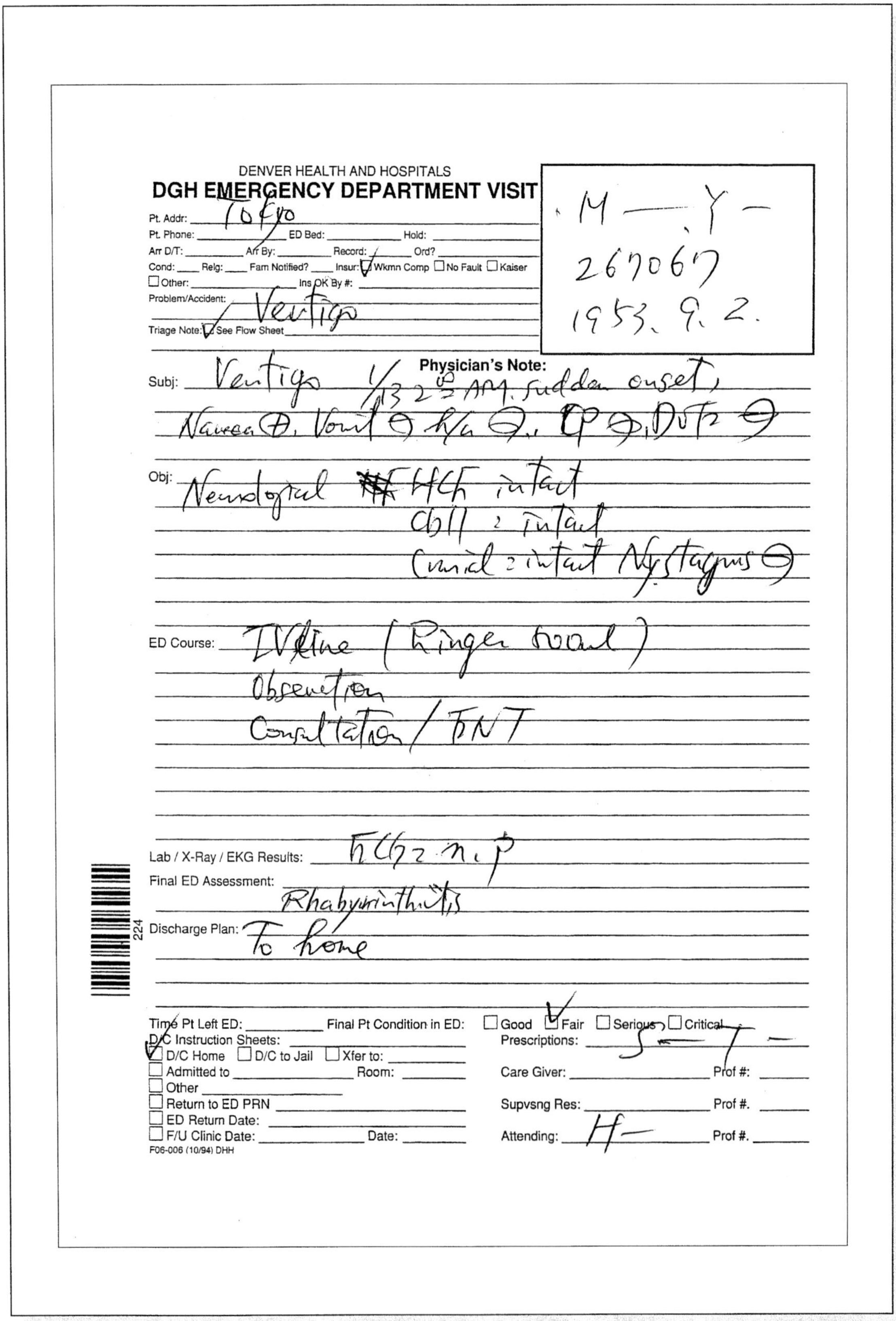
DENVER HEALTH AND HOSPITALS

DGH EMERGENCY DEPARTMENT VISIT

M— Y—
267067
1953. 9. 2.

Pt. Addr: Tokyo
Pt. Phone: ______ ED Bed: ______ Hold: ______
Arr D/T: ______ Arr By: ______ Record: ______ Ord? ______
Cond: ____ Relg: ____ Fam Notified? ____ Insur: ☑ Wkmn Comp ☐ No Fault ☐ Kaiser
☐ Other: ______ Ins OK By #: ______
Problem/Accident: Vertigo
Triage Note: ☑ See Flow Sheet

Physician's Note:

Subj: Vertigo 1/13 2:00 AM, sudden onset, Nausea (+), Vomit (−), h/a (−), CP (−), DOE (−)

Obj: Neurological EHCF intact
Cbll: intact
Cranial: intact Nystagmus (−)

ED Course: IV line (Ringer ...)
Observation
Consultation / ENT

Lab / X-Ray / EKG Results: ECG: n.p.
Final ED Assessment: Rhabyrinthitis
Discharge Plan: To home

Time Pt Left ED: ______ Final Pt Condition in ED: ☐ Good ☑ Fair ☐ Serious ☐ Critical
D/C Instruction Sheets: ______ Prescriptions: S— T—
☑ D/C Home ☐ D/C to Jail ☐ Xfer to: ______
☐ Admitted to ______ Room: ______ Care Giver: ______ Prof #: ______
☐ Other ______
☐ Return to ED PRN ______ Supvsng Res: ______ Prof #. ______
☐ ED Return Date: ______
☐ F/U Clinic Date: ______ Date: ______ Attending: H— Prof #. ______
F06-006 (10/94) DHH

224

2 定型化が少ない救急診療録の例

れていく過程をみる．最後に，実際の具体例から，項目別にどのようなポイントがあるかを説明する．

10-2　救急医療の特性からみた診療録作成

10-2-1　生命危機患者の優先

一般の医療における診療の原則は，主訴の確認，病歴聴取，身体診察，鑑別診断，臨床検査，投薬処置，再診，入院という流れに従っている．一方，救急医療では，患者の重症度/緊急度の選別(トリアージ)，優先順位の高い患者の診療，待機可能な患者の病歴聴取とバイタルサインの再確認，診察，検査，診断，処方，処置，専門診療科との協診，緊急入院という具合である[1]．

すなわち，バイタルサインや意識状態が悪く，生命の危機や四肢喪失の危機を救うことを優先して，通常の診療手順をバイパスし，観察と緊急処置を同時進行で進めることが救急診療の原則である．

具体的には，受け付け後 2 時間程度は待てる患者がいる状況で，優先順位の高い患者が発生した場合，診療中の患者には診療の中断と待機とを説明して，後者の診療にとりかかることになる．したがって，優先順位が高くなる事情が明確となるように，医師はバイタルサインをはじめ，時間経過，診療行為に対する患者の反応を正確に診療録に記載しなくてはならない．これは救急医療に携わる医師およびその他の専門職には，必ず意識されなければならない任務である．

10-2-2　病院前救護活動との連続性

Chain of Survival は，救命医療の大きな原則である．これは，現場で急変を目撃した人(一般人)，119 番通報，現場での心肺蘇生，救急救命士や救急隊員の現場処置と病院前救護，収容病院での救急医療など，すべてが噛み合って機能しないと，傷病者を救えないというコンセプトである．特に，病院前における救急隊の活動との連続性は救急医療専門職の業務として重要であり，情報の均質性が強く求められる．お互いに共通言語で対話できないと，良質の救急医療は達成できない．

このような理由で，他の診療科に比して救急医療では，病院前救護活動との連続性が，診療録のレベルで実現される．患者の氏名や病院の ID で整合性を図るのでは不十分な面があり，診療録の中に必須情報(詳細は後述)が記載される．多くの救急医療施設では患者を搬送してきた救急隊が，自ら診療録や別添えの用紙で，病院前の救護活動を詳細に記録している．一部は医師が救急隊から聴取して記載している．この際，担当の管轄救急隊員が後からでも同定できるように署名する．

このような連続性が適切であったか否かを事実に基づいて検証して，地域内での病院前救護活動(特に心肺停止や外傷，心筋梗塞，脳血管傷害などの重症の傷病者を扱う救急救命士の活動など)の質の向上を図る仕組みをメディカルコントロールと呼ぶ．また，2003年度から2次医療圏ごとにメディカルコントロール協議会が設置され，救急救命士等による病院前救護活動を検証するための記載様式が普及し始めている．

10-2-3　リスクマネジメントの視点の重要性

現代医療は，多くの危険な要因をはらんでいるので，患者の安全を確保するためのシステマチックな対策が必要になっている．すでに起きた医療事故やアクシデントに対処するだけでなく，医療過誤などのインシデントを未然に発見し予防して，患者の不利益を防ぐというリスクマネジメントが，医療施設の緊急の課題である．救急医療は時間との闘いであり，患者情報が限定的であり，繁忙であるといった理由から，通常の診療に比べて危険な要因が大きいと考えられている．

救急の診療録からみて，リスクが生ずる具体的な問題としては，記載が不十分なために医事紛争に巻き込まれやすい点が挙げられる．また，ありがちな診療録の問題点として，以下の事項が挙げられる[2]．

① 読みにくい診療録：　診療録が証拠書類として提出されても法廷で読めないようでは悪い印象を抱かれても不思議ではない．

② 主訴および看護師や救命士の記録が記載されていない：　患者が何のために救急室を訪れて，医師以外の専門職が患者の状態をどう評価したかは重要な点である．

③ 異常なバイタルサインが記載されていない：　バイタルサインに異常があれば帰宅させないはずなので，この点の記載は明確でなくてはならない．

④ 記録が完成されていない病歴：　記録がないものは，障害がないとみなされる．したがって，陰性所見も同様に記載する．

⑤ 残された記録から実証できない診断名が患者につけられる：　医師の推察の誤りというだけでなく，ひきつづき患者をみる医師の判断ミスをも招く要因となる．

⑥ 救急室での臨床経過が適切に記録されていない：　患者は帰宅後に良くなったとしても，帰るときには相変わらずまだ具合が悪かったと主張して医師を訴えることになる．

⑦ 退室指導が不適当である：　退室時の判断の誤りは起こりうるので，適切で注意深い完全な退室帰宅時の指導は担保となる．再診要件と救急車要請のタイミングを指示しておく．

診療録をリスクマネジメントの上から見たときに大切なことは，上記の7項目をクリアできるようにしておくことであるが，一言でいえば，診療経過を読みやすく，すべて記載しておくということに尽きる．これはありふれているが，あらゆる診療科における診療録記載の原則と同様である．

以下に患者の入院記録を記載する際，担当医が確認すべき事柄を列挙する．これはまた，一般的な確認事項として救急外来でも参考になる[3]．

① バイタルサインを聞き取る（氏名，生年月日，患者の診療録番号）．

② どうして患者はこの施設に入院する必要があるのか．

③ 患者はどのような保険上の資格を有しているか，本人は入院を望んでいるのか．
④ 患者の主訴，基礎疾患，関連する既往病歴，簡単な現病歴をまとめる．
⑤ 最近，入院したことがあるか．それはいつか．以前のカルテ(入院も外来も)を取り寄せる．
⑥ バイタルサイン，精神状態をも含めた適切な身体診察，基礎的血液検査，胸部X線写真，心電図検査などを行い，さらに，生前の意思表示等を確認する．救急室ではできる限りたくさんの血液検査の結果や画像診断所見を集めて検索しておく．
⑦ 静脈路を確保する．
⑧ なされるべき主要な侵襲的処置を考えておき，さし迫った専門医との協診に留意する．
⑨ フォローアップには何が必要か(すなわち，さし迫った血液検査，電話連絡すべき専門医の診察，輸血，抗生物質など)を考える．
⑩ 主治医として患者を引き受けてくれる専門医を探して，連絡する．
⑪ 患者の家族に電話で連絡する必要があるかを考える．

10-2-4　疾病診断の困難性と病態判断の重要性

救急医療には時間的，医療資源的，疾病特異的な限界があることから，その場では正確な疾病診断に至らないことが多い．たとえば全身状態が悪く，腹部が硬くなり，いくつかの検査結果が異常であることから，手術が必要と判断する場合などである．患者を急性腹症と病態診断するのがやっとで，開腹手術をし腸管の所見をみて初めて絞扼性腸閉塞と疾病診断できることがある．

このような場合には．患者はショック，腹膜炎という病態診断で治療を開始せざるを得ないし，このような事態は救急医療では一般的である．最終診断からみると初期の想定病名とは必ずしも一致しないことが，救急医療では他の専門診療科に比べて多い．それは患者を適切な専門医や施設に紹介して，継続的に観察することの重要性を示しており，診療にあたる担当医にとっては，割り切れない曖昧さにも耐えて患者の生命を救うという救急医療の大切さをも示唆している．

医療技術が進歩し施設事情の限界も改善されると，このような不確実性は近い将来解消できると予想される．しかし，救急医療の領域では疾病診断が困難で，病態診断としていくつかの想定病名が列挙されることは現時点では珍しくない．重要なことは，救急医療に限らず，不確定で曖昧な点があっても，診療録には可能な限り根拠となる身体情報を記載して，診療した医師の判断を記述すべきである．このことは，臨床医学の発展の基礎となり臨床研究の原点にもなる．

特に大切なことは，救急患者を診療した場合，限られた情報からどのように病態を把握し病名を想定したかという思考過程と，対処の流れが明確に記録されることである．ショック，呼吸不全，心不全，不穏状態，意識障害，炎症などの病状を記載し，想定した臓器系疾患の判断の根拠と処置内容は，必ず記載しなければならない．

10-2-5　チームアプローチが原則

医師以外の専門職，特に看護師の診療記録は救急医療では必須である．医療のどの分野でもチームアプローチが強調されるが，救急医療では時間やマンパワー，医療設備の面で限界があるため，チームの力が結果に反映される．このチームの活動内容を明確に示すのが診療録である．

そこで重要な点は，トリアージ段階での記録や，救急室，観察室での臨床経過，ならびに退室時の説明の記録である．前述の病院前救護活動の内容も大きく分ければこれに含まれる．各種の専門職がそれぞれ独立して活動する以上，記録方法に差異もあるがむしろ共通する部分が多い．たとえば，バイタルサインや意識，時間経過，担当者氏名などはこれに相当する．それらの共通部分の記載の意義は，結果として事実の再確認や，ダブルチェック，トリプルチェックとなっていく．したがって，リスクマネジメントの立場からも重要な記録となる．

救急医療では異なる専門的視点から患者の全体像を把握し，これらの情報を共有して，患者に対する意思決定を統合していく．前述したが，このように時間的にも医療資源面でも限られた状況では，チーム医療が有効に機能するか否かが，患者の問題解決にとって決定的に重要となる．たとえば，看護師が観察した上肢の血圧の左右差が，医師に適切に伝達されているかは，胸痛や背部痛の鑑別診断を行ううえで大きな違いを生じうる．あるいは，わずかな気脳症に気づいた放射線技師が，外傷患者の頭部 CT を副鼻腔レベルまで撮影して，情報を増やす配慮をしてくれれば開放性損傷の把握に役立つ．

このようなチームアプローチを診療録のレベルで実現するには，各専門職が行った観察や意見が，医師に伝わるような仕組みと雰囲気が大切である．また，伝えられた医師は，記憶にとどめるか，ただちに診療録に記載するかしなければならない．忙しい救急診療の現場では，重症度の異なる複数の患者を同時に診療することも稀ではない．そこでどうしても情報を見落としたり，失ったりすることがある．診療録は，それを防いで後で想起させる役割もある．この際，看護師の記録や病院前の活動記録，技師のコメントがその役割を代替しうる．

1 患者 1 カルテが，その意味でもチームアプローチにはふさわしい．いまだ一部の大学病院や大規模な専門病院では，診療科目別に診療録や画像情報を管理しているところがある．電子カルテや院内 LAN を用いることが時代の趨勢となるのでこのような施設もなくなるであろう．医療における IT の発展は，救急医療では特に有用であり，チームアプローチを推進し良質の救急診療を支える基盤となる．

10-3　診療録は思考，行動のパターンを反映する

いずれの診療科でも同様であるが，診療録は医師(関係者)の思考と行動を客観的に記載したものである．そこには，診療科の特殊性や患者，医師の個別性が反映されている．よい診療録は，読んだ者に記録者の思考と行動の内容が明確に伝わるものである．

そのような視点から，記録者が留意すべきことは，現場で実際に起きた事実だけでなく，自分たちの判断を明示することである．具体的には，完成された救急医療の診療録は次の 8 つの疑問に答えていなくてはならない[1]．

① 何か生命の危機はあるか？
② この容態を説明できる最も重大な原因は何であるか？
③ 把握している臨床的な証拠で診断できるか，それとも不足か？
④ どのように変化して今の状態になったか？
⑤ 患者は入院しなければいけないか？
⑥ 納得のいく転帰をとったか？
⑦ どうして患者が病院にやってきたかわかったか？
⑧ 患者が具合良くなったと感じられるようにしてあげたか？

救急室で働く医師は，これらの疑問に回答できるように行動している．鑑別診断や処置の有効性，ならびに処方の適切性を，病歴，身体診察，臨床検査などの情報から判断する．この思考過程や，患者の状況に対する医師の具体的なパフォーマンスがどうであったかという行動記録を，疑問に沿って記載していく．その過程は，決して順が追える真っ直ぐなものではない．むしろ凸凹の過程ではあるが，記録として事実を誠実に記載しなくてはならない．

以上のような流れを診療の中で自覚し，記録するうえで有効な記録法に SOAP がある（第 2 章参照）．救急室で働く医師が，常に個々の患者を評価して診療録に記載する場合，この SOAP 形式を想定するとよい．

10-4　項目別の記載ポイント

10-4-1　病院前救護情報

近年，地域の救急医療システムの質の向上を目指すうえで大切なことは，メディカルコントロールであると考えられている．これは救急患者への病院前救護活動の適切性を，医師らが中心になって指導し調整する仕組みである．そこで，事例の事後検証を行うために，医療機関と消防団体が，病院前と院内の情報を相互に突き合わせて，5 つの D（すなわち diagnosis：現場での診断判断，do's：しなくてはいけないことをしなかった，don't's：してはいけないことをした，delay：患者搬送の遅れ，decision to hospital：収容病院選択）が 2 次医療圏レベルで適切であったかが，検討される．救急隊活動記録と院内情報を突き合せるためにも，医療施設の診療録には，少なくとも次のような項目が記載されていなければならない（❸）．すなわち，管轄消防隊名，年月日，消防指令覚知時間，現場到着（出発）時間，病院到着時間，収容現場，傷病者の姿勢，意識レベル，血圧，脈拍数，呼吸数，パルスオキシメーター値などで，これらの情報は我が国のほとんどの地域で，救急隊が観察，記録しているものである．メディカルコントロールの掛け声のもとに，事後検証のための特別なフォーマットが用意されているが，これは本書の領域を超えるので省略する．

210844-5
ナ[redacted]ダ[redacted]キ[redacted]ロ[redacted]
S17 12 08 M

15 06 27

救急室診療録

自力
ドクターカー
救急車
市内、鎌ヶ谷
市川、習志野
その他
（　　）

事例発生（　）年（　）月（　）日 15.6.27
覚知（9）時（03）分　現着（9）時（08）分
場所（自宅、居間）　病着（9）時（19）分
JCS（0〜1）、血圧（189/107）、脈拍（91）、呼吸数（19）
姿勢（坐位）、バイスタンダーCPR（＋ −）、SpO_2（98 %）
紹介者（＋ −）

氏名（　　）　年令（~~74~~ 62 歳）　性別（男. 女）

主訴
chest pain

（外傷、非外傷）GCS E4 V5 M6 Σ＝15、BP 170/95 mmHg
HR 80 /min　RR 15 /min　BT 36.1℃　SpO_2 98 %

現病歴
朝食後に、室内で片づけ仕事をしていた。高いところへ荷物をあげたときに、ギューという痛みを感じた。やや右寄り。うずくまってじっとしていた。約5分間。そして治まった。
動悸㊀, 冷汗㊀
放散痛㊀, DOE㊀
嘔気㊀
嫁が119 callした。

現症
Regular
neck: JVD ㊀/㊀, Bruit ㊀/㊀
heart: S3 ㊀ S4 ㊀
SM ㊀ DM ㊀
chest: crackle ㊀/㊀
wheezing ㊀/㊀
pain ⊕
tenderness ㊀
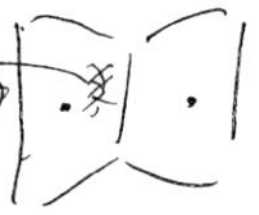
pulsation
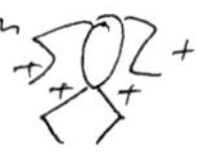

field clear
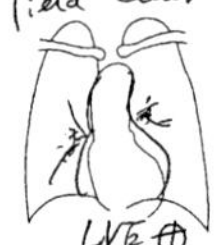
CPA sharp
LVE ⊕
ECG
リズム NSR　軸 NAD
PR
QRS
ST-T intact
血算 WBC 6500
Hb 12.8
生化
Cl 68　BUN 19
GOT 31　Cr 1.0
GPT 21　CRP 0.1
動脈血ガス PH 7.401
PO_2 92　PCO_2 38
Na 138
K 4.1

既往歴
高血圧.　20本/日.
⊕ − ⊕ −
HT DM タバコ HL 手術
外傷 輸血 HB HCV Tbc IHD — 3年前, APといわれたことあり
薬物アレルギー、酒
1合/日, 4〜5回/wk.

腹部超音波
モリソン
脾周囲
ダグラス
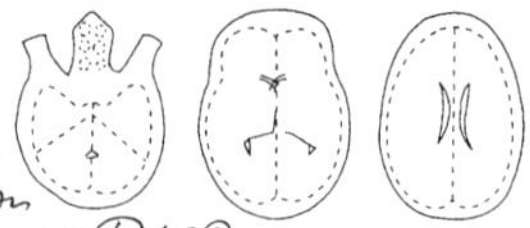

家族歴
□ ○

UCG
左室機能 — LV wall motion good. MR㊀ AR㊀
心のう液 ㊀

診断（想定病名）
R/O ① Angina Pectoris → 否定的
② muscle strain
③ Pneumothorax → 否定

署名（[illegible]）（　）
（　）（　）

処置、Vライン、O_2
胃チューブ、導尿　中止.
挿管
胸腔ドレーン
ECG パルス）モニター
本人に

方針　入院　ICU.　CCU.　A3
転院（　）
他科紹介（　）科（　）
帰宅
外来死亡（　）時（　）分

コード	診断名	開始日	終了日	転帰	診察日数
	胸壁筋痛症	15.6.27 年 月 日	年 月 日	治療 死亡 中止	

❸ 診療録の記載項目

筆者の施設では，現場の救急隊との連絡に，院内のどこでも直接会話ができる携帯電話を採用しており，現場からの情報記録にトリアージ手帳(❹)を使用している．これは，短時間に傷病者の状態を伝えてもらうこと，正確な患者状態の判断とトリアージ(選別)をすること，後でその判断の是非を検証できることが主要な目的である．その中には，上記の項目のいくつかが含まれている．このように現場で行うフィールドトリアージの記録は，間接的に診療録に反映される．

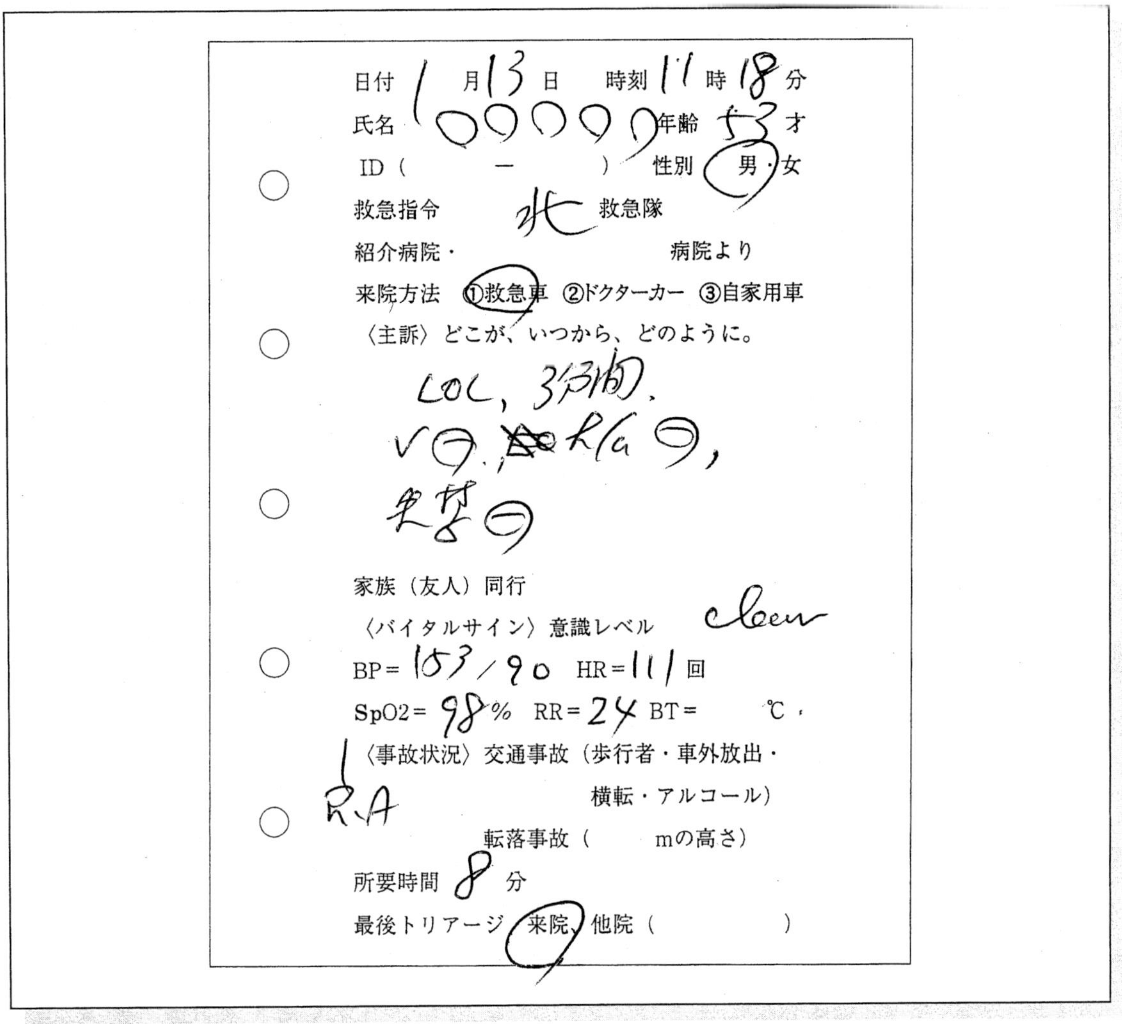
日付 1 月 13 日　時刻 11 時 18 分
氏名　年齢 53 才
ID（　－　）　性別 男・女
救急指令　救急隊
紹介病院・　病院より
来院方法　①救急車 ②ドクターカー ③自家用車
〈主訴〉どこが、いつから、どのように。
家族（友人）同行
〈バイタルサイン〉意識レベル clear
BP＝153/90　HR＝111 回
SpO2＝98%　RR＝24　BT＝　℃
〈事故状況〉交通事故（歩行者・車外放出・横転・アルコール）
転落事故（　mの高さ）
所要時間 8 分
最後トリアージ 来院、他院（　）

❹ 現場からの救急患者トリアージ手帳例

10-4-2　バイタルサイン

通常 ABCD というバイタルサインの記憶法は，心肺蘇生術の観察処置をまとめたものであるが，バイタルサインを確認し記載するうえでも役に立つ．A (airway)は意識と呼吸，B(breathing)は呼吸数と SpO2，C(circulation)は血圧，脈拍数，D(disability)は意識，瞳孔で，これらの項目が観察され記録されなければならない．すなわち生命の危機にある患者では，これらの異常値がその後の治療でどのように変化したかを，チャート表のような形で観察，記載することが望ましい．

バイタルサインの範囲がどこまでか，多少議論のあるところであるが，簡単な診察用具を用いたものから，パルスオキシメーターによる測定値までを含めて考えたい．意識状態は，我が国で普及しているJCSジャパンコーマスケールにより，1桁の0, 1, 2, 3，2桁の10, 20, 30，3桁の100, 200, 300で表現するか，世界標準のGCS(Glasgow coma scale，グラスゴー昏睡尺度)によりE(eye，開眼)1-4，V(verbal，発語機能)1-5，M(motor，運動反応性)1-6のうち最もよい数値を合算する評価方法のいずれかがよい．胸痛や背部痛の患者では，血圧の左右差や，坐位，臥位の差を測定して記載することも重要である．

瞳孔所見では，左右の差が1 mm以上，時間による変化が1 mm以上を有意な異常とみなし，散大は4 mm径以上の場合をいう．対光反射は素早く1 mm以上縮むのを正常とする．

10-4-3 病　歴

病歴を聴取する際，患者の容態が重症ではなく時間的に余裕がある場合には，「どうして今この救急外来にやってきたのか？」を聞いて，患者に自由に答えてもらうようにするとよい．こうすると医師がしばしば自分の一方的な思い込みで，病気のストーリーを組み立てるというようなこともなく，患者の苦悩や不安をじかに傾聴できる．

病歴の記載で大切なことは，必要にして十分な情報が網羅されていることである．時間経過，部位，性状，誘因，随伴症状，治療経過，既往歴，生活歴などのうち，救急受診に至った理由に関連した情報は，陰性のものも含めて記載する．この際，初学の医師は，自分で聴いた病歴を心にとどめておいて，直後に一気に病歴として構成して記述するように努力したい．慣れないうちはメモをとりながらでもやむを得ない．到達目標は，患者の話の内容を頭で整理しながら，あたかも口述しているように医師の記憶メモリ上で構成することである．ただし，この病歴構成の訓練と診療録記載の訓練とは別であり，前者では一定のパターン化された思考様式が，頭の中で完成されていなければならない．

診療録の記載は1つの習慣である．また，正しい記録方法を医学部卒業直後の早い時期に修得することが求められる．北米の診療現場では，医師が暗唱してテープに記録した病歴を専任者がテープ起こしをして，記録として残している．これが可能なのは，医師たちがパターン化された病歴記載を習慣にしていて，聴取する際にもその様式で記憶する訓練を繰り返しているからである．同じように，我が国の研修医もそのような訓練を自らに課すとよい．長く臨床に従事している医師ならば，自然にこれに似た記憶パターンを体得している．しかし，我が国ではこの記憶を記載する機会が，診療時間の制限から限られている．したがって，パターン認識した記憶を記録として同時に記載するように努めなければならない．

病歴や身体所見，臨床検査を記載するうえで，比較的多くの施設で頻用されるポピュラーな簡略英術語(巻末の付録2参照)を使用すると能率よく，わかりすい．自分にしかわからないものや，あまりに専門的なものを多用してはならない．あくまで，記録を見る不特定多数の人が理解できる略語が推奨される．

聴いて，確認すべき事柄を忘れないための記憶法として，急性疾患の病歴では

OPQREST(O：onset(いつから)，P：provocation(増悪因子)，Q：quality(どういう)/quantity(どの程度)，R：related sign(随伴症状)/region(部位)，E：effective(どうなったか)，S：severity(どの程度の)，T：timing(どんな経過で))がある．また救急の外傷ではAMPLEヒストリー(A：allergy(アレルギーの有無)，M：medication(服薬状況)，P：past illness/pregnancy(既往歴と妊娠)，L：last meal(最後にとった食事)，E：events(事故状況))が有名である．

既往歴や生活歴が，救急診療では重要な場合がある．たとえば，虚血性心疾患のリスクファクターとしての喫煙，高脂血症，肥満，高血圧，運動不足，ストレスなどや，腸閉塞での腹部手術の内容などである．以前の受診歴や診療録がただちに参照できるのが理想だが，夜間休日にはこれができない施設もある．その場合は本人，家族から聴取して情報を増やす．

また，現在服用している処方内容を診療録に記載すれば，薬剤と病態との関係を考えることができる．その際，相互薬理作用，経口剤以外の経静脈薬の有無，排尿は十分か，食事は摂取できるか，排便は規則的か，肝臓病はないかを記述する．

救急診療では，家族関係や保険への加入状況を確認し，不明の場合は社会福祉のケースワーカーなどが関与しているか，事件性があり警察が関与しているかなどを記する．

10-4-4　身体診察

急病患者の身体診察は，病歴から想定される臓器系統に沿って，心血管系，消化器系，呼吸器系，神経系，筋骨格系と診ていくのが一般的である．したがって一定の病歴聴取と診断名の想定が先行する．そこで診察の記録には，その系統ごとのパターンを決めておくと記述に落ちがなくてよい．一方，重症外傷患者の初期診療では，有名なATLS(advanced trauma life support)のように，頭の先から下肢まで全身を，決められた手順で素早く5分程度で診察して，順に記載する方法もある．このときにはfinger and tubes into every orificeと唱えて鼻，口，肛門，尿道のようなあらゆるところをくまなく診察する．場合によっては，ドレナージチューブやカテーテルを挿入して情報を追加収集する．

バイタルサインに関係する呼吸，循環系統の診察は特に大切である．次に神経学的診察は意識障害や運動の異常があるときに重要となる．バイタルサインには直結しないが，急性腹症の腹部診察，四肢の筋骨格系の評価も必須である．これらの記載にあたり，留意すべき点をそれぞれ具体的に述べる．

① 呼吸器系

視診ではチアノーゼ，胸部の左右対照性，皮膚病変，外傷，変形を記載する．聴診では粗大な所見として，呼吸音の左右差，副雑音(ラ音)，呼気延長を記載する．打診は側胸壁で行い胸水の有無を記載する．

② 循環器系

視診では頸静脈怒張，チアノーゼ，リベドーを記載する．聴診では心音亢進／低下，異常心音(収縮期雑音，拡張期雑音，クリック)，血管雑音を記載する．触診では下腿浮腫，四肢動脈の脈拍の触知，心尖拍動などを記載する．

③ 神経系

高次大脳機能，小脳と脳神経の異常所見，四肢の運動，反射と感覚神経の異常所見を記載する．筋力はMMT(manual muscle testing，徒手筋力検査法)で記載するほうがよい．あるいは握力のように数字で表す．意識はGCS(あるいはJCS)で正しく記載する．

④ 腹部系統

視診では膨満を記載する．聴診で腸蠕動，異常音(機械的雑音)を記載する．触診で圧痛，反跳痛，筋性防御，痛みの深さ，部位を記載する．また関連する背部の叩打痛も確認して記載する．打診での鼓音の領域を記載する．

⑤ 筋骨格系

視診では，関節や骨幹の腫脹，変形，発赤を記載する．触診では軋轢，圧痛，熱感，動脈触知を記載する．外傷では，創傷の部位，深さ，長さ，出血程度，汚染程度，骨の露出を記載する．

いずれにしても，身体所見ではhead to toeの順序で記載するような癖をつけておくと漏れが少なくなる．システムレビューのように，診療録にすべての項目が網羅してある場合には，それに従うのも一法である．

10-4-5 臨床検査

救急室で実施できる検査は，施設や時間帯によって異なり一定の限界がある．このうちベースラインの採血と呼ばれて，中等症以上の傷病者を救急室に収容したときに行われる血液検査の結果は，簡単な様式に従って記録されることが望ましい(❺)．これには，血算，生化学，動脈血ガス分析，尿検査，心電図，胸部単純X線撮影が含まれる．この際に大切な点は，疾病の検査前確率と検査特性(感度と特異度)を配慮し，必要にして十分に選択された検査を評価することである．

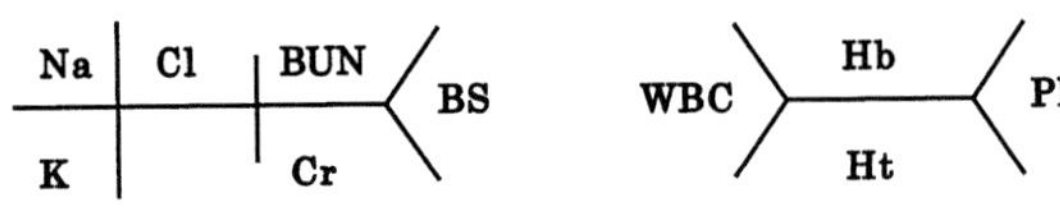

❺ ベースライン検査結果記録の簡略化

記載すべき項目を以下に具体的に示す．

① 血算，生化学：　白血球数，ヘマトクリット，ヘモグロビン，血小板数，GOT(AST)，GPT(ALT)，Na，K，Cl，総蛋白，アルブミン，ALP，総ビリルビン，尿素窒素，クレアチニン，血糖，CPK，LDH，RPR，HB抗原，HCV抗体

② 動脈血ガス分析：　PH，酸素分圧，二酸化炭素分圧，重炭酸イオン濃度，BE

③ 尿検査：　潜血，タンパク，糖，混濁，ケトン，尿量

④ 心電図：　リズム，電気軸，QRS，ST変化，心肥大，U波，期外収縮

⑤ 胸部単純X線写真： 肺野，心陰影，心胸比，胸郭，肋骨横隔膜角，大動脈陰影，気胸，縦郭拡大，横隔膜の高さ，腹腔内遊離ガス像，気管チューブ，胃チューブ

⑥ 頭部CT： 高吸収域，低吸収域，正中線偏位，脳室拡大，脳槽変化，気脳症，石灰化，頭蓋骨骨折

⑦ 腹部超音波スクリーニング： 肝臓と肝臓周囲，胆管拡張胆石，脾臓周囲，骨盤腔内，小腸拡張（キーボードサイン），腸管浮腫，腹水，大動脈拡張，膵臓の石灰化，腎盂拡大

⑧ 心臓超音波スクリーニング： 心嚢液，左室運動能，左房拡大，右室拡大，僧帽弁，大動脈弁，大動脈起始部拡大，下大静脈拡張

10-4-6 処 置

救急室で実施した診断的・治療的な処置は，名称，サイズ，実施した理由，合併症，結果がわかるように記載されることが望ましい．頻用される酸素投与，気管挿管，静脈確保，輸液，輸血，胃チューブ，持続導尿カテーテル，胸腔チューブなどは，チェック項目として別記することがある（❸）．また投与した薬物について，抗生物質やその他の静脈内投与の薬剤は種類と容量を記録する．

処置に関しては学会専門医資格審査では重視され，特に実施手技の記録の提出を求められることがある．その際に重要となるのは，次のような項目である．

① 手技名，実施部位

② 適応

③ 患者のインフォームド・コンセント

④ 用いた無菌処置

⑤ 用いた麻酔

⑥ 手技の簡単な手順

⑦ 検体を採取して提出した依頼先（採集した体液は個人的に検査室に持って届けるのが望ましい（CSF（cerebrospinal fluid，脳脊髄液），ABG（動脈血血液ガス），他の穿刺液など））

⑧ 合併症

⑨ 処置の確認と当面のフォロー検査（例：中心静脈ルート留置後のCXR（胸部X線写真））

10-4-7 想定病名

10-2-1で述べたように，救急診療では大きく2つの患者アプローチがあり，一般診療型と生命危機優先型である．いずれの場合にも，初期に想定した病態，疾患について評価（SOAPのAに相当）したことを明示すべきである．

通常，診療初期に担当医師が診察しながら想定する鑑別診断病名は，メモリとして瞬時に利用できるものであり，経験あるベテランの医師でも5個程度であるといわれている．救急診療では，その中でも特に頻度の高い想定病名を記述することになる．

あくまで限られた情報下での判断であり，間違うと記録者が恥ずかしい思いをするとか困るとかいうことではなく，前後の臨床経過とともに，診断の流れを判断できる記載でなくてはならない．そのような意味で，最終的な確定診断が後で判明したときに診療録に戻り反省材料になることが，リスクマネジメントの視点からも期待される．いずれにしても，診療録の病名欄には，必ず病名を記載すべきである．

10-4-8 転 帰

救急室レベルでは，診断と診療方針が常に正確で，患者を利するものであるという保証が限られる．したがって，診療が一段落し一定の結論が得られ，患者の転帰が予想された段階で，帰宅，観察，専門医への紹介，他の医療施設への紹介，緊急入院，緊急手術，外来での死亡などの診療方針と転帰を記載する．

このときに特に重要になるのは，退室して帰宅を指示した場合の患者への説明内容である．救急医療では，予想を超えて時間経過により病気が悪化することが稀ではないために，患者や家族に適切な指示を与えなければならない．この際，あらかじめ用意した説明シートを患者に手渡す施設もある．たとえば頭部外傷患者に頭痛，嘔吐，意識低下，痙攣などの変化がみられたら再診することを指示した文書である．

患者へのインフォームド・コンセントの内容も大切であり，担当医は病態や重症度について，どのように医療者側が説明したかを記載する癖をつけたい．ただし，記述は簡潔に要点を箇条書きする程度がよい．

緊急入院で指示を記載する時の記憶法には，ADCVAANDISML がある[3]．

A：admit，どの病棟の主治医，研修医に入院を依頼するか

D：diagnosis，診断

C：condition，状態

V：vitals，バイタルサイン．常に連絡指示を入れる（例：次の場合に研修医をコールする，SBP＞180 か＜90，脈＞130 か＜60，RR＞30 か＜10，T＞38.3℃，酸素飽和度＜92％）

A：allergy，アレルギー

A：activity，安静度（自由に，ベッド上安静，など）

N：nursing，看護レベル（厳格に I/O，体重 1 日 1 回，便潜血，血糖チェック，持続導尿）

D：diet，食事（慎重な糖尿病食，低脂肪低コレステロール食，腎臓食，NPO，減塩食）

I：IV，静脈路（静脈輸液，ヘパリンロック）

S：special，特殊指示（創傷処置，ソーシャルワーカーに連絡，栄養指導，理学/作業療法）

M：meds，処方（屯用処方を忘れない，さもないと頻回に病棟から呼ばれる．禁忌でない場合の薬，アセトアミノフェン，ジフェンヒドラミン，水酸化アルミニウム/マグネシウムなど）

L：laboratory，検査(深夜の採血を忘れないように)

深部静脈血栓症の予防(ヘパリン 5000 単位皮下，1 日 2 回あるいは SCDs)を最後に考慮する．

10-5　予想される問題点

10-5-1　患者登録

診療の質を向上させるためには，特定の対象疾患を，施設内，地域内で登録することが出発点となる．救急医療の領域では，脳血管障害，虚血性心疾患，心肺停止，重症外傷が対象となる．研究施設に限らず一定規模の医療施設で，このような患者登録が求められるようになるのは，遠い将来のことではない．

患者登録には，研究的視点とともに診療の質の適切な評価に欠かせない基本的視点が必要となる．患者属性以外の時間経過，スタッフの人数，副作用や合併症，患者側からの評価などである．

登録の具体的な記載項目には，上記の病院前救護情報，院内診療情報のほとんどが含まれ，さらに詳しい専門的な情報が追加される．たとえば，脳血管障害では発症時の嘔吐，目眩，麻痺，言語障害と，発症状況として労作時，入浴，睡眠，飲酒の有無，ならびに緊急治療としての降圧薬使用の記載が求められる[4]．

また，虚血性心疾患では発症時の状況として労作時，入浴，睡眠，飲酒の有無と，医療施設への来院方法として自動車，徒歩，介助や Killip 分類の記載が求められる[4]．心肺停止症例でも Utstein 様式として，国際的な登録形式が 1991 年に提案され使用されている[5]．ここでは，目撃者など身近にいた者による心肺蘇生術の実施，心原性か否かの推定，自動除細動器の使用，初期心電図所見が記述されねばならない．さらに，重症外傷では受傷状況として歩行者，運転者，同乗者，車外への放出，ヘルメットやシートベルト着用，転落の高さ，自動車の破損程度を詳細に記述する．

10-5-2　入院治療計画書，クリニカル・パス

救急室から入院になるときには，入院治療計画書の作成が必要となる．その内容は，救急診療の特異性よりも，担当する専門診療科や患者の疾患に左右される．多くの施設では入院時診断にクリニカル・パスがあって，関連のセット指示がある(例：心不全，喘息)．また院内で実施している適切な臨床的研究計画に，当該患者が対象とならないかを考慮する．

入院の前に，この患者はこの施設に入院するのが適切か，この患者を外来で治療できないか，病棟で平気なほど患者は安定しているか，入院する前にまだほかに必要な治療はないか，病棟スタッフはこの患者を適切に扱えるか，患者に必要な特殊な侵襲的処置でこの施設でできないものはないか，を自問して考える．家族，老人ホーム，その他の介護者からの関連情報は入手しておく．連絡先の電話番号を聞くことは大切で常にわかるようにしておく．

本章では，救急診療の特殊性から，関係する診療録作成のポイントを具体的に述べた．やや網羅的で詳細すぎる面もあるが，臨床研修必修化時代の医師として，この程度は行ってほしいという気持ちから述べた．ベットサイドで身体を動かして診療しつつ，診療録の記載についても，一定のパターンを身体で体得してもらいたい．

文　献

1) Markovchick V:Decision making in the emergency department. In : Emergency Medicine Secrets, 1st ed, pp1-4, Hanley & Belfus, 1993.
2) Cantrill SV:Cost containment and risk management in emergency medicine department. In : Emergency Medicine Secrets, 1st ed, pp431-435, Hanley & Belfus, 1993.
3) Tammy LL et. al. eds. : The Washington Mannual Internship Survival Guide, (箕輪良行監訳，藍沢隆雄ほか訳：ワシントン初期研修医必携マニュアル，メディカル・サイエンス・インターナショナル, 2003).
4) 心筋梗塞，脳卒中などにおける効果的な診療評価指標と登録手法の開発に関する研究斑，平成 12 年度厚生科学研究費補助金（特別研究事業）研究報告書，昭和医大救急医学講座，2001.
5) American Heart Association:Recommended guideline for uniform reporting of data from out-of-hospital cardiac arrest. The Utstein Style, *Circulation*, **84**:960-975, 1991.

11 診療録管理を実践する

11-1 診療録管理の意義

11-1-1 診療録のあるべき姿

まず，診療録管理のあるべき姿を考える前に，診療録の意義を明確にする必要がある．マクファーレン(MacEachern, M.T.)は，その著書『病院組織と管理』で，「診療記録は，医学的見地より書かれた患者の生命と疾患に関する，明確で簡潔・正確な記録史である」と述べている．一方，米国のJCAHO(Joint Comission Accreditation of Healthcare Organization，医療機構認定合同委員会)では，病院認定基準の1つに「診療記録は診断名を正当化し，治療と転帰を妥当とするに足る充分な資料を含んでいなければならない」としている．この意義を明確に満たす診療録の管理について述べていきたい．

11-1-2 診療録管理の価値

米国の診療録管理は，前述のマクファーレンの呼びかけにより始まっている．その発端は『医療の質的水準の向上』に由来する．彼は診療録の6つの価値とその意義を念頭において，診療録管理業務について述べている．

① 患者にとっての価値

患者が病気になったとき，前回の診療録が正確で完全であれば，そのデータをもとに診断の決定や治療を早めることができる．多くの病院では患者が再び入院したとき，前回の入院診療録を参考に今回の準備や治療に備える．

② 病院にとっての価値

診療情報管理士(❶ 参照)は，診療録所載のデータを分類・管理して，医療統計や疾病統計を作成し，それらを定期的に日報，月報，年報として作成する．また，病院の運営や管理に必要な情報として，医療評価(medical audit)の資料になる．またこれは医療水準の向上に役立つ．

③ 医学研究上の価値

診療録は臨床の症例研究，すなわちEBM(evidence based medicine，根拠に基づく医療)を考察するうえで信頼できる生の資料である．完全で正確な大量の資料があれば，医学の研究発展に貢献できる．

④ 医学教育上の価値

医師，パラメディカル，看護師を養成するための教材となる．また，卒前卒後の医学教育・研修の貴重な資料として活用される．

【診療情報管理士の資格】

社団法人日本病院会と財団法人医療研修推進財団が行っている通信教育を受講する。教育期間は2年間で，内容は医学の基礎科目，診療情報管理の専門的知識，技術および統計，コンピュータなどについて合計30科目を習得するものである。短期スクーリングが東京，大阪，福岡で開催され実技指導も受けられるようになっている。この通信教育課程を修了した人を日本病院会と医療研修推進財団では診療情報管理士として認定している。受講資格は原則として短大卒以上の学歴となっている。その理由は診療録に用いられている英語，ドイツ語などに慣れていること，教育内容を十分理解するには相当の学力が必要であると考えられるからである。しかし現在病院勤務経験者，診療録や診療情報管理業務に就いている人は，これに相当する学力があると判定され，高校卒の人にも受講を許可している。

現在の法律，制度では，認定診療情報管理士でなければ診療録管理の仕事に従事できないというわけではないが，この資格を取得していれば，今後，医療や健康の分野の仕事に就くうえで非常に有利であると考えられる。

診療情報管理士に求められる特性には，診療録の内容を読み取れる読解力，書類の記載不備やもれを点検する綿密さ，記録類の整理保管のための正確さ，医師，看護婦などの医療職の協力を得ることのできる協調性，病院の財産である診療録の管理とデータ分析や情報管理にあたる能力と責任感などをあげることができる。

また診療録や診療情報の管理の仕事を生涯続けたいと考えている人は，日々進歩発展する医学や診療技術に興味をもち，それとともに変化，増加していく病名，手術方法，新しい医学用語，さらには医療，健康分野の動向などに遅れをとらないよう勉強を続ける必要がある。

欧米の国々ではこの職種は社会から公認された専門職となってることが示すように，誇りある専門職であり，同時に生涯学習が必要な仕事である。

診療情報管理士通信教育および日本診療録管理学会についての問い合わせは下記へ。

社団法人日本病院会　通信教育課

〒102-8414　東京都千代田区一番町13-3

日交一番町ビル内

TEL　03-3265-0079

E-mail：info@hospital.or.jp

❶ 診療情報管理士の資格

⑤ 公衆衛生上の価値

地域の患者が多く取り扱われているので，各地域における保健衛生，または国全体の公衆衛生行政に対して情報の提供ができる．他方，院内感染や術後感染などに関する情報も得られ，病院の運営管理にも寄与できる．

⑥ 法的防衛上の価値

医療過誤などの問題が生じて法廷に立つようになった場合，完全に記録された診療録は病院，医師，看護師にとって防衛上の記録となる．また，患者にとっても交通事故，産業災害補償などの法的な問題解明のための証拠となる．

11-1-3　診療録の二面性

診療録は，医師が考えたり，治療したことが系統的に速やかに記録されなければならない．それは，医療の継続性や過去の治療経過を証明するためである．そのためには以下の二面性を意識する必要がある．

医療面では，

・診療録が患者診療の場にないと医療が始まらない.

・患者の過去の病状記録から科学的な論議に基づいて医療が行われる. つまり前回の記録に基づく医療が継続的に考察され検証される.

・病診(病)連携, 紹介・逆紹介が行われることにより, 病院施設の機能に応じた医療が継続していく.

学術面では,

・学術大会や教育の場において, EBM の資料や教材となる.

・医学・医療の研究・発展の資料となる.

・医療の質の確認と向上の資料となる.

この二面性を維持するために, 記録と情報の管理は正確・迅速・完全・安全に行われなければならない. このような理由から, 診療録や診療情報を適正に管理することが重要である(❷).

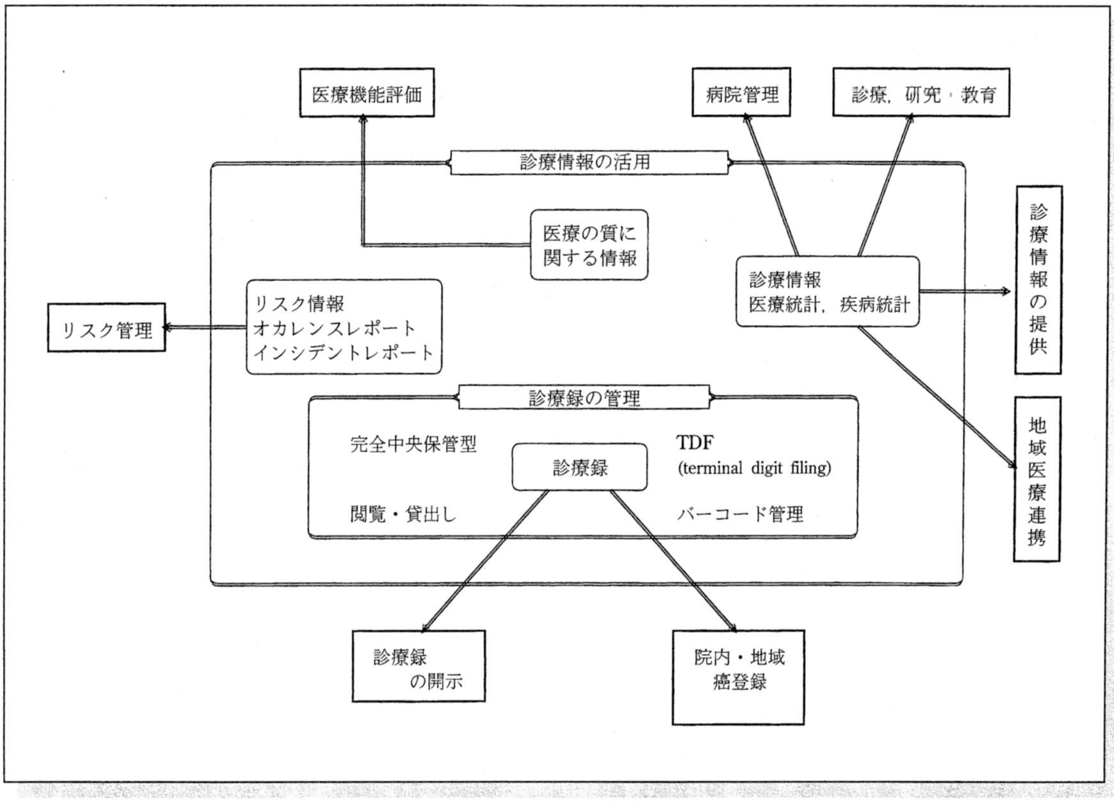

❷ 診療録の管理と診療情報の活用(概念図)

11-1-4 診療録の現状

診療録は,「診療責任者の学術的な良心の働きの, 実質的な結果の証明」および「正しい診療を実施する医療従事者の技術の表現」として存在している. そこが「診療録は病院の宝」といわれるゆえんである. 診療録を見れば, 医師の能力や患者への対応がわかる. また, その診療録の管理方法を見れば, その病院管理者の診療録への取り組みの姿勢がわかるといわれる. しかしながら, 日本の多くの病院や施設における診療録は, 常に日本語・英語・ドイツ語が混在し, また十分に記載されていないことが多い.「せめて日本語と英語で必要かつ十分な記載を行ってほしい」と強く要望する．そのために診療情報管理士は，医師に対する診療録記載方法の教育について，早急に病院管理者と協議して対策を立てることが喫緊の要事である．それはチーム医療に参加するスタッフとして，患者とかかわりをもつ診療情報管理士の重要な使命でもある．また，診療録管理の重要性が多くの病院に認知されたのは，2000(平成12)年 4 月の 診療報酬改定における重点事項の 1 つとなったことに起因する．この改定後に 600 の病院施設が診療録管理体制加算を申請したが，これには 9 項目の施設基準(❸,❹ 参照)整備が条件であった．

（診療録管理体制加算）	**第６　診療録管理体制加算** １　診療録管理体制加算に関する施設基準 (1)　診療記録（過去５年間の診療録並びに過去３年間の手術記録，看護記録等）の全てが保管・管理されていること。 (2)　中央病歴管理室が設置されていること。 (3)　診療録管理部門又は診療記録管理委員会が設置されていること。 (4)　診療記録の保管・管理のための規定が明文化されていること。 (5)　１名以上の専任の診療記録管理者が配置されていること。 (6)　保管・管理された診療記録が疾病別に検索・抽出できること。 (7)　入院患者についての疾病統計には，ＩＣＤ大分類程度以上の疾病分類がされていること。 (8)　全診療科において退院時要約が全患者について作成されていること。 (9)　患者に対し診療情報の提供が現に行われていること。なお，この場合，日本医師会が作成した「診療情報の提供に関する指針」を参考にすること。 ２　届出に関する事項 診療録管理体制加算の施設基準に係る届出は，別添６の様式12を用いること。

❸ 診療録管理体制加算申請の施設基準

11-2　管理体制をどう組織するか

診療録管理体制を構築するためには，以下のような 4 つの条件を満たすことを考えるべきである．

- 診療録管理体制加算や病院機能評価のために，施設基準を満たす要件を整備する．
- 診療録の開示や医療訴訟に耐えうる診療録を作成する．
- EBM に基づいた医療や，インフォームド・コンセントに基づく，患者が納得のいく医療を実践する．
- 現在，特定機能病院等に導入されている「入院診療報酬の定額払い(DPC：diagnosis procedure combination)」などに対応できる診療録を完成する．

11-2-1　組織と人員

診療録管理室の位置づけは，次のように組織される．

様式12

診療録管理体制加算の施設基準に係る届出書添付書類（例）

1　中央病歴管理室等

場　所	設備の目録	面　積	許可病床数
病院棟1階	診療録保管管理全般	300平方メートル	1,100 床

業務内容	診療記録管理者	氏名
	診療記録の保管・管理マニュアルの作成（予定を含む）	㊒・無
	・診療録の保管、量的・質的点検、検査データ貼付 ・診療録の閲覧・貸出 ・入院・外来診療録からの疾病統計検索	

2　診療録管理部門又は診療記録管理委員会の設置

開催回数	（　1　）回／月
参加メンバー	・委員長1名（副院長）、副委員長2名 ・各診療科医師各1名、看護部2名、薬剤部1名 ・栄養科1名　検査科1名、医事課他事務局2名（診療情報管理室）

3　疾病統計

開院以来の入院患者における疾病統計・検索を行っている．
1982年以降の診療報酬明細書傷病名についても登録・管理し疾病統計検索を行っている．

4　患者に対しての診療情報の提供等

開示請求者　・原則として患者本人。・患者本人から同意を得た人（配偶者は可）。
開示方法・主治医が立会人となって「閲覧」を原則とする。・主治医は必要に応じて適切な説明をし、専門用語は丁重に解説する。・患者がメモを取ることは自由とする。開示の決定・委員会の判定に基づき病院長が決定する

〔記入上の注意〕
「3」については、入院患者に関する疾病統計の内容及び用いる疾病分類を記入すること。
「4」については、どのような情報提供方法をとっているかを簡潔に記入すること。

4 施設基準届出書類

・院長所属：　診療録から派生する診療録所載情報は，病院の活動状況の把握や診療諸統計の編集，加工，分析などに必要であり，病院の管理運営上最も重要な資料である．また法的にも，病院管理者には診療録の保管義務責任が規定されているので，この組織構成が望ましい．

・医事課所属：　診療録は診療費算出の原本であり，多くの病院で診療報酬請求事務を医事課が担当していることによる．

・図書館所属：　入院診療録は，疾病治療に対する完成された重要な文献であるため図書的意味合いがある．

・診療部所属：　診療録の利用は，臨床的な利用が主体であり，利用者の大半が医師である．完成した診療録が活用されやすいように，診療録管理室を多くの医師の所属する診療部に位置づけることで，医師との疎通を図る．

・情報部所属：　診療録の一部がコンピュータ管理できるようになってきたことによる．今後，さらにIT化が進み診療内容全体が，コンピュータで管理

される時期が到来すると考えられる．電子カルテシステムを念頭において先行して組織する．

11-2-2 診療録管理室の運営

① 組織の展望，機能，優先順位などを明記することが必要である．病院全体の機能とその中での管理室の位置づけを明確にする．

② 職員の構成は，診療録の入出庫から疾病統計分類まで大変幅広い業務内容があるため，ライン，スタッフを明確にする．所属長，診療情報管理士，補助員，スーパーバイザーなど必要な職種とその業務内容を明確にし，診療録管理委員会との連携図などを作成しておく．

11-2-3 診療録管理室の活性化

① 組織の安定：　指示命令系統の確立，迅速な報告・連絡・相談の徹底．

② 業務の標準化：　ルーチン化，均一化．

③ 診療録管理委員会の設置．

④ 物理的環境の整備：　作業導線の見直し（効率化）や，業務改善を常に考案する．

⑤ 院内研修制度をつくる：　他部署の業務を研修することが自己業務の動機づけとなる．

⑥ 院外情報の収集：　学術大会・研究会・勉強会での演題発表や参加報告をする．

11-2-4 診療録管理委員会の役割

目的とするテーマ

・診療録管理の重要性の周知と浸透

・委員会を機能させるためのポイント

・委員会の役割と運営

　① 委員会の責任範囲が明確であること．

　② 運営管理規定を作成する．

　③ 議事録や会報を発行し活動を定期的に周知させる．

　④ 委員の選出に各診療科の意見が反映できるように配慮する．

　⑤ 委員長には意見のとりまとめと進行の適任者を選任する．

　⑥ グループ審議をする．

　⑦ 各委員の意見をまとめる（統一する）．

　⑧ 利害関係の対立に対処する．

　⑨ 委員長は必要に応じて個別委員会（作業部会・ワーキングなど）をつくり，審議を行う．

　⑩ その他，診療録管理に必要なスペースと機器設備として (1)保管設備機器に関すること，(2)施設設備に関することなど，ハード面の構築に対応する．

11-3　診療情報管理

11-3-1　管理する仕事

おもな仕事は，診療録の管理と診療録所載の診療情報の管理である．診療録の管理には，診療録のアリバイ(所在)管理と保管，診療録の製本，未完成診療録の記載・追補督促などがある．診療情報の管理には，個々の診療情報に関する疾病・処置などの情報の分類・管理・提供や，インシデントレポート(医療行為報告書)の作成がある．また，医療情報の提供，医療統計の資料・診療情報の分析と資料の作成，各種カンファレンスのための資料作成や準備，院内・院外の死亡ケースの診療統計の作成などもある．

さらに，診療録の完成度を高めるために，診療録の内容を点検する．特に治療，手術，検査，看護などが記録された入院診療録には，退院時サマリー(❺)が付されている．そこで入院診療録を受け取ると，まず退院時サマリーの有無を調べる．次に，他の患者のデータの混入などをチェックし，必要事項の確認と記入漏れ，医学用語の間違いなどを点検し，該当すれば速やかに医師へ連絡し訂正を依頼する．その診療録全般の時系列の整理や検査データなども確認する．不備があれば当該部署に通知する．一方，診療録の未返却や退院時サマリー未記載，不備督促など，診療情報管理規定を逸脱した該当者に，請求しても改善がなされないときは，病院上層部に定期的に報告するなどの方策をとる．しかし，その内容に関しては，個々の医療施設に適した対応を考えることが必要である．

診療録が完成すると退院時サマリーを読解し，疾患を国際疾病分類(WHO 刊)に基づいてコーディング(coding)する．その際には，診療科，医師コード，入院期間，転帰，主要疾病，併発疾病などの情報も登録する．これらの情報は，疾病の集計や追跡，医学研究や教育に活用される．また，人件費，医材料，薬剤や診療報酬のデータなどを在院日数や通院日数でクロス集計することで，医療資源の効率的活用や原価管理にも応用でき，病院経営や運営にかかわる情報となる．その他の重要な仕事は，診療録の検討委員会，診療録・診療情報開示検討委員会，診療録の電子化のための導入検討委員会，診療情報管理システム導入の検討ワーキング・グループの立ち上げなどがある．

11-4　チーム医療への診療情報管理の貢献

11-4-1　医療のコスト管理と患者中心の医療提供

現在，特定機能病院等に DPC が導入されている．今後それ以外の病院にも導入が考えられている．厳しい国家予算の状況や，逼迫している保険医療財政の状勢を考えると，医療費はさらに抑制される方向に向かうことは明白である．各病院は，今後医療コスト管理の重要性を認識することになる．一方，診療録の開示を目指し，医療過誤訴訟を防ぐ医療情報の提供も重要なことである．患者が疾患

病名コード記入

○○大学病院　退院サマリー

主治医：朝日　輝　(025077)

一般外科　　：比留間晴夫(031082)

記載医：夕日　陽子(059615)

198810−4

トウカイ　タロウ

1950．07．07　M

入院：1999年　6月29日　退院：1999年　8月14日　在院日数　47日

忘れがちです

転帰　1治癒　②寛解 軽快　3不変 維持　4悪化 増悪　5死亡（病理解剖 有 無 法医）　6転医 転科　7診断のみ その他　8中止・中断 事故・自己

転科／併診　科へ から　／　科と　科と

A/C Caのように省略せずなるべく日本語で記載する

病名　1．上行結腸癌（sm H0 P0 M(−) N0 stage I）

2．術後イレウス

◯ 治験症例の場合"治験"と明記してください

主訴　便秘、下血

経過：　70歳 男性　　病理診断No.

項目ごとに〈 〉で区切り、内容を明確にする

<現病歴>上記主訴にて、99.5.24当院Sg外来受診。5.30 CF施行し hepatic flexureに扁平隆起1/4周性φ1.5〜2cmのmass指摘され、biopsyにてwell diff tubular adeno Ca. 6.29精査加療目的で入院となる。

<既往歴>90年よりBPH，97年大腸ポリペクトミー　<家族歴>父：胃癌にて死亡

<個人歴>飲酒：少量，喫煙 20本/日×45年間（25才から）<感染症>(なし)

(−)という記号は検査をしなかったのか、陰性なのか判別しにくいので なるべく避ける。

<身体学的所見>身長176cm，体重76kg，血圧130/80，詳細はPHYSICAL EXAMINATION参照

<術前検査所見>C.T.：Liver meta，para Ao LN node swellingなし，ダグラス窩にP-factor疑い。

<ope risk>糖尿病（境界型）　詳細は2号用紙 pre ope note参照

<入院中経過>99.7.11手術施行、7.17 P.O開始するが7.21腹痛，嘔気出現し、A×-P上ニボー像認めたためNPOとする。7.27症状改善なくACT上著明な腸管拡張あり。吻合部付近での狭窄が考えられ、イレウスチューブ挿入。症状徐々に改善し8.6イレウスチューブ抜去した，状態良好にて8.14退院。

patho：well differentiated adenocarcinoma sm1，ly0，v0，ow(−)，aw(−)

輸血　＋　㊀

手術　99年　7月　11日

手術名　partial resection of colon hepatic flexure

術者名　朝日，比留間，夕日

合併症　なし

麻酔　0 なし　1 局麻　2 腰麻　3 硬麻　4 静麻　⑤ 全麻　6 OD　7 他　9 不明

ICU・CCU滞在期間（　2　日間）

退院時の処置、今後の方針：

99.8.24　Dr朝日 外来再診

退院処方：アセナリン 3T 3×

病診連携を明確にするため必ず記載する

入院経路：①.本院外来　2.紹介医(　　　)　3.救急　4.その他(　　　)

退院先：①.自宅　2.転医(　　　)　3.その他(　　　)

備考：告知(済)

悪性疾患や難病等の場合は告知の有無を記載する

○○大学病院

5 退院時サマリー

によって医師を変えたり，病院が患者を他院へ紹介する必要性が高まると，診療情報管理の充実が必定となってくる．今後，診療情報管理士が，医療情報，提供や加工，さらに付加価値等をつけた情報の分析などを行い，医師をはじめ各パラメディカルのコーディネーターとして，これらの医療改革に携わっていくことが重要な役割となる．その一例として，クリティカル・パスの作成や質と効率のよい医療情報の提供，診療録開示やリスクマネジメント管理が求められるとき，その中心的な業務のスペシャリストとして，診療情報管理士のもつ読解力，正確さ，管理している情報への処理能力が，発揮されなければならない．

11-4-2 対面サービスや病院以外の情報の管理

患者や家族，付き添いの方と接して，本人の肉声を聞くことは，対面・対話し得られる情報(背丈，体格，顔色，歩行状態など)以外に，社会的地位や費用負担状態，患者の家族の中での位置づけや，家庭環境などがわかる場合もある．このような対面情報は診療録に記載してあればわかるが，なかなかそこまで記載してある診療録に出会うことはない．対面してはじめて，患者を取り巻く情報が多彩であることを改めて認識することがある．今後，医療機関の情報は，診療情報だけでなく，介護保険情報や患者を取り巻く家庭生活情報，経済情報などから，在宅介護，訪問看護などを組み合わせた発展性のある包括医療情報管理形態へとシフトしていく必要性を感ずる．

11-4-3 統合医療情報管理の必要性

日本の医療制度は転換期にきている．パターナリズムで実施されていた画一的な治療から個人個人の意志を尊重した治療へ，「病気を治す」治療から「病気とともにすごす」医療へと転換していかなければならない．その裏付けが介護保険の導入である．今後，急性期病床は全病床の 20%となり，残りの 80%は慢性期病床へと移行し，疾病年齢の構成比に伴い，疾病の構成が変化することが予測されている．したがって，診療情報管理士は急性期の疾病にだけ目を向けるのではなく，その起因・誘因因子にも目を向けなければならない．そこで，ISDIH(国際疾病障害分類)による分類や，介護の情報，母子手帳，学校健診などの情報をはじめ，会社や公共検診の情報もトータルに管理する統合医療情報管理(unit care information management：UCIM)と個人のあらゆる情報を主体とした医療提供体制が必要となろう．

11-4-4 情報の分類手法のグローバル的統一の価値

米国では，1960 年代から診療録・診療情報の管理は病院の当然の業務として定着している．州ごとに政策や法律が異なる中で，疾病のコーディングだけは各州統一のコード体系が用いられ，WHO の国際疾病分類が採用されている．現在も，米国用の疾病分類の ICD-9-CM(Clinical Modification)医療行為＝処置・手術＝分類を使用し医療情報が統一管理されている．一方，日本では処置や手術のコーディングが本格的に行われていない．そのうえ，疾病のコーディングでも

ICD-9, ICD-9-CM, ICD-10や，その他のコード体系を各病院が個々に採用している．したがって，情報の整備がほとんど行われていない現状である．コーディングの標準化は，我が国の保健医療行政のうえで，疾病情報を比較したり，分析するうえで非常に貴重な情報集積につながるので，早急に整備することが必要である．

11-5　QOLを高める情報共有の必要性

診療情報管理は，病院の規模や病院管理者の哲学として発展，展開してきた経緯がある．一方，病診(病)連携が地域医療の基幹となるよう，国の政策は機能し始めているが，いまだ長期療養型病院や介護保健施設などの診療にかかわる情報は，管理されないまま各施設に散在している．今後患者の医療情報がトータルに把握され，重複することのない効率のよい医療が，継続的に受けられるシステムを構築する必要がある．このことが医療費の増加や，患者の身体的あるいは経済的痛みを最小限にとどめる方策にもつながり，QOL(quality of life, 生活の質)を高めることになる．したがって，これらのシステムの構築には，標準化された診療録の記載と管理のもとに，派生する情報の収集管理を行うことが絶対的な条件となる．これが診療録管理の重要性の根幹となる部分であり，このことを念頭に，再度これまでの診療録やその管理方法，および診療情報管理のあり方を見直す時期にきていると考える．病院の規模や機能の格差はあっても，見直された診療情報が，標準化された情報管理のもとで，患者と密接に連携する医療の継続性を確立しなければならない．

文　献

1) MacEachern MT : Hospital Organization and Management, 3rd, Physicians Record Comp, 1962.
2) 霞堂直史：21世紀のコ・メディカル，病院，**59**(12)：1060-1062，医学書院，2000.
3) 三竹年世子著，日本診療情報管理士協会編：これからの診療情報管理マニュアル－最新・カルテ管理の実践知識－，医学通信社，2001.
4) 霞堂直史：テーム医療における診療情報管理士の役割，*JIM*, **12**(8)：756-759，医学書院，2002.

12 診療情報開示

インフォームド・コンセントや診療録開示など，医師から患者へ向けた診療情報提供の流れは急速に進行している．一昔前ならお喋りな医師は軽々しくて似つかわしくないといわれ，どちらかといえば口数の少ないほうが威厳があってよいといわれてきたことを考えると，ここ十数年の医師-患者関係をめぐる価値観の変化には驚くべきものがある．本章では，医療情報開示，特に診療録に対する開示(いわゆるカルテ開示)について概観していきたい．

12-1　診療情報提供の3つの流れ

ひと口に診療情報提供といっても，詳細にみると大きく 3 つの流れに分けられることがわかる．第一は患者の権利の 1 つであるインフォームド・コンセント権に基づく診療情報提供であり，第二にもう 1 つの患者の権利である個人情報コントロール権に基づく診療録開示である．さらに第三は，患者の権利というよりも治療上の必要性から発生した，患者教育のための診療情報提供である．以下にこれら 3 つの流れについて，その違いを簡単に整理しておく．

12-1-1　インフォームド・コンセント

インフォームド・コンセントとは，患者の自己決定権を保障するための情報提供である．ヒポクラテス以来の医師の倫理原則に「患者に害をなさない(do no harm)」の原則がある．しかし近代医学が治療能力を高めていくにつれて，外科治療であれ，内科治療であれ，潜在的に生体への危険性を内包するようになってきた．そこで，潜在的にリスクのある外科手術が傷害罪に，あるいは薬物投与が毒物投与として問われないためには，その違法性の阻却要件として，患者に当該治療法のメリットとその場合のリスクなどの情報提供が，インフォームド・コンセントとして確実に伝えられ，そのうえで，患者自身の自己決定が事前に行われることが必要であるとする考え方である．つまり，診療行為を進めるうえで，まず情報提供が要るということであり，患者側からいえば権利，治療者側からいえば義務という側面での情報提供である．

12-1-2　個人情報コントロール権としての診療録開示

診療録開示は，患者の個人情報コントロール権という位置づけからの情報提供である．自分の診療情報が一人歩きしないようにチェックしたり，診療録等への記載の間違いを訂正するというような，個人情報の管理を患者本人がコントロールできるという権利である．

インフォームド・コンセントと，診療録開示による情報提供は異なる．前者には，当該治療法のメリットとそのリスクだけでなく代替療法や，それをどこで受けられるかといった治療法に関する情報など，患者が治療を選択するために必要な最低限の情報を提供することが含まれる．たとえ患者の個人情報ではなくても，治療にかかわる必要な情報はすべて伝えるというものである．一方，後者の患者の個人情報コントロール権としての情報提供は，診療録など法的に記載が義務づけられているものに，患者のどんな情報が書かれているのかを，患者自身がそのまま見ることができ，必要なら訂正を求めることもできる権利が保障されていることである．そこでこの場合は，インフォームド・コンセントの場合とは異なり，治療のためにほかにどんな手術があるのか，どこでそれが受けられるのかなどは知らせなくてもよいことになる．逆にインフォームド・コンセントでは，診療録に HBs 抗原がプラスとかマイナスとかの記載はあるが，患者が治療方針を決めるうえで必要でない情報は，知らせる必要のある情報ではないことになる．

すなわち，患者の個人情報コントロール権による情報開示とは，そのままの診療録を見せることにほかならない．どんなことがそこに記録されているのかを見るのだから，よく記録されているかいないかは関係ないし，わからないからといって問題とはならない．読み取る力をつけるのは患者側の責任になる．実際，米国の市民向けの診療録開示を請求する人のためのガイドブックを見ると，診療録を読み解くための略号や専門用語の見方という章がついていたりする．いずれにしても診療録開示とは，原則として「患者の診療録を患者にそのまま見せる」ということである．

12-1-3　患者教育のための診療情報提供

第三は，疾病構造が変化し慢性疾患が増えている中で，患者に治療参加を促すための患者教育としての情報提供がある．たとえば，インスリンを打っている患者に，糖尿病とはどんな病気か，インスリンにはどんな働きがあるのか，低血糖症状に対する対処法などの情報を知らせることは，治療を進めるうえで必要となる．このように，糖尿病患者が自己血糖を測って朝打つインスリンの量を決めたり，気管支喘息患者がピークフローを測って吸入ステロイドの回数を決めるなど，治療の上からも患者教育はますます必要になっている．そのために診療情報を提供をしていくことが求められる．これは患者の権利という側面よりも，治療効果を上げるために患者の治療参加を促さねばならないという医療者側の事情からきている情報提供である．

12-2　診療録開示時代の幕開け

1996 年に厚生省(現厚生労働省)が，従来非開示としていた「レセプト(診療報酬明細書)」を原則開示可能と方向転換して以来，我が国の診療録開示をめぐる流れが始まった．1998 年には厚生省が「カルテ等の診療情報の活用に関する検討会報告書」を提出し，診療録開示法制化の方針が示された．法制化自体は当時，日本医師会の反対もあって見送りとなったが，1999 年には反対した日本医師会が，法制化に代わる専門職側の診療録開示のためのガイドラインとして「診療情報提供に関するガイドライン検討委員会最終報告：診療情報の適切な提供を実践するための指針について」を提出し，形のうえでは一応，日本の診療録開示時代が制度上スタートしたといえる．実質的にはその後，同年に国立大学附属病院長会議常置委員会が「国立大学附属病院における診療情報の提供に関する指針」を出し，各自治体でも情報公開条例に基づいた形で診療録開示の請求が実現されるなど，21 世紀に入って本格的な診療録開示時代が始まったと考えて間違いない．

12-3　診療情報提供・診療録開示の二側面

診療録の開示・共有に基づく診療情報提供を考えるうえで問題になるのは，基本的にすべての患者に対して情報開示をする積極的な情報提供・記録開示か，それとも，手続きを踏んで開示請求した患者にのみ情報開示をする消極的な情報提供・記録開示(いわゆる患者のアクセス権の保障)かという点である．積極的提供・開示は，すべての患者に診療情報をフルに提供し，診療録に記載されている内容をすべて見せる方向で行う開示である．一方，消極的提供・開示は，患者すべてではなく，情報を知りたい，診療録を見たいと申し出た患者に限って見せるというやり方である．日本医師会によるガイドライン方式の情報開示や，国立大学附属病院における情報開示は，基本的に所定の手続きに基づいて請求をした患者に，本人の診療録を開示する消極的提供・開示であり，患者の診療録に対するアクセス権を保障したものにすぎない．一方，様々な医療機関では患者への情報提供や記録開示を積極的に進めるために，種々の方法を編み出しており，それらは大きく次の 3 つのスタイルに分類できる．

12-3-1 「私のカルテ」方式

1 つは，大阪府の橋本クリニックに代表される「私のカルテ」方式で，多くの医療機関に広がっている[1]．これは，「私のカルテ」や「マイカルテ」と呼ばれる患者用の手帳を患者に渡して，それに医師がわかりやすい形で患者の症状や検査結果，検査計画や治療方針等を書きこみ，また，患者のほうからも症状や訴え等を記入してもらい，医師と患者の「交換日記」のような取り扱いができるものである．この場合，本物の診療録とは違い，患者にとってよりわかりやすく記載された第二の診療録を共有することになる．必要があれば本物の診療録も見せるが，どちらかといえばわかりやすさや，インフォームド・コンセントの側面を重視して情報提供・開示をする方法である．

12-3-2 「協立総合病院」方式

これは診療録そのものを見せる方法である．名古屋市の協立総合病院に代表される「協立総合病院」方式とでも呼べるものである[2]．入院患者の場合には，回診前に「見ておいて下さい，聞きたいことがあったら質問も考えておいて下さい」といって患者に診療録が渡され，回診中に一緒に診療録を見ながら医師と患者が対話する．外来では，受付を通ったあとで患者に診療録が渡され，診察室に呼ばれるまでの間，見たければ患者は自分の診療録を見ることができる．待合室で患者同士が診療録を見ながら，自分はこうだ，あなたはこうだなどと話し合ったりしている．しかし，この方法は診療録そのものを見せるために，わかりやすさという点では，問題が残る．わかりやすさよりも，診療録そのものを見せることによる「ウソのなさ」，個人情報コントロール権を重視する方法である．

それでも入院患者の場合は，入院の目的となった治療や検査を中心に書かれているので，比較的わかりやすいし，初めて見たときには読み方がわからなくても，そのうちある程度までは患者にも十分理解できるようになり，それに応じて患者自身の療養の課題が本人にも明らかになってくる．一方外来では，症状自体にあまり変化がない場合，診療録には no change あるいは，do という文字が続きがちであり，わかりやすさの面では，診療録をそのまま見せるだけでは限界がある．その意味で外来では，診療録そのものを見せるよりも「私のカルテ」方式のほうが，わかりやすさの面からよいのかもしれない．さらに，外来診療録では患者が見て役に立つだけではなく，外来診療における医療レベルを確保するためにも，少なくとも年 1 回は患者の病状や治療方法を，年間サマリーという形でトータルに整理する必要があろう．そうしないと，患者はただ診療録を見るだけでは自分の病状や治療がわからないだけでなく，主治医にとってもこの“do”はいつの時点の“do”なのか，判明しにくい場合も少なくないのである．

12-3-3 「同一物共有」方式

3 番目のやり方は，先の 2 方式を合体させたような方法で「同一物共有」方式と呼べるものである．これは宮崎県の日向内科医院や東京都の富士見台医院などに代表される方式で，診療録の記載をコンピュータに入力して 2 部打ち出したり，手書きでも患者に写しを渡すことを前提にしている．そこで，1 部を医療機関で保管し，その写しを患者に渡して，同じものを双方で共有するやり方である．

診療情報提供・診療録開示の方法は，上記の 3 つ以外にも多くの医師によって様々な工夫が行われている．これらの全体像の理解には筆者もかかわっていた，「医療記録の開示を進める医師の会」の編集による『医師のための医療情報開示入門』[3] を読まれることが最適である．ここではオリエンテーションとして大雑把に上記の方式を示した．

12-4　患者が診療録開示を求める最初の動機

患者が診療録を見せてほしいと医療機関に要求する理由は，当該治療法への疑問や医療不信もあるが，「ただ見てみたい」という人も当然存在する．すべての患者が常に見たいというわけではないが，見たいときにはいつでも見ることができる条件が，保障されていることが大事である．

たとえば銀行でカードの自動引き落としをしている場合，銀行を信用しきっている人はカードの受け取りも保存しないし，通帳の記帳すらしないで何年も放っている人もいる．しかし，少し几帳面な人なら，カードの受け取りと自動引き落としの通知の確認や，口座からの引き落としを通帳に記帳し確認している．こういうことは特殊なことではなく，一応銀行を信用していても，念のためにチェックしているだけのことである．銀行にも間違いがあるのを知っているから，時には通帳の記帳を確認しようと思うはずである．そういったときに，いつでも通帳で確認できることが信頼の根拠であり，通帳を見せるわけにいかないけれど銀行を信頼してくれと言われたら，かえって不安になってくる．診療録開示も同様で，基本的には医師-患者間の信頼関係を保証するための担保，信頼の証しとしてのアカウンタビリティ（説明責任）を確保する 1 つの方策なのである．

12-5　診療録開示に耐えうる心理社会的事項の記述

患者の心理社会的な問題点を含めて全人的にとらえようというのが，POSの大きな特徴の 1 つであるが，患者への開示を考えると，この部分の記述方法には注意が必要である．なぜならば心理社会的な記述は，ともすれば主観的な記述に傾きやすく，主観的な記述は，それを読んだ患者からの誤解を招きやすいからである．

まず，専門家にふさわしい専門的な記載でなければならない．ある診療録に「UB」との記載があり，その意味は「うるさい婆さん」の略語であったという話があるが，そのような記載は問題外としても，「経済的貧困」「納得不足」といった記述はアセスメントだけがポンと示されているのみで，心理社会的事項の記述としては適切ではない．

たとえば，身体的問題についてのアセスメントとして，「肝硬変」と記述するとき，それは血液検査や腹部エコーの所見などを総合してアセスメントしており，決して赤ら顔や太鼓腹といった第一印象だけで，主観的に判断しているのではない．その記述も客観データを掲げたうえで「アセスメント：肝硬変」となるはずである．同様に，心理社会的事項についても，どんな状況でどんな言動があったかを客観的に記載したうえで，「支払いコストのことをしきりに気にしているようだ」「十分納得できていない様子である」と，あくまでも医療者側の観察として，アセスメントを記載することが望ましい．もちろん，患者本人に尋ねてみて「経済的貧困がある」というのであれば，「経済的貧困」と記載しても構わないが，抽象的な音読み熟語では専門家側の視点からの直截的表現になりやすい．そこで，「文盲」とか「低学歴」と記述するよりは，「家庭の事情で十分学校に通えず読み書きが困難」のように事象を中立的に示した表現のほうが，誤解がより少なくなる．

精神科の所見として「被害妄想」を記する場合にも同様で，アセスメントだけを記述するのではなく，どういう言動があったかを示したうえで，専門的にどう判断したかを記述する必要がある．場合によれば，アセスメントを記載せずに，言動のみの記述でも十分事が足ることもありうる．もちろん，いかに根拠を提示しても，「私は被害妄想ではない」ということはあるが，それは，いかに根拠を示しても「私は肝硬変ではない」という患者がいるのと同じで，第三者が見て妥当な記述であることが，最終的には重要である．

いずれにしても，誤解を招かないような心理社会的事項の記述が必要であり，そのためには，アセスメントの記述も専門家にふさわしい質でなければならない．そもそも専門家として適切なアセスメントができ，知識と能力が備わっていることが不可欠となってくるのである．

文　献

1) 橋本忠雄：あなたにカルテを差し上げます，エピック，1995.
2) 協立総合病院患者会連合会編：ウソのない医療－がん患者と「カルテ開示」－，風媒社，1998.
3) 医療記録の開示を進める医師の会編：医師のための医療情報開示入門，金原出版，1999.

13 電子カルテの実際

13-1 電子カルテの時代

13-1-1 医療とコンピュータネットワーク

医療とは，医師，看護師，薬剤師など 20 職種以上の専門的領域を担当するスタッフがかかわり，チームとして連携をとり，互いが自らの役割に従い患者の診断と治療を行い，その経費を算定徴収し，しかも必要な機材や医薬品を調達するという，極めて複雑な業務から成り立つものである．医療機関の規模が大きくなればなるほど，スタッフ間の連携の複雑さが増し，効率が悪くなるという問題がある．

この複雑な医療業務を合理的に行うために，病院内にコンピュータネットワークを張りめぐらす情報化を日本の病院が積極的に行うようになったのは 1980 年頃からである．これはオーダーエントリーシステムと呼ばれ，業務の合理化を通じて患者へのサービスを向上させ，処方箋などの指示事項について判読ミスや転記ミスをなくすなど安全管理の面でも大きな成果をあげた．

13-1-2 電子カルテ時代の到来

電子カルテについては，1980 年代の後半から専門家たちの間で議論されていたが，コンピュータやネットワーク技術の急速な進歩と歩調を合わせ，10 年の歳月を経て実現可能な範囲となった[1]．

厚生労働省も診療録を電子化して保存する場合の条件，真正性・見読性・保存性の確保（メモ 1 参照）を示し[2]，2006 年度までに 6 割以上の医療機関に電子カルテの普及を目指す「保健医療分野の情報化にむけてのグランドデザイン」[3] を発表した．これに呼応して，大きな病院のみならず診療所など小さな医療機関も電子カルテシステムを積極的に導入する動きがあり，今やすべての医師が電子カルテを利用する立場にあるといっても過言ではない．

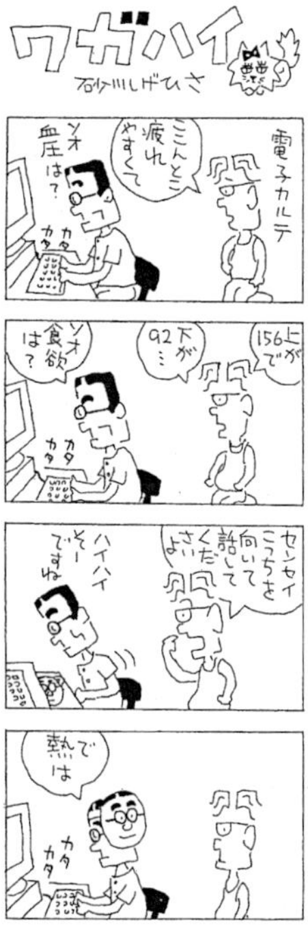
ワガハイ
砂川しげひさ
電子カルテ
ここんとこ疲れやすくて
ソオ 血圧は？
カタカタ
上が156で
下が92…
ソオ 食欲は？
カタカタ
センセイこっちを向いて話してくださいよ
ハイハイ そーですね
熱では
カタカタ

1 2000年7月7日朝日新聞夕刊

13-1-3 電子カルテと市民の目

“電子カルテ”が市民権を得たのは意外にも早く，2000 年 7 月には朝日新聞の時事マンガ（砂川しげひさ氏作「ワガハイ」）に登場するまでになった(**1**)．多くの医療機関で医師がコンピュータを扱うシーンが見られるようになった証である．とはいえ，実話を基にしたというこのマンガに描かれた医師像は望ましいものとはいえず，市民が医師に向ける目の厳しさを垣間見るものでもある．

訴訟社会の米国では，「忙しいから話す時間が無いなどと決して患者に思わせてはならない．怒った患者の別名を原告という」[4] と医師に忠告している．電子カルテの画面にばかり目が行き，患者を怒らせるようなことがあってはならないのはもちろんである．問題の発端はシステム設計のみならず，医師のシステムに対する理解度や診療態度そのものにもある．

メモ 1

厚生省(現厚生労働省)は 1999 年 4 月の通知で，診療録等の電子媒体による保存について，電子カルテの 3 基準として真正性・見読性・保存性の確保を求めた．真正性の確保とは，第三者からみて作成者の責任が明確で，改竄などが防止されていることであり，見読性の確保とは，電子化された診療情報を必要に応じて肉眼で読み取れる手段が提供されることである．また，保存性の確保とは，法令などで定められた期間の真正性と見読性が確保されることをいう．通知では，運用規則を各医療機関が独自に定めること，患者のプライバシー保護に十分留意することがつけ加えられている．

13-2　電子カルテの特徴

13-2-1　総合病院情報システムとの関係

病院のシステムは大きく分類すると，医療保険制度に準拠して患者と保険者に医療費を請求するための医事会計システム，検査部や薬剤部など中央部門の業務の支援をする部門システム，中央部門に診療現場から検査や処方などを依頼するオーダーエントリーシステム，看護師の支援をする看護システム，レントゲン等の画像を管理し表示する画像管理システム(picture archive and communication system：PACS)，医師の診療録に該当する電子カルテシステムなどがある．

13-2-2　多様性と発展性

総合病院情報システムの歴史的な発展の過程は，医事会計システムに始まり電子カルテシステムに至る上述の順であるが，いずれもが急速な発展を遂げており，とどまるところを知らない．これらのシステムがネットワークで有機的に結合しデータの共有をしているので，電子カルテシステムの内容は総合病院情報システムのそれぞれのパートの出来具合，関係の築き方に依存しており，決して一様ではない．また，病院の考え方の違いやシステムを提供する企業の違いによるものもある．

最近では病院外の医療機関とネットワークで結び，地域医療連携の方策の 1 つとして電子カルテが位置づけられるようにもなった．

したがって電子カルテシステムは，機能や画面構成，扱う情報の範囲，他の情報システムとの関係，また，総合病院情報システムの中で占める位置において同じものは 1 つもない．最新のものも数年後には古く時代遅れなものだとみなされるほど激しく進化しているといってよい．多様性と発展性の中で電子カルテを扱うのだと考えるべきである．

13-2-3　多様性の中でおさえるべき要点

電子カルテに必要な要件は，結論からいえば紙のカルテと同じである．ただし，歴史が浅く，発展性と多様性が著しいことと関連することでもあるが，機能的にも，また運用法においても未熟な部分を残して利用せざるを得ない．診療録とは何かを根本から考え直して扱わなければ，電子カルテを使うにも危うさを伴うのだという認識が必要である．

要点の第一は，診療録が法的に記載を義務付けられた書類だということである．事件があれば法廷での証拠の資料として極めて重要な位置づけが与えられる．医療保険制度のうえで診療報酬請求のための根拠となる資料でもある．しかも患者のプライバシーが尊守されるべきことも法として規定された事項である．そのためには診療録の厳重な管理が必要となる．

要点の第二は，診療録が医療における情報共有の要だということである．チーム医療は診療録の内容をチームの個々が共有しなければ円滑にいかない．また，患者は自らの医療について正しく理解する権利があり，その理解によってはじめて医療が成立するのだが，診療録はインフォームド・コンセントやセカンドオピニオンのキーとなる資料である．

要点の第三は，客観的で科学的に行われた診療の記録の集積は，根拠に基づく医療(EBM：evidence based medicine)の重要な資料となることである．

これらのことは紙のカルテにおいて十分認識されるところであるが，電子カルテにおいては改めて注意を喚起すべきことであり，以下の項でそれぞれについて相前後しながら述べる．

13-3　ログインとログアウト，診療情報の管理

13-3-1　情報管理の基本

紙カルテの場合には，診療録管理室が貸し出し，返納，使用目的などについて厳しく管理するのが普通である．紛失，漏洩，目的外使用などを防ぐためには診療録管理がしっかり行われることが基本である．電子カルテの場合には，管理の基本はログインとログアウトが正しく行われることである．

13-3-2　ログイン

診察室の医師用コンピュータ端末を利用するとき，まず最初にやらなければならないのがログインである．初期画面にある電子カルテのアイコン(総合病院情報システムのアイコンであることのほうが多い)をクリックするとホストコンピュータに接続するためのログイン画面が現れる．利用者 ID とパスワードを入力し，システムがもつ職員データベースと ID・パスワードが一致すると，正当な利用者として電子カルテの利用が可能となる．ログインを厳重に管理するために，職員用 IC カードで本人認証を行うものや，指紋による本人認証を行うシステムもある．

13-3-3　ログアウト

システムの利用を終了したら速やかにログアウトをする必要がある．ログアウトは，画面の上部や下部にあるメニューバーに終了ボタンがあるのでこれをクリックすることで容易に行なえる．

ログイン/ログアウトの間に複数の患者にかかわる参照や入力を連続して行うことができるが，その端末からの入力はその ID をもつ職員が行ったものとして時刻とともにシステムに登録される．

当たり前のことだが，ログアウトの代わりに端末の電源を切るということをしてはならない．システムはログインとログアウトを対にして管理しており，正当な手続きであればシステム内のファイル類が保護されるが，いきなり電源が切断されればいずれかのファイルは傷を負うこととなり，記録とシステム全体の安全性が脅かされる．

13-3-4　扱える情報の範囲とアクセス権

電子カルテを含む総合病院情報システムは，患者の個人情報を広範囲に扱うので，利用者が誰であるかにより参照や入力できる情報の範囲（アクセス権）を細かく規定する．主治医，主治医以外の医師，看護師，薬剤師，臨床検査技師，レントゲン技師，管理栄養士，理学療法士，作業療法士，医療事務職員など，その職種，立場による作業内容の制限である．この制限はログイン画面で ID とパスワードを入力したときから生じる．

セキュリティ管理とは，単に ID とパスワードをもたない者の不正進入を防ぐのみでなく，システムの正当な利用者であってもアクセス権のない情報の範囲（システムとデータファイル）への進入をも防ぐことである．セキュリティ管理が厳重に行われてはじめて患者のプライバシーが保護され，電子カルテの信頼性（記録内容の真正性）が保たれる．

利用者のアクセス権については医療機関ごとに運用規則を定め，それに従い管理されている．もし，何らかの不都合でこのルールを変更する必要が生じた場合には，システム運用の管理者が主宰する委員会などに申し込み，協議を経て改められるのが普通である．

13-3-5　不正アクセスと“なりすまし”

ログイン/ログアウトは極めて重要な手続きである．もしログインしたまま画面を放置すれば，第三者がその職員に“なりすまし”て患者情報の不正取得，不適切な入力，あるいは改竄などが可能になってしまう．

システム上では，他人が“なりすまし”て入力したものと本人が行ったものの区別は不可能であるから，結果として何らかの不利益が生ずればその責任は ID・パスワードの所有者となる．したがって，必ずログアウトをしてから席を離れなければならない．また，“なりすまし”を防ぐためには自らの ID とパスワードを厳重に管理しなければならない．同僚の医師や看護師に教えることや，メモにして誰でも見える場所におくことは厳禁である（メモ 2 参照）．他人に知られたパスワードはただちに変更しなければならない．なお，パスワードは利用者が自ら決めるものだが，自分の誕生日と名前の組み合わせなど他人に容易に推測可能な文字列であってはならない．

メモ 2

ある病院で起きた本当の話．病院の事情に詳しいある男性が外来担当医の ID とパスワードを無断で使い，システムを操作して処方を行い，睡眠薬を長期間にわたり手に入れていたという事件が 2002 年に発覚した．この男性は病院の告発により取り調べを受けることとなり，不正アクセス禁止法違反（不正アクセス行為）と医師法違反(無免許医業)の疑いで書類送検されることとなった．

ID とパスワードがメモとしてコンピュータの近くに貼り付けてあったり，誰でも見られる状態だとこのようなことが起こる．事件を起こした当人に問題があるのは当然としても，診察室の管理およびコンピュータシステムの利用管理について，病院として厳重な態勢が必要であるという教訓をもたらした事件である．

多くの場合，電子カルテの端末は同僚と共同して利用するものである．ログインのまま放置されているかもしれない．しかし，たとえどのような状況であるにしろ，同僚の ID とパスワードを用いてログインをすることは不正として扱われる．不正アクセスに対する罰則などは各医療機関が電子カルテなどの運用規則として独自に定めるが，罰則規定のいかんにかかわらず不正なアクセスをしてはならない．いかなる厳重な個人認証と不正アクセス防止策をもつシステムでも，個々の職員がログイン/ログアウトを正当な手続きとして行わなければ意味を失う．

13-3-6 電子化された個人情報が流出した場合の危険性

電子化された個人情報は，膨大な内容であっても一瞬にしてコピー可能であり，ネットワークを介して広く拡散する．しかも，流出した個人情報がどの範囲に広がり，いかなる加工を受けているかの追跡はまったく不可能である．回収もできない．ログイン/ログアウトを厳しく管理する意味がここにある．電子化された患者の個人情報は，倫理観の欠如する企業などにとっては垂涎の的でもある（メモ 3 参照）．

メモ 3

1999 年 11 月 30 日付，朝日新聞記事より．ある業者が個人名，住所，電話番号に病歴のついた名簿を販売していることが発覚した．名簿は極めて多数の患者についてのもので，正確な内容であったとのことである．薬局や企業に売る目的であった．患者の個人情報が漏れれば社会的差別も招来される危険があるが，業者は「違法ではない」とインタビューに答えている．厚生省(現厚生労働省)が調査に入り，法整備を検討し始めたとのことである．

この記事の後日談は詳しく報道されていないが，情報は特定の医療機関からのものではなく，全国規模の漏洩であったらしい．また，漏洩したルートの確定もできなかったようである．医療情報を扱うスタッフ，すなわち病院の職員全員が細心の注意を払ってこれを扱うべきである．

13-4 電子カルテの入力

13-4-1 メニューの選択

総合病院情報システムにログインをして患者リストが示されたら，該当する患者を指定する．医師の作業用の画面に変わり，メニューバーにその画面で行える仕事の内容が示される．たとえば，処方や検査などのオーダーエントリーシステムの項目，および電子カルテを示す語句やシンボルマークなどである．

メニューバーから電子カルテを選択すると，医師記録用の画面が現れ，主訴，現病歴，身体所見，問題リスト，アセスメント(評価)，計画などが入力できる．電子カルテではSOAP形式など構造化された記録方式が採られることが多い．

13-4-2 テンプレート方式

現在の電子カルテでは，疾患概念ごとに構造化した質問，たとえば「発熱：あり・なし」「咳：あり・なし」「痰：あり・なし」などを選択していく方式や，「身体所見」で身体各部位の図が表示されて任意の部位に異常所見を書き込むことができる仕組みをそろえたものが多い．このように入力様式と用語が構造化されたものをテンプレートと呼ぶ．ワードプロセッサ形式での自由な記録と組み合わせながらSOAP形式の診療記事を作成していくのが常である．

テンプレートの利点としては，診療録作成の省力化と用語の標準化がある．用語の標準化はチーム医療を円滑に行ううえで，また，医療を科学的に行ううえで極めて重要なことである．標準化された用語で診療録が記録されるとデータベースとしての価値が格段に向上し，これをもとにしたEBMの創出が容易となる．診療科ごとの特徴を組み込むこともできる．

一方で，テンプレートの設計が未熟であると診療の流れにそぐわず，診療現場に様々なストレスをもたらす．テンプレートの設計と用語は医療機関の運用で決まるので，不都合があれば電子カルテを運用する委員会で正すのがよい．このとき，医師のみの意見ではなく，看護師，薬剤師などチーム医療を組む様々な職種の人と協議し決定することが，電子カルテを病院全体で上手に使っていくために不可欠である．

13-4-3 オーダーエントリーシステムとの関係

多くの場合，電子カルテは病院全体の業務をカバーする総合病院情報システムの一部であり，オーダーエントリーシステムと連携して機能することが多い．検査，処置，あるいは処方などの診療計画は，オーダーエントリーシステムに指示事項（オーダー）を入力することで検査部門や薬剤部門に伝達される．注意すべきは，オーダーエントリーシステムへの入力がそのまま患者に実行されるとは限らないので，システムでは「オーダー」と「実施」を分けて管理していることである．「実施」とは「オーダー」の内容が患者に実施されたものを医師，看護師や薬剤師など診療現場の職員が確認してシステムに登録することである．

電子カルテには，この「オーダー」と「実施」を記録しなければならない．システムによってはオーダーエントリーシステムでの「オーダー」と「実施」が時刻や入力者の ID とともに自動的に電子カルテに登録されるものもあるが，すべての「オーダー」と「実施」がカバーされているか，それとも部分的であるかは医療機関のシステムの設計や運用によるので，そのことをよく知ったうえで電子カルテを利用しなければならない．カバーされていない部分は自らが電子カルテに記録しなければ，診療行為の記録が不完全になるばかりでなく，法的証拠能力を失うことになる．

電子カルテへの記録とは直接関係ないが，ネットワークの向こう側には情報を共有しながらチームの一員として診療活動をしている多くの同僚がいることを忘れてはならない（❷ 左）．ときには検査室や薬剤部を訪問して，自らの「オーダー」がどのように処理され，どのような手続きを踏んでシステム上に「実施」確認がされているかを確かめ，そこで働く職員と言葉を交わすとよい．互いの理解不足が思わぬ事故を招来したりする．コンピュータシステムと現場の作業手順との乖離は危険極まりない．システムを現状に沿うものに変更するようシステム管理者に提案する必要があるのはいうまでもないが，その危険性自体を認識するには，様々な現場をよく知る以外にない．コンピュータネットワークのみを通じての連携には落とし穴があることを知るべきである．

13-4-4　検査結果や画像などの参照と記録

総合病院情報システムの完成度が高ければ，検査結果や放射線画像は院内のデータサーバに保存されており，これらを適宜電子カルテ上のデータ閲覧機能を用いて見ることができる（❷ 右）．非常に便利な機能である．このとき，参照して得た所見は必ず要約して電子カルテ上に入力するべきである．検査結果や画像が

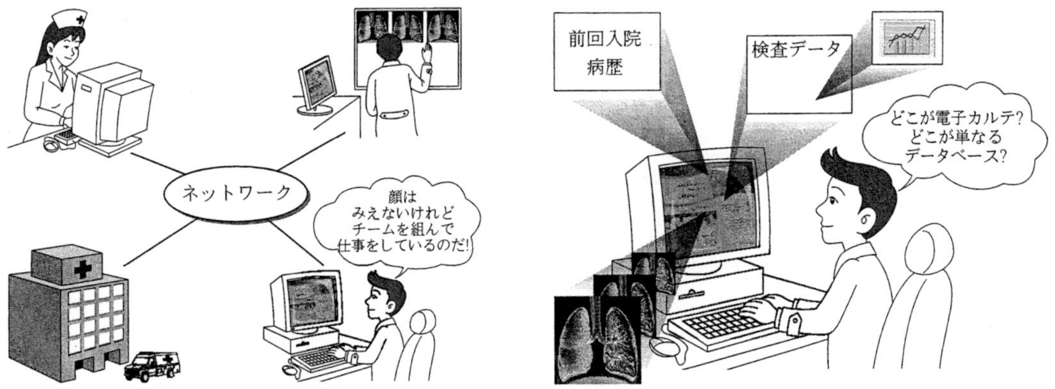
ネットワーク
顔は
みえないけれど
チームを組んで
仕事をしているのだ!
前回入院
病歴
検査データ
どこが電子カルテ?
どこが単なる
データベース?

コンピュータ画面の向こう側にはスタッフが情報を共有し，診療活動をしている．その内容を知りながらネットワーク上でチームを組むことが大切である．

ネットワーク上にある電子カルテは，紙では不可能な多次元の時空間を表現できる．どこまでが法的記載義務を負う“電子カルテ”の範囲か明確に意識しながら診療記事を入力することが大切である．

❷ 情報ネットワークの中の電子カルテ

データとしてシステム上にあるということと，これを評価し診療に役立てるということは別の次元である．

診療録は，医師が科学的な過程を経ながら根拠のある診療を遂行していったことの証跡であるから，その過程は正しく記録されなければならない．これは法的記載義務である．画像のアイコンをクリックすればデータが出てくるから，電子カルテに記録がなくてよいというものではない．どのデータをどのように判断して診療上の決定を行ったかの記録が電子カルテになければ，根拠のある診療をした証とならない．このことは，レントゲンフィルムが保存されているからといってスケッチと所見を記録しなくてもよいことにはならない，という紙のカルテでの注意事項と同じである．怠れば法的証拠能力を失う．

システムのコンピュータ画面から見えるもののうち，どこが法的記載義務に該当する診療録の部分なのか，不明な点があればシステムの責任者に確かめる必要がある．

13-4-5　記録の終了

必要な事項の入力が終了したら，「登録」や「終了」というメニューボタンをクリックする．この作業をしてはじめて，入力した内容が操作した医師名および時刻とともにシステムに登録される．もし，誤って「中止」や「キャンセル」などをクリックすれば何の入力もなかったことと同じになる．

「登録」や「終了」を行うときは慎重でなければならない．誤りはないか，漏れはないかよく吟味するべきである．コンピュータ上に現れたデータは，たとえ誤りがあっても気づかれにくくなる．チームを組む同僚や看護師はその情報をもとに診療活動を行う．電子カルテは登録を終了すると同時に他の場所で閲覧できる．時間をおいて修正すれば，チーム内での認識のずれが生じかねない．誤ったデータが元で事故が起これば，その責任の一端は誤った内容を登録した者に生ずるのは当然である．

13-4-6　記録の修正

にもかかわらず修正が必要になる事態は起こる．システムに登録した後に何らかの誤りに気づいた場合には，速やかに修正しなければならない．前回の登録者と ID・パスワードが一致しなければ修正できないのは当然である．

システムによっては修正を許す時間を 24 時間以内とするなど時間的ゆとりを設けていることが多いが，即刻修正すべきである．修正が遅れれば遅れるほど深刻な事態となりやすい．しかも，後にカルテの開示を請求されたとき，説明困難な状況に陥りかねない．なお，事故の場合の注意は 13-4-7 項で述べる．

修正は，そのことが明らかにわかるように二重線で覆うなどして画面に表記し，修正した医師名とその時間が登録される．その際，コメントとして修正理由を併記しておくことを勧める．紙のカルテでは紙面全体の雰囲気などから修正の理由を記憶していることも稀ではないが，電子化されたデータでは形や雰囲気から記憶をたどることはほとんど不可能であり，何らかの説明義務が生じても成すすべがないということになりかねないからである．

13-4-7 医療事故と改竄

医療事故に際して紙のカルテを改竄していっそう事態が深刻になることは，過去のいくつもの事件が教訓として示している（メモ 4 参照）．

もし，不幸にも事故の当事者になったら，決して電子カルテの過去入力分についての記録の修正をしてはならない．システムが過去入力部分の修正を許している時間内であっても，また，記録漏れや勘違いであって改竄にあたらない場合でも，修正をしてはならない．ホストコンピュータは入力者と入力内容を秒単位の時刻とともに記録しているので，過去の記録を変更すれば説明困難な事態に陥るだけである．責任者に相談のうえ，患者への治療および説明など医療機関で定められた手順に従い行動するとともに，その事態以降の事実を時間的経過とともに客観的に記録すべきである．事故以降の記録を紙にすべきか電子カルテにすべきかは，医療機関の運用に従わなくてはならない．

当事者としての注意は上記のとおりだが，病院としても最善の対応をしなければならない．管理者は電子カルテおよび連携して動くシステムについて，ただちに，該当する患者の過去分のすべての記録を固定し，誰も内容の変更ができない状態にすることが重要である．運用規則として定めてあるほうが望ましい．そうすることではじめて病院全体の透明性と説明性が確保される．

メモ 4

某大学病院の心臓手術ミス事件とカルテの改竄について．2001 年 3 月に起きた事件である．報道によれば，大学病院側は人工心肺操作ミスにより当時 12 歳の女児を死なせたことについて家族に十分な説明をしなかったばかりか，主治医がカルテの改竄を自ら行い，また，看護師長などにも関連する記録の改竄を命じていたとのことである．主治医は証拠隠滅罪で，また，人工心肺の操作者は業務上過失致死罪で告訴された．病院長および管理者など 15 人の責任も問われ，処分が行われるという大きな事件であった．単に医療事故を起こしたということ以上に，改竄や隠蔽の罪が大きいということである．教訓とすべき事件である．

13-4-8 システム障害

システムである以上，ある確率で障害が起こる．数年に 1 度くらいは，システムトラブルによる電子カルテの停止があると予測してもよいくらいである．特に大規模なシステム，新規導入や新機種への更新時に問題が起こりやすい．大規模なシステムでは，いったんトラブルとなったら復旧に半日位はかかるものである．その間の診療は紙ベースで行い，後に電子カルテに入力することにする．腹を立てても何の解決にもならない．全職員が参加してシステムが止まった場合の想定訓練を定期的に行う医療機関もある．医師は，このような想定訓練には必ず参加して備えるべきである．

13-5　電子カルテの課題と展望

電子カルテの利点をまとめると，X線画像や検査結果などが即時に参照できること，いつでもどこでもカルテをチーム全体で共有できること，診療の標準化や診療データの二次利用を通じて診療の科学的根拠を高めうること，などである．地域医療を担う複数の医療機関で電子カルテを共有する試みや，患者が自宅から自分のカルテを参照する試みなどが進んでいる．

一方，ここではあまり言及しなかったが，入力がわずらわしいこと，手書きの図を上手く扱えないこと，診療場面に応じた電子カルテの様式変更についての柔軟性に欠けること，カルテの記載内容が乏しく画一的になりがちであること，診療録の全体像を把握するのに時間がかかること，などの欠点もある．これらはコンピュータと周辺機器類の発展とともに解決しうる問題であろう．

さて，普段，紙のカルテを用いているときには見逃していることも，電子化すると大きな問題として眼前に浮かび上がってくる．患者の個人情報の扱いなどは紙のカルテでも当然慎重でなければならないし，診療情報の改竄などはカルテの形式いかんにかかわらず，あってはならないことである．用語の統一は診療の質やチーム医療の円滑な遂行に不可欠であるから，電子カルテだけで問題になることではない．カルテに記載されていなければ法的証拠能力がないのも常識である．しかし，電子カルテでは，これらのことはさらに重大性を帯びることを肝に銘じるべきである．電子カルテを利用するうえで特に注意すべきことをメモ5として挙げた．

メモ5

電子カルテを利用するうえでの注意事項

1) ログイン・ログアウトを手順どおり行う．
2) 他人のID・パスワードを用いてはならない．
3) 他人にID・パスワードを教えてはならない．
4) ログインしたままで端末から離れてはならない．
5) チーム医療の中での自分の役割を意識し，必要・十分な情報量を記入する．
6) 患者や社会への説明性と透明性の確保に必要・十分な情報量を記入する．
7) 電子カルテへの「登録」は，内容をよく確かめ，修正不要と認識した後に行う．
8) 事故の当事者となったときの電子カルテの利用のあり方を想定しておく．
9) 電子カルテの運用規則をよく読む．

さて，本章にしばしば登場したが，電子カルテの運用規則は極めて重要である．職員の1人1人がセキュリティや危機管理事項を厳守しなければ，医療機関全体の電子カルテの記録内容について法的証拠能力が損なわれ，社会的信頼性を失い，結果的に医療機関の大きな損失となる．

電子カルテが便利であればあるほど，電子カルテを利用する1人1人がこれらのことを丁寧に扱っていかなければならない．コンピュータシステムに対する盲信や，逆に激しい拒否は事態を何ひとつ解決しないのである．

最後に，電子カルテの近未来の姿を暗示する外来風景を紹介しよう(❸)．患者

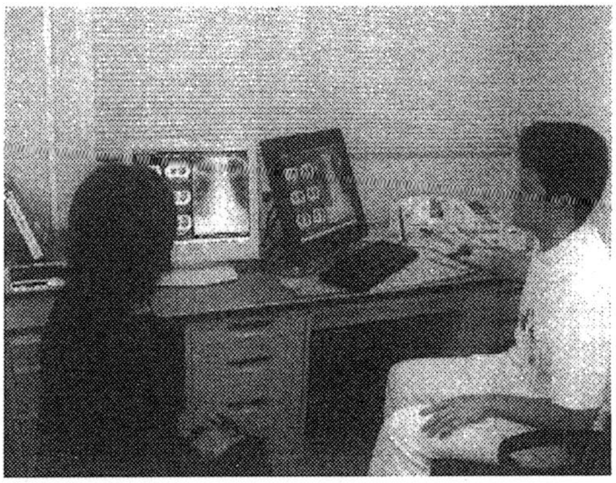

患者と医師が電子カルテ画面を見ながらインフォームド・コンセントを進めている場面．院長の井川澄人医師によると，患者さんと電子カルテ，医師の位置関係がよいので，会話もスムーズに進むという．

❸ 電子カルテのある診察室の風景（2002年8月，城東中央病院提供）

と医師が同じ画面を見ながら病状の説明をしたり，インフォームド・コンセントに至る様子は理想的であり，すでに現実の世界でもある．電子カルテは，これまでになかった「望ましい」診療風景をつくり上げることができるに違いない．様々な工夫はこれからである．

文献

1) 電子カルテ研究会編：電子カルテってどんなもの？，中山書店，1996.
2) 厚生省健康政策局長・医薬安全局長・保険局長通知，診療録等の電子媒体による保存について，1999年4月22日．
3) 厚生労働省：保健医療分野の情報化にむけてのグランドデザインの策定について，2001年12月26日．
4) Meisel AJD, Kuczewski M : Legal and ethical myths about informed consent. *Arch Intern Med*, **156** : 2521-2526, 1996.

14 英語での診療録の書き方

診療録を英語で書く場合もフォーマットに従って記載すればよく，基本的には日本語の診療録と同じと考えてよい．本章では，米国の教育病院で実際に書かれた診療録，紹介状，返書を例に，特徴的な点についてコメントする．ポイントとなる箇所に通し番号をつけたので，英文を読みながら本文の解説を参照してもらいたい．

14-1　入院診療録

1 に，救急外来で肺梗塞と診断され，内科集中治療室(medical intensive care unit：MICU)に入院となった患者の入院診療録(admission note)を示した．特に注目してほしい点を以下に挙げる．

① 必ずタイトルをつける

記録者の立場と記載の目的を日付に続いて記入する．

例：Medical Student Admission Note　(医学生による入院時診療録)

Medical Resident Pulmonary Consult Note

(内科研修医による呼吸器科コンサルテーション・ノート)

Attending Progress Note　(指導医による経過記録)

② 主訴

症状や徴候を，cough(咳嗽)，fever(発熱)など単語で記載するだけでなく，患者像と受診理由が浮かび上がるように数行の文章で表す．

例：35 y.o. morbidly obese white male with history of arrythmia and hypertension, presented with several episodes of palpitation and dyspnea on exertion.

(極度に肥満した35歳白人男性で，不整脈と高血圧の既往のある患者が，動悸を何度か認め労作時呼吸困難感が出現したとのことで来院)

最初にこうした情報が挙げられていると，鑑別診断を考えながら後に続く現病歴や身体所見を読むことができる．

1 の診療録に書かれた患者は，救急外来で肺梗塞と診断された後に内科集中治療室(MICU)に入院となったため，入院理由としてPulmonary embolismという診断名が書かれている．救急外来受診時の診療録主訴欄には，

74 y.o. obese female with metastatic breast cancer, presented with 1 week history of shortness of breath and intermittent pleuritic chest pain.

(74歳の肥満した女性で，転移性乳癌に罹患している患者が，1週間前からの息

TEMIN MEMORIAL HOSPITAL
330 Bookline Avenue Boston, MA 00221

41 31 85
FRANK, SYLVIA
DOB 02/20/28

Date HISTORY SHEET

10/3/92 MSAR MICU Admission Note ①

ID: Pt is a 74 year old woman with h/o breast ca. admitted for pulmonary mbolism. ②

HPI: The pt has a h/o ③ breast cancer with spinal metastasis, stable since 1988. She had been doing well until 1 wk ago when she had sudden onset of shortness of breath and pleuritic sharp substernal chest pain at reast. She has developed PND and orthopnea. Her symptoms progressed over the last 3days. Seen by a visiting nurse, and told to come to ER. Pt denies any h/o trauma in her extremities. She has chronic LE edema, R>L. She denies fever, chills, hemoptysis, nausea, vomiting, hematemesis, melena, H/A ③, lightheadedness, and hematuria. No h/o stroke. ④

PMH: Breast ca, s/p Rt lumpectomy and XRT
Cord compression 2^0 Th7 mets, Rx with XRT in 1988
Tx with Tamoxifen
Diverticular dz, s/p Rt hemicolectomy
h/o OB(+) stool 6 mo ago, but OB (-) since
s/p Lt hip fx
DM on diet control

Meds: Tamoxifen 10 mg po bid ⑤
Lasix 20 mg po qod
KCl 20 mEq po qod
FeSO4, Vit B12, Folate

All: NKDA ③
FHx: noncontributory
SHx: lives with family, no cigarettes or ETOH use

PEx: Obese elderly woman in marked respiratory distress
⑦
VSs: BP 110/70 (pulsus 8), PR 120, RR 36, Temp 98.6 ° F ⑥
HEENT: PERRLA, EOMI, Rt fundus not clearly visible, Lt fundus s hemorrhage
op not injected
Neck: Supple, JVD not clearly assessible 2 obesity, ? to angle of jaw
Lungs: crackles @ Lt base
Cor: distant HS, RRR,S1+S2, no murmur or gallop
Abd: Obese, soft and nontender, vertical midline scar
Extrem: 3+ pitting edema bilat, Rt>Lt
Rectal: OB (-)
Neuro: A + O X3, CN Ⅱ→Ⅻ intact,
Muscle strength +5/5 throughout,

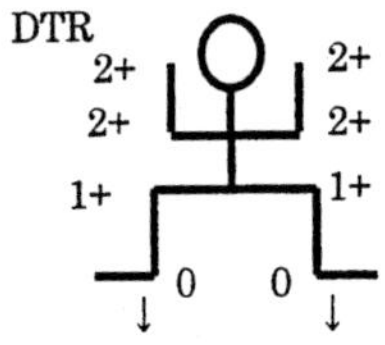

❶ 入院診療録の実例
（ただし固有名詞はすべて架空のもの）

Date

Labs:

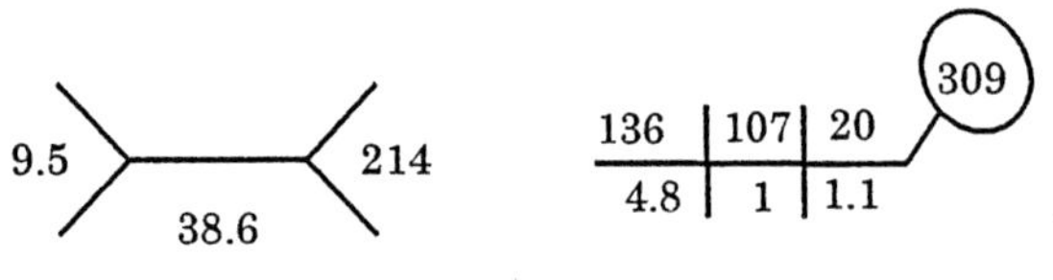

⑧

75.2/0/19.5/4.5/0.2/0.6

PT/APTT 12.1/37.5

Chest X-p: ↓ vascular markings & ↑ radiolucency on Rt, ↑ markings on left,
Rt hilar fullness, new lung nodule on left

Head CT: (-) for intracranial mass lesions

EKG: ST rate 120, 0.18/0.08/0.30, axis -4°, S1Q3T3, PRWP over precordium
S1Q3T3 new c/w old EKGs

ABG(on 10L FM): 53/30/7.42/20/-3

V/Q scan: high prob scan c ↓ ↓ perfusion to Rt lung and Lt base

Imp: Elderly woman with problems of morbid obesity, diet controlled DM,chronic LE edema and met breast ca now with large pulm emboli. Exams notable for sinus tachycardia, tachypnea to RR 36. Labs notable for hypoxia, right heart strain on EKG and markedly positive V/Q scan. ⑨

A/P ⑩

#1 PE:Treatment options include heparinization, IVC filter placement and thrombolysis. Pt c metastatic breast ca, diverticular dz and h/o OB (+) stool warrant caution. However, these problems have not been active for the past 6 mos. Given severe hypoxia and size of PE, thrombolysis seems to be the best option. Risks and benefits of treatment explained to the patient and she agreed to proceed. Risk factors for PE include obesity immobility and malignancy.

Plan
- -Two IVs inplace
- -maintenance IV fluid
- -tPA 100 mg over 2 hrs chosen over streptokinase given much shorter duration of infusion
- -Resume heparin when PTT < 1 1/2 × control
- -GAS
- -Repeat CXR and V/Q scan in AM
- -Consider W/U for recurrence of breast ca leading to hypercoagulable state, consider chest CT

#2 DM: Diet controlled.

Plan
- -start with 1800 kcal ADA diet
- -Dietary consult
- -FS QID c SS insulin if needed

#3 Breast ca: Inactive since 1988
- -Consider metastatic w/u as above
- -Cont tamoxifen

Yuko Kinjyo, MD, PhD
beeper# 2427

■ 入院診療録の実例（ただし固有名詞はすべて架空のもの）（続き）

切れと断続的な胸膜痛を主訴に来院）
と記されている．

③ 略語・略号

略語は，施設や地域によってその意味するところが変わる可能性があり本来は用いるべきではない．しかし，記載の手間とスペースを省くため米国の診療録には頻繁に登場する．参考までによく用いられる代表的な略語・略号を❷に示す．

略号	意　味	略号	意　味
$\bar{c}$	with	c/w	consistent with / compared with
$\bar{s}$	without	2°	secondaryto / due to
$\bar{o}$	without	PERRLA	pupils equal, round, reactive to
w/o	without		light and accommodation
△	change	PND	paroxysmal nocturnal dyspnea /
$\bar{x}$	except		post nasal drip / pending
$\bar{p}$	post / after	EOMI	extra ocular movement intact
s/p	status post	FROM	full range of motion
c/o	complaint(s) of	NKDA	No Known drug allergy
h/o	history of	CXR	chest X-ray
h/a	headache	ASA	aspirin

❷ 米国の診療録でよく見かける略号（略語）

④ 陽性所見・陰性所見

ある症状・所見が存在することで疾患の存在が強く疑われる場合に，それらは pertinent positive であるという．たとえば，呼吸困難感を主訴とする患者で，安静時に突然出現した胸痛，動悸，呼吸困難感といった症状，左右差のある下腿浮腫の所見があれば，肺梗塞が強く疑われる．また，ある特定の所見が存在しないことが疾患の存在を否定することにつながる場合，pertinent negative であるという．呼吸困難感の原因として肺炎や消化管出血による貧血を除外する必要があれば，咳嗽や発熱がないこと，黒色便や下血がなかったことを確認する．確定診断や疾患の除外に役立つ陽性所見（pertinent positive），陰性所見（pertinent negative）は重要であり，必ず現病歴に記載する．患者の状態把握に必要なシステムレビュー（system review，または review of systems：ROS）も現病歴の中で，あるいは別に項目を立てて記載する．

⑤ 内服薬の用法・用量の記載

欧米の記載法は我が国と異なるので注意が必要である．また，用法を表すのに略語がよく用いられる（❸）．

例：タモキシフェン 10 mg を 1 日 2 回内服する場合

日本：　タモキシフェン 20 mg/2x　（20 mgを 2 回に分けて内服する）

欧米：　Tamoxifen 10 mg po b.i.d.　（10 mg を 1 日 2 回内服する）

国によって記載法が異なる可能性があるため，外国旅行をする患者のために海外向けの紹介状を作成するときには，医薬品名は一般名で記載し略語は使用しない．1 回の用量を数字で明記して，1 日 2 回の場合は b.i.d. のかわりに twice a day，1 日 3 回は t.i.d. ではなく three times a day とする．Lasix と KCL に qod とあるのは，1 日おき（every other day）を意味する．

略語	ラテン語	意味
q. d.	*qualque die*	毎日
b. i. d.	*bis in die*	1日2回
t. i. d.	*ter in die*	1日3回
q. i. d.	*quater in die*	1日4回
q. 4 h.	*quaque 4 hora*	4時間ごとに
p. r. n.	*pro re nata*	必要に応じて
stat.	*statim*	ただちに
h. s.	*hora somni*	就寝時に
p.o.	*per os*	経口で

3 医療品の用法を表す略語

℉	℃	℃	℉
000	−17.8	000	32.0
097	36.1	036	96.8
098	36.7	037	98.6
099	37.2	038	100.4
100	37.8	039	102.2
101	38.3	040	104.0
102	38.9	041	105.8
103	39.4	042	107.6
104	40.0	100	212.0

℉：Fahrenheit(華氏)，℃：centigrade(摂氏)．
℃＝(℉−32)×5/9，℉＝℃×9/5＋32．

4 華氏と摂氏温度対照表

長さ	インチ (inches, in)	1 inch＝2.54 cm 1 cm＝0.3937 inch
	フィート (feet, ft)	1 foot＝0.3048 m 1 m＝3.2808 feet
	マイル (miles, mi)	1 mile＝1.6093 km 1 km＝0.6214 mile
面積	平方インチ (square inches, in^2)	1 square inch＝6.4516 cm^2 1 cm^2＝0.155 square inch
体積	パイント (US pint, pt)	1 pint＝0.473 *l* 1 *l*＝2.113 pints
	クォート (US quarts, qt)	1 quart＝0.9464 *l* 1 *l*＝1.057 quarts
	ガロン (US gallons, gal)	1 gallon＝3.785 *l* 1 *l*＝0.2642 gallon
重さ	オンス (ounces, oz)	1 ounce＝28.3495 g 1 g＝0.0353 ounce
	ポンド (pounds, lb)	1 pound＝0.4536 kg 1 kg＝2.205 pounds

5 ヤード・ポンド法とメートル法対照表

Physical Exam:
General: Well appeared young man in no apparent distress, sitting up in bed.
Vitals: T=98.6, BP=120/80, P=72, RR=12
Skin: No rashes or erythema.
HEENT:
Head: Cranium normal, hearing within normal limits, external canals normal,
Eyes: extraocular movements intact (EOMI),
publis equal (3 mm), round, and reactive to light and accommodation (PERRLA)
sclerae anicteric, conjunctiva clear
Ears: tympanic membranes (TM) unremarkable
Nose: no sinus tenderness or nasal mucosal hyperemia,
Oropharynx: no tonsillar swelling, no thrush.
Nodes: No cervical, axillary, epitrochlear, inquinal limphadenopathy
Neck: Supple. No thyromegaly or tracheal deviation. No jugular venous distension.
No carotid bruit
Lungs: No bronchial breath sound, wheezing, or rub. normal vocal fremitus
symmetrical resonance
Cardiac: Point of maximal impulse (PMI) nondisplaced,
regular rate and rhythm, normal S_1+S_2 without rubs, gallops or murmurs
Abdomen: Soft and nontender with active bowel sounds throughout, no guarding,
liver span 9 cm by percussion in the mid-clavicular line (MCL),
spleen tip not palpable
Back: No flank or spinal tenderness.
Vascular: All pulses 2+ with normal contours
Rectal: normal tone, no masses or tenderness, prostate smooth and not enlarged,
stool negative for occult blood. (OB neg)
Extremities: No cyanosis, clubbing or edema. Full range of motion at all joints (FROM)
Neuro: Pt is attentive and cooperative.
Mental status: Alert, fully oriented, answers questions appropriately
Cranial nerves: II-XII intact
Motor: Normal tone. Strength 5+/5+ throughout
Sensory: Intact to light touch, proprioception and vibratory sense intact.
DTR: 2+ R=L
Cerebellar: No dysdiadochokinesia,
normal finger-nose-finger and heel-shin testing.
No Romberg.
Gait: normal
Speech: Fluent

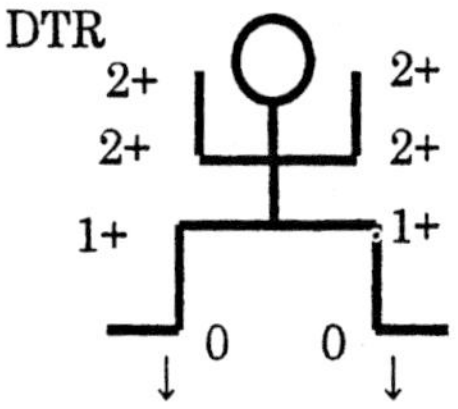

❻ 正常な身体所見の記載例

⑥ 華氏による体温の表記

米国では温度は華氏で表される．華氏で 97～99°F の範囲であれば，おおまかに正常体温と考えてよい(摂氏の 36.1～37.2 ℃)．❹ に華氏と摂氏の換算法を示す．身長・体重もヤード・ポンド法で表すが，診療録を含め医学的な記載にはメートル法(cm，ml)が用いられる(例：tumor size 3 cm in diameter, 30 ml of pleural effusion)．患者がヤード・ポンド法で表現したものについては現病歴にそのまま記載してよい．❺ にヤード・ポンド法とメートル法の対照を示す．

⑦ 身体所見の記載法

ここでは簡略化した記載がなされているが，身体所見にも pertinent positive な所見，pertinent negative な所見がある．主訴や病歴から考えられる疾患，除外しなくてはならない疾患を考え，それを示唆する所見の有無を記載する．

診療録の身体所見の部分は英語で記載したいと考える医学生・研修医のために，❻ に正常な身体所見の記載例を示した．

⑧ 検査結果の記載法

入院患者にルーチンに検査される CBC と生化学検査(SMA-7あるいはchem-7という)を簡便に記載するため，ダイアグラムが用いられる．

CBC

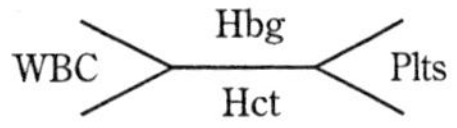

SMA-7

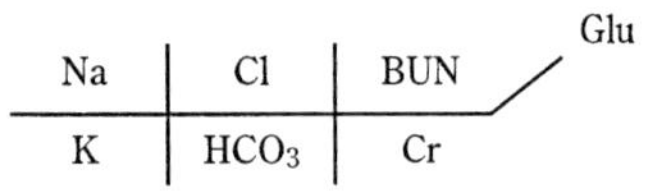

⑨ 要約

病歴，身体所見，検査結果のすべてのデータを見渡して要約し，記載する．問題点を改めて浮き彫りにし，ポイントを再認識するのに役立つ．

⑩ アセスメントと検査・治療計画

POMR(problem-oriented medical record，問題志向型診療録)に従って問題リストを作成し，重要な順に記載する．米国の教育病院では，臨床能力の程度が診療録の記載内容から推測されることもあって，医学生・研修医は特にアセスメントの記載に時間をかける．診療録は，また，医療訴訟が生じた場合の重要な証拠として扱われるため，的確な鑑別診断を挙げて適切な問題解決を図っていることを示すために，詳細なアセスメントと検査・治療計画の記載が求められる．この症例では，血栓溶解療法を行うことがリスクを伴っていることを明記し，患者がそのことを理解して同意したと記載している．これは，万一医療事故が生じた場合に，医師が予見義務を果たしていることを示すものとなる．

14-2 紹 介 状

❼ の紹介状は，患者の主治医となったばかりの一般内科外来医師が，血尿と尿細胞診異常精査を泌尿器科外来専門医に依頼するために作成したものである．

⑪ 紹介状には，施設名，住所，電話番号がレターヘッドに印刷された公式の

TEMIN MEMORIAL HOSPITAL
HEALTHCARE ASSOCIATES ⑪

Complete health care for adults — A division of the Good Samaritan Ambulatory Care Center — A major teaching hospital of Barany Medical School — 330 Bookline Avenue Boston, MA 00221 (098)895-1331

11/24/92

Dr. George Miller
Urology clinic
Temin Memorial Hospital
Boston, MA 00221

RE: Alice Wonders (071-19-36) ⑫

Dear Dr. Miller,

I am writing this to introduce Ms. Wonders who has a clinic appointment with you on December 2 for her hematuria and abnormal urine cytology. ⑬

Ms. Wonders is a very pleasant 52 year old black female who was initially seen at walk in clinic with complaint of low back pain in August this year. She was noted to have microhematuria, and IVP was obtained in September, which was normal study. She was also seen at GYN clinic in October with complaint of crampy pelvic pain. At that time, urine cytology was sent and reveled numerous transitional cells in clusters consistent with low grade transitional cell carcinoma versus effect of instrumentation. Unfortunately, she was lost to follow up until she presented to my clinic at HCA on November 23.

She had two other urine cytology specimens sent on various occasions, both of which showed atypical but degenerated urothelial cells. She has a 30 pack year smoking history. Ms.Miller states that she had a cystosopy done at an outside hospital 7 or 8 years ago for "cystitis". ⑭

Thank you very much for your time and care for this patient. ⑮ If you have any question, please do not hesitate to contact me at #895-1331. I look forward to hearing from you. ⑯

Sincerely,

Yuko Kinjo

Yuko Kinjo, M.D.

❼ 紹介状の実例(ただし固有名詞はすべて架空のもの)

便箋を使用し，文章は手書きではなくタイプする．

⑫ 患者の氏名を明記する(同じ施設内であればID番号も)．

⑬ 紹介状であることがわかるように書き始める．どのような患者かがイメージできる一文も入れる．

例：This is to introduce Ms. Hanako Yamada whom I have been following for her asthma since 1998.

(1998年から喘息で外来フォローしている山田花子さんを紹介します)

I am writing this to introduce Mr. Taro Saito who was recently diagnosed with colon cancer.

(最近大腸癌と診断された斎藤太郎さんをご紹介します)

⑭ 患者の病歴，身体所見，検査結果を要約して伝える．

例：既往歴に特記事項はない：His past medical history is unremarkable.

既往に高血圧と高脂血症があり治療中である：His past medical history is significant for hypertension and hypercholes-terolemia for which he is on(治療薬の一般名をここに書く)．

薬剤アレルギーはない：He has no known drug allergy.

アスピリンにアレルギーがある：He is allergic to aspirin.

紹介先が他施設の医師で，患者の診療録にアクセスできない場合には，これまでの経過のほかに既往歴，現在の治療薬，アレルギー，家族歴，生活社会歴，紹介時点での身体所見などを記載する．退院時サマリーや検査結果のレポートのコピーを添付してもよい．その場合，Enclosed is a discharge summary for this patient.(退院時サマリーを同封します)と本文中に記載し，文書の一番下に左詰めで，Encl: Discharge summaryと記載する．

⑮ 結びの言葉

例：Thank you very much for your time and kind consideration in advance for this pleasant patient.

(ご高診のほどよろしくお願い申し上げます)

⑯ 診療を依頼した医師が連絡をとれるように，自分のオフィスの電話番号を明記する．ポケットベル(beeper または pager と呼ばれる)の呼び出し番号なども必要があれば記載する．タイプした自分の名前の下に書くか，紹介状の最後に記載する．

例：If I could be of any further assistance, please do not hesitate to contact me at #895-1331.

(もしこちらで何かお役に立てることがありましたら，お気軽に895-1331番までご連絡ください)

If you have any question, I would be available at #895-1331 (beeper # 2427).

(もし何かご質問がありましたら，895-1331番におかけください〔ポケットベルは2427番です〕)

BARANY MEDICAL SCHOOL

Robert J. Johnson, M.D.
Division of Rheumatology
Division of General Medicine and Primary Care

TEMIN MEMORIAL HOSPITAL

330 Bookline Avenue Boston, MA 00221
(098)895-1331
(098)895-3372 Lowwood office

September 7, 1993

Dr. Yuko Kinjo
Internal Medicine
Temin Memorial Hospital
330 Bookline Avenue
Boston, MA 00221

RE: Jane Thomas (072-95-55)

Dear Yuko: ⑰

I had the pleasure of seeing Ms. Thomas in rheumatologic consultation today. As you know, she is an 80-year-old woman who carries a diagnosis of rheumatoid arthritis since 1974. She was treated at St.Elsewhere Hospital, apparently with nonsteroidal anti-inflammatory agents, but has never been on a second line agent. She describes left knee swelling and a question of a popliteal cyst, but minimal symptoms. She occasionally has right knee or left knee pain, and occasional right shoulder pain, but no significant morning stiffness, loss of function, or impaired quality of life. In fact, this elderly patient works daily in foster care.

Past history is significant for hypertension, bright red blood per rectum, anemia, and status-post ileocolostomy (forunclear indications). ⑱

Current medications include Indocin 50 mg b.i.d., nfedipine XL, and Quinine. She is allergic to enalapril. She has a family history of possible RA in her mother. She smokes cigarettes, and does not drink.

On exam, she appeared well. Her general physical exam was unremarkable. There were no skin nodules or other rash. She had Heberden's nodes, and slightly boggy PIP's and MCP's. The left knee was slightly warm with prominence in the popliteal fossa, but full range of motion, no definite effusion. Otherwise, joint exam was normal.

IMPRESSION: Mild rheumatoid arthritis without significant functional impairment at present.

I would not recommend second line therapy at present given the minimal potential benefits to this patient who is doing quite well, and likely not worth the inherent risks. For now, she will continue as needed on nonsteroidal anti-inflammatory agent, and I would recommend monitoring her renal function, liver function, stool guaiacs, and hematocrit periodically (perhaps 3-4 times a year). ⑲

I have suggested to see me yearly or sooner if her symptoms increase.

Thanks very much for referring this pleasant patient to see me, and look forward to following her with you. ⑳

Sincerely,

Robert J. Johnson, M.D.

RHS:dm

8 返書の実例(ただし固有名詞はすべて架空のもの)

14-3 返　　書

返書の例を **8** に示す．これは，コンサルテーションの依頼を受けたリウマチ科の医師が，患者のかかりつけ医に宛てた返書である．

⑰ 返書の書き出しの言葉

例：Thank you for referring Hanako Yamada for evaluation of her seizure disorder.

（山田花子さんのてんかん障害の精査のためにご紹介下さり，ありがとうございます）

We had the pleasure of seeing your patient in follow-up in the office today.

（本日，先生の患者さんがこちらの外来を再受診され，診療させていただきました）

⑱ 診察結果のサマリーを記載することで，専門医の立場で診察して得られた病歴や身体所見を紹介元の医師に知らせることができる．この返書に書かれている，As you know に続く She is an 80-year-old woman から IMPRESSION までは，この患者の外来診療録をコピーして返書にペーストしたもののようである．このようなことも電子カルテを使用していると簡単に行える．

⑲ 診察結果に基づいて治療方針やその後のフォローアップ計画を明確に伝える．

⑳ 結びの言葉

例：Thank you once again for referring this very pleasant young woman.

（ご紹介いただいて本当にありがとうございました）

Thank you for allowing us to participate in the care of this most pleasant patient. We would like to see her by way of follow-up in two months. Please do not hesitate to contact us with any questions.

（この患者さんの診療に加わらせていただいてありがとうございます．2ヶ月後にまた診察したいと思います．ご質問があればいつでもご連絡ください）

14-4 海外渡航（短期旅行）者用の紹介状

海外旅行用の診断書をかかりつけ患者に依頼されることがあるが，その場合も前述のポイントに従って作成する．まとめると以下のとおりである．

・施設の公式な便箋（A4 判）を使用し，なるべく 1 枚に収まるように記載する．
・手書きではなくタイプする．
・患者の氏名，住所，生年月日を明記する．
・宛名は，To whom it may concern: とする．

・書き出しの言葉，結びの言葉は **7** の紹介状(⑬, ⑮)を参照.

・罹患している疾患がない場合には，その旨を記載する.

例：Mr. Sato has been in good state of health without significant past medical history.

（佐藤氏は生来健康で特記すべき既往歴もない）

・既往歴，処方薬，アレルギーを明記する．ない場合もその旨を記載する.

・医薬品は商品名ではなく一般名を書き，用法・用量は略語を使わずに記載する.

・自分の連絡先を明記する(電話番号を記載するときには日本の国番号の 81 から始め，市外局番のゼロはとる).

例：098-895-1331 の場合，telephone #+81-98-895-1331

文　献

1) Billings JA, Stoeckle JD : The medical record. In : The Clinical Encounter, pp271-293, Mosby, 1999.
2) Kettenbach G : Writing SOAP Notes, F. A. Davis Company, 1995.
3) Macklis RM, Mendelsohn ME, Mudge GH : The medical write-up and progress notes. In : Introduction to Clinical Medicine, pp131-158, Little, Brown and Company, 1994.
4) 篠塚　規：実例による英文診断書・医療書類の書き方，メジカルビュー社，2002.

付録　1
診療録に関する法律

医師法

[診療録の記録及び保存]

第二十四条　医師は，診療をしたときは，遅滞なく診療に関する記事を診療録に記載しなければならない．

2　前項の診療録であって，病院又は診療所に勤務する医師のした診療に関するものは，その病院又は診療所の管理者において，その他の診療に関するものは，その医師において，五年間これを保存しなければならない．

医師法施行規則

[診療録の記載]

第二十三条　診療録の記載事項は，次の通りである．

一　診療を受けた者の住所，氏名，性別及び年齢

二　病名及び主要症状

三　治療方法（処方及び処置）

四　診療の年月日

医療法

[病院の法定人員及び施設等，罰則の委任]

第二十一条　病院は，厚生省令の定めるところにより，次に掲げる人員及び施設を有し，かつ，記録を備えて置かねばならない．ただし，政令の定めるところにより，都道府県知事の許可を受けたときは，この限りではない．

十四　診療に関する諸記録

[特定機能病院の法定施設等]

第二十二条の二　特定機能病院は，第二十一条第一項（第一号，第一号の二及び第十四号を除く.）に定めるもののほか，厚生省令の定めるところにより，次に掲げる人員及び施設を有し，かつ，記録を備えて置かなければならない．

三　診療に関する諸記録

医療法施行規則

第二十条　法第二十一条第一項第二号から第六号まで，第八号から第十一号まで，第十三号，第十四号及び第十六号の規定による施設及び記録は，次の各号による．

十一　診療に関する諸記録は，過去二年間の病院日誌，各科診療日誌，処方せん，手術記録，検査所見記録，エックス線写真並びに入院患者及び外来患者の数を明らかにする帳簿とする．

第二十二条の三　法第二十二条の二第二号から第四号までの規定による施設及び記録は，次のとおりとする．

二　診療に関する諸記録は，過去二年間の病院日誌，各科診療日誌，処方せん，手術記録，看護記録，検査所見記録，エックス線写真，紹介状及び退院した患者に係る入院期間中の診療経過の要約とする．

保険医療機関及び保険医療担当規則

（診療録の記載及び整備）

第八条　保険医療機関は，第二十二条の規定による診療録に療養の給付の担当に関し必要な事項を記載し，これを他の診療録と区別して整備しなければならない．

（帳簿等の保存）

第九条　保険医療機関は，療養の給付の相当に関する帳簿及び書類その他の記録をその完結の日から三年間保存しなければならない．ただし，患者の診療録にあっては，その完結の日から五年間とする．

（診療録の記載）

第二十二条　保険医は，患者の診療を行った場合には，遅滞なく，様式第一号又はこれに準ずる様式の診療録に当該診療に関し必要な事項を記載しなければならない．

老人保健法の規定による医療並びに入院時食事療養費及び特定療養費に係る療養の取扱い及び担当に関する基準

（診療録の記載及び整備）

第八条　保険医療機関等は，第二十二条の規定による診療録に，医療及び特定療養費に係る療養の取り扱いに関し必要な事項を記載し，これを他の診療録と区別して整備しなければならない．

（帳簿等の保存）

第九条　保険医療機関等は，医療及び特定療養費に係る療養の取り扱いに関する帳簿及び書類その他の記録をその完結の日から三年間保存しなければならない．ただし，患者の診療録にあっては，その完結の日から五年間とする．

（診療録の記載）

第二十二条　保険医は，患者の診療を行った場合には，健康保険の例により，遅滞なく，診療録に当該診療に関し必要な事項を記載しなければならない．

付録　2

診療録記載に使用される略語

（おもに米国で使われているもの）

AAA	Abdominal Aortic Aneurysm
ABG	Arterial Blood Gas
ABX	Antibiotics
AC	Before Meals
AD LIB	As Desired
ADR	Adverse Drug Reaction
AGN	Antigen
AMA	Against Medical Advice
ANGIO	Angiography
A&O	Alert and Oriented
AP	Anterior-Posterior
APC	Atrial Premature Contraction
A/P	Assessment and Plan
ARF	Acute Renal Failure
ATN	Acute Tubular Necrosis
AVNRT	AV nodal reentrant tachycardia
AVRT	Atrioventricular reciprocating tachycardia
AVSS	Afebrile, Vital Signs Stable
B	Bilateral
BE	Barium Enema
BID	Twice a Day
BL CX	Blood Culture
BM	Bowel Movement
BMI	Body Mass Index
BP	Blood Pressure
BR	Bed Rest
BS	Bowel Sounds
BX	Biopsy
C	With
C/B	Complicated By
CBC	Complete Blood Count
CC	Chief Complaint
CCE	Clubbing, Cyanosis, Edema
C/D	Cup to Disk ratio
CDI	Clean Dry Intact
Chemo	Chemotherapy
CI	Cardiac Index
CM	Cardiomegaly
CN	Cranial Nerves
CNS	Central Nervous System
CO	Cardiac Output
C/O	Complains Of
CPU	Chest Pain Unit
CRFs	Cardiac Risk Factors
CTA	Clear To Auscultation
CVL	Central Venous Line
CVP	Central Venous Pressure
C/W	Consistent With; Compared With
CX	Culture
CXR	Chest X-Ray
C/W	Consistent With
D	Diarrhea
D5W	Dextrose 5% in Water
D/C	Discharge
D&C	Dilatation and Curettage
DDX	Differential Diagnosis
DFE	Dilated Fundus Examination
DIF	Differential
DNI	Do Not Intubate
DNR	Do Not Resuscitate
D/O	Disorder
DRE	Digital Rectal Exam
D/T	Due To
DTR	Deep Tendon Reflex
DX	Diagnosis
EBL	Estimated Blood Loss
EGD	Esophago-Gastro Duodenoscopy
EJ	External Jugular
EKG	Electrocardiogram
EMS	Emergency Medical System
EMT	Emergency Medical Technician
E/O	Evidence Of
EOMI	Extra Ocular Muscles Intact
ETOH	Alcohol
F/B	Followed By
FEM	Femoral
FFP	Fresh Frozen Plasma
FOOSH	Fall On Outstretched Hand
FOS	Full of Stool
FTT	Failure to Thrive
F/U	Follow-Up
FX	Fracture

G	Guiac (followed by + or −)
GC	Gonorrhea
GIB	Gastrointestinal Bleeding
GLC	Glaucoma
GMR	Gallops, Murmurs, Rubs
GNR	Gram Negative Rod
GOO	Gastric Outlet Obstruction
GPC	Gram Positive Coccus
GS	Gram Stain
G-Tube	Gastric Feeding Tube
HA	Headache
Hct	Hematocrit
HEENT	Head, Ears, Eyes, Nose, Throat
HELLP	Hemolysis Elevated Liver tests Low Platelets
H&H	Hemoglobin and Hematocri
H&P	History and Physical Examination
HL	Heparin Lock
HOH	Hard of Hearing
HPI	History of Present Illness
HR	Heart Rate
HS	At Bedtime
HSM	Holo-Systolic Murmur
HTN	Hypertension
HX	History
I&D	Incise and Drain
IJ	Internal Jugular
ILD	Interstitial Lung Disease
IM	Intramuscular
IMP	Impression
I&O I/O	Ins and Outs
IP	Inter-Phalangeal
IR	Interventional Radiology
IV	Intravenous
IVDU	Intravenous Drug Use
J-Tube	Jejunal Feeding Tube
JVD	Jugular Venous Distention
KUB	Kidneys Ureters and Bladder
L	Left
LAC	Laceration
LAP	Laparoscopic
LBO	Large Bowel Obstruction
LBP	Low Back Pain
L&D	Labor and Delivery
L/D	Labo Data
LE	Lower Extremity (usually preceded by R or L)
LFT	Liver Function Test
LMD	Local Medical Doctor
LN	Lymph Node
LOC	Loss of Consciousness
LP	Lumbar Puncture
LR	Lactated Ringers
LT	Light Touch
MICU	Medical Intensive Care Unit
M&M	Morbidity and Mortality
MMP	Multiple Medical Problems
MMR	Measles, Mumps and Rubella vaccine
MOM	Milk of Magnesia
N	Nausea
NA	Not Available
NAD	No Acute Disease
NABS	Normal Active Bowel Sounds
NEB	Nebulizer
NGT	Naso-Gastric Tube
NIF	Negative Inspiratory Force
NKDA	No Known Drug Allergies
NOS	Not Otherwise Specified
NPO	Nothing By Mouth
NS	Normal Saline
NSBGP	Non-Specific Bowel Gas Pattern
NSR	Normal Sinus Rhythm
NT	Non-Tender
NTD	Nothing To Do
OB	Occult Blood (followed by)
OD	Right Eye
OOB	Out of Bed
OS	Left Eye
OT	Occupational Therapy
OTD	out the Door
OU	Both Eyes
O/W	Otherwise
P	Pulse
P	Pending
P	After
PA	Posterior-Anterior
PC	After Meals
PE	Physical Examination
PERRL	Pupils Equal, Round, Reactive to Light
PFTs	Pulmonary Function Tests
PID	Pelvic Inflammatory Disease
PLT	Platelets
PMH	Past Medical History
PN	Progress Note
PNA	Pneumonia
PO	By Mouth
PR	Per Rectum
PSH	Past Surgical History
PUD	Peptic Ulcer Disease
Q	Every (refers to a time interval...e.g. if followed by 6, means "Every 6 Hours"; If followed by AM, D, W, or M =s "Every Morning Day, Week, or Month" respectively)
QHS	Every Night
QID	Four times per day
QNS	Quantity Not Sufficient
QOD	Every Other Day
R/B	Referred By, Relieved By
R/I	Rule In
R/O	Rule Out

ROS	Review of Systems
RR	Respiratory Rate
RT	Respiratory Therapy
RTC	Return to Clinic
RX	Treatment
S	Without
2/2	Secondary to
SAB	Spontaneous Abortion
SBO	Small Bowel Obstruction
SBP	Systolic Blood Pressure
SC	Subcutaneous
SEM	Systolic Ejection Murmur
SOB	Shortness of Breath
S/P	Status Post
SQ	Subcutaneous
STAT	Immediately
STS	Soft Tissue Swelling
STX	Stricture
SW	Stab Wound
SX	Symptoms
T	Temperature
T&A	Tonsillectomy and Adenoidectomy
T&C	Type and Cross
TC	Current Temperature
TD	Tetanus and Diphtheria Vaccination
TDP	Torsades de Pointes
TDWBAT	Touch Down Weight Bearing As Tolerated
TFs	Tube Feeds
TID	Three times per day
TM	Maximum Temperature
TOX	Toxicology
TPN	Total Parenteral Nutrition
T&S	Type and Screen
TX	Transfusion; Treatment
U/A	Urinalysis
UCX	Urine Culture
UE	Upper Extremity (usually preceded by R or L)
UMBO	Umbilical
UO	Urine Output
URI	Upper Respiratory tract Infection
US	Ultrasound
UTD	Up To Date
V	Vomiting
VA	Visual Acuity
VAX	Vaccine
V&P	Vagotomy and Pyloroplasty
VS	Vital Signs
VSS	Vital Signs Stable
WDWN	Well Developed, Well Nourished
WNL	Within Normal Limits
W/O	Without
W/U	Work-Up
X	Except
XRT	Radiation Therapy

●索　引

た　行

な　行

は　行

ま　行

編著者略歴

阿部好文（あべよしふみ）

1949年　東京都に生まれる
1974年　慶應義塾大学医学部卒業
現　在　医療法人社団白寿会田名病院理事長
　　　　医学博士

福本陽平（ふくもとようへい）

1946年　山口県に生まれる
1972年　山口大学医学部卒業
現　在　宇部興産中央病院院長
　　　　医学博士

診療科目別
正しい診療録の書き方　　定価はカバーに表示

2004年6月30日　初版第1刷
2011年2月25日　　　第4刷

編著者　阿部好文
　　　　福本陽平
発行者　朝倉邦造
発行所　株式会社 朝倉書店
東京都新宿区新小川町6-29
郵便番号　162-8707
電　話　03（3260）0141
FAX　03（3260）0180
http://www.asakura.co.jp

〈検印省略〉

中央印刷・渡辺製本

ISBN 978-4-254-30075-8　C3047　Printed in Japan